メディカルスタッフ専門基礎科目シリーズ

脳神経内科学

高橋伸佳 編著

理工図書

メディカルスタッフ専門基礎科目シリーズ　脳神経内科学

編集者

高橋伸佳　　千葉県立保健医療大学 リハビリテーション学科 教授

執筆者

石原健司　　旭神経内科リハビリテーション病院 神経内科　　（総論5章1節）

小澤　仁　　汐田総合病院 病院長　　（各論5章）

織田史子　　千葉大学医学部附属病院 脳神経内科 医員
　　　　　　　　　　　　　　　　　　　　　（総論5章4節、各論13章）

川口直樹　　脳神経内科千葉・同和会神経研究所 所長　　（各論14章）

菊池雷太　　汐田総合病院 神経内科 科長　　（総論5章2、3節）

高橋伸佳　　千葉県立保健医療大学 リハビリテーション学科 教授
　　　　　　（総論1章、2章、3章、4章1、2、3、4、5、7節、
　　　　　　各論2章1、4節、6章、7章、9章、10章、11章、12章）

田尻征治　　熊本赤十字病院 第一脳神経外科 副部長　　（各論1章3、4、5節）

南雲清美　　汐田総合病院 副院長 神経内科部長
　　　　　　　　　　　　　　　　　　　　　（総論4章8節、各論2章2節）

橋本洋一郎　熊本市民病院 首席診療部長・神経内科部長
　　　　　　　　　　　　　　　　　（各論1章1、2、6、7、8、9節）

古口徳雄　　千葉県救急医療センター 副病院長・神経系治療科部長
　　　　　　　　　　　　　　　　　　　　　　　　　　　（各論3章）

宮田昭広　　千葉県救急医療センター 診療部長　　（各論4章）

村上秀友　　東京慈恵会医科大学 医学部 内科学講座 神経内科 准教授
　　　　　　　　　　　　　　　　　　　　　（総論4章6節、各論2章3節）

森　雅裕　　千葉大学大学院医学研究科 脳神経内科学 准教授　　（各論8章）

メディカルスタッフ専門基礎科目シリーズ　脳神経内科学

はじめに

　本書は、将来リハビリテーションにかかわる職種（理学療法士、作業療法士、言語聴覚士など）を目指している学生の皆さんや、現在すでにこれらの資格を持って働いている皆さんを対象に書かれたものです。脳神経内科学で扱う症候（とその診かた）や疾患は、ともすれば「難解」であると思われがちですが、本書では図表を多く取り入れ、できるだけ平易な表現を用いて、理解しやすいように工夫しました。学生の皆さんにとっては、国家試験にも十分対応できる内容となっています。

　本書の構成は、大きく総論と各論の２つに分かれています。総論では、特に高次脳機能障害、認知症、神経学的検査法の中の「画像検査」に重点をおきました。高次脳機能障害には、失語、失行、失認、無視症候群、記憶障害、注意障害、遂行機能障害などさまざまな症状があります。脳卒中、頭部外傷などの患者さんでは、これらうちの複数の症状がみられる場合が多く、理学療法士、作業療法士、言語聴覚士がチームを組んでリハビリテーションに取り組むことが必要です。また、わが国では高齢化の進行とともに、認知症患者さんの数が急速に増加しています。アルツハイマー病を中心とする変性性認知症は、病態の解明は徐々に進んでいるものの、薬物療法は症状の進行を抑制する段階にとどまっています。従って、非薬物療法としてのリハビリテーションが進行予防に重要となります。さらに、画像をみて病変部位を正確に把握し、その患者さんの症状や予後を推定することは、リハビリテーションを行う上で今後ますます重要性が増すと思われます。

　各論では具体的な疾患について、概念と分類、症候、検査所見、治療、経過に分けて記載してあります。脳神経内科が対象とする疾患は広範な領域に及びますが、本書では皆さんにとって必要な疾患を網羅したつもりです。また脳神経外科が扱う疾患のうち、皆さんが対象とすることが多い「頭部外傷」と「脳腫瘍」についても章を設けてあります。

　その他に、知っておいてほしい重要な症候や、やや専門的な疾患は「コラム」として記載してあります。国家試験形式で作成した章末問題も充実しており、重要事項の確認に役立つものと思います。これらも合わせてご活用ください。

　分担執筆者は、いずれも現在脳神経内科（あるいは脳神経外科）専門医として第

一線で診療に従事している先生方であり、最新の臨床的知見に基づいた記載がなされています。本書が皆さんの日頃の学習や診療にお役に立てれば、大変幸いに存じます。

　最後に、辛抱強くおつきあいくださった理工図書のスタッフの皆様に深謝いたします。

2018 年 12 月

編著者　高橋伸佳

目 次

総 論

第1章　神経系に診察法　　1

1 病歴（問診） ─── 2
  1.1 病歴をとること（問診）の意義 ─── 2
  1.2 問診の手順 ─── 2
2 診察手順 ─── 4
3 意識・高次脳機能 ─── 4
4 脳神経 ─── 6
  4.1 嗅神経 ─── 7
  4.2 視神経 ─── 7
  4.3 動眼神経、滑車神経、外転神経 ─── 8
  4.4 三叉神経 ─── 10
  4.5 顔面神経 ─── 11
  4.6 聴神経（内耳神経） ─── 12
  4.7 舌咽神経、迷走神経 ─── 12
  4.8 副神経 ─── 13
  4.9 舌下神経 ─── 14
5 運動系 ─── 15
  5.1 筋萎縮 ─── 15
  5.2 筋力 ─── 16
  5.3 筋緊張 ─── 19
  5.4 反射 ─── 20
  5.5 運動失調 ─── 25
6 感覚系 ─── 27
  6.1 感覚障害の評価と記録 ─── 28
  6.2 障害部位別の分布パターン ─── 31
7 姿勢・歩行 ─── 34
  7.1 姿勢異常 ─── 34
  7.2 歩行障害 ─── 34

第2章　高次脳機能障害の診かた　　39

1 総論 ─── 40
  1.1 高次脳機能障害の分類 ─── 40
  1.2 高次脳機能障害を起こす脳部位 ─── 41
2 言語の障害 ─── 43
  2.1 失語 ─── 43
  2.2 単一言語様式の障害 ─── 51
3 行為の障害 ─── 52
  3.1 失行 ─── 52
  3.2 道具の強迫的使用および関連症状 ─── 59
4 認知の障害 ─── 61
  4.1 失認とは ─── 61
  4.2 視覚性失認 ─── 62

4.3 視空間失認 ────── 64
　　4.4 聴覚性失認 ────── 67
5 記憶の障害 ─────────── 68
　　5.1 記憶および記憶
　　　　障害の分類 ────── 68
　　5.2 記憶の検査 ────── 71
　　5.3 健忘症候群 ────── 74
　　5.4 やや特殊な健忘症候群 ── 76
　　5.5 特殊な健忘 ────── 76
6 注意障害 ───────────── 78
　　6.1 注意機能の要素 ──── 78
　　6.2 症候 ────────── 79

　　6.3 検査 ────────── 79
　　6.4 病変部位 ──────── 84
7 遂行機能障害 ────────── 84
　　7.1 症候 ────────── 84
　　7.2 検査 ────────── 84
　　7.3 病変部位 ──────── 88
8 無視症候群 ─────────── 89
　　8.1 外空間（半側空間無視）── 89
　　8.2 自己身体 ──────── 91
9 脳梁離断症候群 ───────── 92
　　9.1 症候 ────────── 92
　　9.2 病変の脳梁内局在 ─── 95

第3章　認知症の診かたと原因疾患　99

1 総論 ─────────────── 100
　　1.1 認知症の定義と
　　　　基本症候 ─────── 100
　　1.2 軽度認知障害 ───── 100
　　1.3 鑑別を要する症候 ── 101
　　1.4 認知症診断
　　　　のための検査 ───── 102
　　1.5 重症度分類 ────── 104
　　1.6 認知症の原因疾患 ── 105
2 治療可能な認知症 ─────── 105

　　2.1 特発性正常圧水頭症 ── 105
　　2.2 慢性硬膜下血腫 ──── 107
　　2.3 橋本脳症 ──────── 108
3 血管性認知症 ────────── 108
　　3.1 血管性認知症 ───── 108
4 変性性認知症 ────────── 110
　　4.1 アルツハイマー病 ── 110
　　4.2 前頭側頭型認知症 ── 112
　　4.3 レビー小体型認知症 ── 114

第4章　主要な神経症候の診かた　117

1 意識障害 ───────────── 118
　　1.1 定義 ────────── 118
　　1.2 意識の維持に関係する

　　　　脳部位 ─────────── 118
　　1.3 意識障害の診かた ── 118
　　1.4 特殊な意識障害 ──── 123

- 1.5 検査 ── 123
- 1.6 原因疾患 ── 124
- 2 視力・視野障害 ── 125
  - 2.1 視力・視野障害の診かた ── 125
  - 2.2 病変部位と原因疾患 ── 125
- 3 複視と眼瞼下垂 ── 127
  - 3.1 複視 ── 127
  - 3.2 眼瞼下垂 ── 129
- 4 構音障害 ── 129
  - 4.1 概念と分類 ── 129
  - 4.2 構音障害の診かた ── 130
  - 4.3 各タイプの構音障害の特徴と原因疾患 ── 130
- 5 嚥下障害 ── 132
  - 5.1 総論 ── 132
  - 5.2 嚥下障害の評価 ── 133
- 5.3 嚥下障害の原因 ── 134
- 6 錐体路症候と錐体外路症候 ── 134
  - 6.1 錐体路症候 ── 134
  - 6.2 錐体外路症候 ── 137
- 7 運動失調と平衡障害 ── 139
  - 7.1 運動失調 ── 139
  - 7.2 平衡障害 ── 140
- 8 不随意運動 ── 141
  - 8.1 総論 ── 141
  - 8.2 振戦 ── 143
  - 8.3 舞踏運動 ── 145
  - 8.4 バリスム─舞踏運動 ── 146
  - 8.5 アテトーゼ ── 147
  - 8.6 ジストニー ── 148
  - 8.7 片側バリスム ── 149

第5章　神経学的検査法　151

- 1 画像検査 ── 152
  - 1.1 MRIとMRA ── 152
  - 1.2 MRIにおける脳部位の同定 ── 155
  - 1.3 核医学検査 ── 173
  - 1.4 超音波検査（頸動脈エコー） ── 175
- 2 生理検査（電気生理学的検査） ── 176
  - 2.1 神経伝導検査 ── 176
  - 2.2 針筋電図 ── 178
  - 2.3 脳波 ── 181
- 3 脳脊髄液検査 ── 183
  - 3.1 脳脊髄液検査の実際 ── 183
- 4 筋生検 ── 185
  - 4.1 基本事項（原理） ── 185
  - 4.2 検査法 ── 186
  - 4.3 評価法 ── 187

各論

第1章　脳血管障害

1　総論 ── 192
  1.1　脳卒中（脳血管障害、脳血管疾患）とは ── 192
  1.2　脳卒中の動向 ── 192
  1.3　脳血管障害の分類 ── 193
  1.4　脳血管 ── 196
  1.5　原因 ── 198

2　脳梗塞 ── 199
  2.1　分類 ── 199
  2.2　症候 ── 200
  2.3　検査所見 ── 203
  2.4　治療 ── 208
  2.5　経過と予後 ── 210

3　脳出血 ── 210
  3.1　概念と分類 ── 210
  3.2　症候 ── 210
  3.3　検査所見 ── 211
  3.4　治療 ── 211
  3.5　経過と予後 ── 215

4　くも膜下出血 ── 215
  4.1　概念と分類 ── 215
  4.2　症候 ── 216
  4.3　検査所見 ── 217
  4.4　治療 ── 218
  4.5　経過と予後 ── 220

5　脳動静脈奇形 ── 220
  5.1　概念と分類 ── 220
  5.2　症候 ── 221
  5.3　検査所見 ── 221
  5.4　治療 ── 221
  5.5　経過と予後 ── 222

6　脳静脈血栓症 ── 222
  6.1　概念と分類 ── 222
  6.2　症候 ── 223
  6.3　検査所見 ── 224
  6.4　治療 ── 226
  6.5　経過と予後 ── 227

7　もやもや病 ── 227
  7.1　概念と分類 ── 227
  7.2　症候 ── 228
  7.3　検査所見 ── 228
  7.4　治療 ── 228
  7.5　経過と予後 ── 228

8　脳動脈解離 ── 229
  8.1　概念と分類 ── 229
  8.2　症候 ── 229
  8.3　検査所見 ── 229
  8.4　治療 ── 229
  8.5　経過と予後 ── 230

9　一過性脳虚血発作 ── 230
  9.1　概念と分類 ── 230
  9.2　症候 ── 231
  9.3　TIA対応システム ── 231
  9.4　脳梗塞発症のリスク評価 ── 232
  9.5　治療 ── 232

第2章　変性疾患　237

- 1 総論 — 238
- 2 運動ニューロン疾患 — 239
  - 2.1 総論 — 239
  - 2.2 筋萎縮性側索硬化症 — 240
  - 2.3 脊髄性進行性筋萎縮症（進行性脊髄性筋萎縮症）— 242
  - 2.4 （小児）遺伝性脊髄性進行性筋萎縮症 — 243
  - 2.5 球脊髄性筋萎縮症 — 243
- 3 錐体外路疾患 — 245
  - 3.1 総論 — 245
  - 3.2 パーキンソン病 — 246
  - 3.3 進行性核上性麻痺 — 255
  - 3.4 皮質基底核変性症 — 256
  - 3.5 ハンチントン病 — 258
- 4 脊髄小脳変性症 — 259
  - 4.1 総論 — 259
  - 4.2 疾患 — 259

第3章　感染症　263

- 1 総論 — 264
- 2 ウイルス性髄膜脳炎 — 265
  - 2.1 概念と分類 — 265
  - 2.2 症候 — 266
  - 2.3 検査所見 — 266
  - 2.4 治療 — 266
  - 2.5 経過 — 267
- 3 細菌性髄膜脳炎 — 267
  - 3.1 概念と分類 — 267
  - 3.2 症候 — 268
  - 3.3 検査所見 — 269
  - 3.4 治療 — 269
  - 3.5 経過 — 270
- 4 真菌性髄膜脳炎 — 270
  - 4.1 概念と分類 — 270
  - 4.2 症候 — 270
  - 4.3 検査所見 — 270
  - 4.4 治療 — 270
  - 4.5 経過 — 271
- 5 結核性髄膜脳炎 — 271
  - 5.1 概念と分類 — 271
  - 5.2 症候 — 271
  - 5.3 検査所見 — 271
  - 5.4 治療 — 272
  - 5.5 経過 — 272
- 6 遅発性ウイルス感染症（亜急性硬化性全脳炎と進行性多巣性白質脳症）— 272
  - 6.1 概念と分類 — 272
  - 6.2 症候 — 272
  - 6.3 検査所見 — 273
  - 6.4 治療 — 273
  - 6.5 経過 — 273
- 7 脳膿瘍 — 273

- 7.1 概念と分類 ── 273
- 7.2 症候 ── 273
- 7.3 検査所見 ── 274
- 7.4 治療 ── 275
- 7.5 経過 ── 275
- 8 プリオン病 ── 275
  - 8.1 概念と分類 ── 275
  - 8.2 症候 ── 275
  - 8.3 検査所見 ── 276
  - 8.4 治療 ── 277
  - 8.5 経過 ── 277

第4章　頭部外傷　281

- 1 頭部外傷とは ── 282
  - 1.1 概念と疫学 ── 282
  - 1.2 病態と基本的治療 ── 282
  - 1.3 経過と予後 ── 285
- 2 頭部外傷の分類と診断・治療 ── 285
  - 2.1 頭蓋外の損傷 ── 285
  - 2.2 頭蓋内の損傷 ── 287
  - 2.3 亜急性期から慢性期の病態 ── 294

第5章　脳腫瘍　299

- 1 脳腫瘍とは ── 300
  - 1.1 総論 ── 300
  - 1.2 神経膠腫 ── 301
  - 1.3 髄膜腫 ── 304
  - 1.4 下垂体腺腫 ── 308
  - 1.5 神経鞘腫 ── 309
  - 1.6 胚細胞腫 ── 311
  - 1.7 髄芽腫 ── 311
  - 1.8 血管芽腫 ── 311
  - 1.9 頭蓋咽頭腫 ── 311
  - 1.10 転移性脳腫瘍 ── 312

第6章　てんかん　313

- 1 てんかんとは ── 314
  - 1.1 概念と分類 ── 314
  - 1.2 症候 ── 315
  - 1.3 検査所見 ── 317
  - 1.4 治療 ── 318
  - 1.5 経過 ── 318

第7章　中毒・代謝性疾患　321

1 中毒性神経障害 —— 322
　1.1 外因性毒性物質による神経障害 —— 322
　1.2 医薬品による神経障害 —— 323

2 代謝性疾患 —— 324
　2.1 ビタミン欠乏による神経障害 —— 324
　2.2 ウイルソン病 —— 326

第8章　脱髄性疾患　329

1 総論 —— 330
2 多発性硬化症とNMO —— 330
　2.1 概念と分類 —— 330
　2.2 疫学・症候 —— 331
　2.3 検査所見 —— 331
　2.4 治療 —— 332
　2.5 経過と予後 —— 333
　2.6 医療制度 —— 333
3 急性散在性脳脊髄炎 —— 333
　3.1 概念 —— 333
　3.2 症候 —— 333
　3.3 検査所見 —— 333
　3.4 治療 —— 334
　3.5 予後 —— 334

第9章　頭痛　335

1 総論 —— 336
2 一次性頭痛 —— 336
　2.1 片頭痛 —— 336
　2.2 群発頭痛 —— 337
　2.3 緊張型頭痛 —— 338
3 二次性頭痛 —— 339
　3.1 脳脊髄液減少症 —— 339
　3.2 Tolosa-Hunt（トロサ-ハント）症候群 —— 340
　3.3 巨細胞性動脈炎 —— 340
4 有痛性脳神経ニューロパチー、他の顔面痛およびその他の頭痛 —— 341
　4.1 三叉神経痛 —— 341

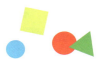

第10章 めまい　343

- 1 めまいとは —— 344
  - 1.1 総論 —— 344
  - 1.2 めまいの診かた —— 344
  - 1.3 中枢性めまい —— 345
  - 1.4 末梢性めまい —— 345

第11章 脊椎・脊髄疾患　347

- 1 総論 —— 348
  - 1.1 脊椎・靱帯の異常 —— 352
  - 1.2 脊髄血管障害 —— 355
  - 1.3 脊髄炎 —— 357
  - 1.4 脊髄空洞症 —— 357
  - 1.5 脊髄腫瘍 —— 360

第12章 末梢神経障害　363

- 1 総論 —— 364
  - 1.1 分類 —— 364
  - 1.2 診断のための検査 —— 365
- 2 単神経症 —— 365
  - 2.1 圧迫性（絞扼性）ニューロパチー —— 365
  - 2.2 顔面神経麻痺 —— 367
- 3 多発性単神経症 —— 368
  - 3.1 好酸球性多発血管炎性肉芽腫症 —— 368
- 4 多発性神経症 —— 368
  - 4.1 糖尿病性ニューロパチー —— 368
  - 4.2 クロウ・深瀬症候群 —— 370
  - 4.3 シャルコー-マリー-トゥース病 —— 371
  - 4.4 家族性アミロイドポリニューロパチー —— 372
  - 4.5 ギラン-バレー症候群 —— 372
  - 4.6 慢性炎症性脱髄性多発神経炎 —— 375

第13章 筋疾患　377

- 1 総論 —— 378
- 2 筋ジストロフィー —— 378

- 2.1 Duchenne 型筋ジストロフィー ── 379
- 2.2 Becker 型筋ジストロフィー ── 380
- 2.3 肢体型筋ジストロフィー ── 382
- 2.4 顔面肩甲上腕型筋ジストロフィー ── 382
- 2.5 福山型先天性筋ジストロフィー ── 383
- 3 炎症性筋疾患 ── 384
  - 3.1 多発筋炎・皮膚筋炎・免疫介在性壊死性筋症・抗 ARS 抗体症候群 ── 384
- 4 周期性四肢麻痺 ── 388
- 5 筋強直性筋ジストロフィー ── 389
- 6 ミトコンドリア病 ── 390

第14章 神経筋接合部疾患 393

- 1 神経筋接合部疾患とは ── 394
  - 1.1 総論 ── 394
  - 1.2 重症筋無力症 ── 394
  - 1.3 Lambert-Eaton 筋無力症様症候群 ── 402

付録 国試問題と解説 405

総論
- 1 神経系の診断法 ── 406
- 2 高次脳機能障害の診かた ── 407
- 3 認知症の診かたと原因疾患 ── 408
- 4 主要な神経症候の診かた ── 409
- 5 神経学的検査法 ── 411

各論
- 1 脳血管障害 ── 412
- 2 変性疾患 ── 412
- 3 感染症 ── 413
- 4 頭部外傷 ── 413
- 5 脳腫瘍 ── 414
- 6 てんかん ── 414
- 7 中毒・代謝性疾患 ── 415
- 8 脱髄性疾患 ── 416
- 9 頭痛 ── 416
- 10 めまい ── 417
- 11 脊椎・脊髄疾患 ── 417
- 12 末梢神経障害 ── 418
- 13 筋疾患 ── 418
- 14 神経筋接合部疾患 ── 419
- 解答と解説 ── 420

索引 ── 427

総論

第1章

神経系の診察法

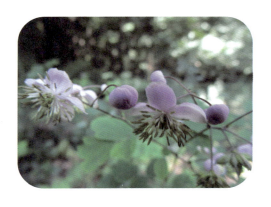

1 病歴（問診）

1.1 病歴をとること（問診）の意義

疾患の症状とその推移や患者の背景を知ることは、リハビリテーションを進める上で大変重要である。患者とのコミュニケーションの第一歩であり、ていねいに分かりやすく質問することを心がける。本人から十分聞けないとき（例えば意識障害、高次脳機能障害、認知症などの存在が疑われるとき）は、家族などの付添人から聞き取る。

1.2 問診の手順

表1.1に示す順番に質問し、結果をこの順に記載するのが分かりやすい。

(1) 主訴

患者が最も困っている症状（障害）である。リハビリテーションの経過中でも、常に主訴を思い出し、主訴の軽減がはかれているかどうかを意識する必要がある。

(2) 現病歴

主訴やその他の症状がどのように起こって、どう推移したかを尋ねる。表1.2の順番に聞くのが分かりやすい。発症様式は、症状完成までの時間から、急性、亜急性、慢性に分けられる（図1.1）。数時間以内に完成する場合（例えば、脳血管障害など）を「突発性」として区別することがある。経過は、進行性なのか、改善性なのか、不変か、あるいは増悪と改善を繰り返している（変動性）のかを捉える（図1.2）。現在までの治療やリハビリテーションの施行場所、方法、効果なども現病歴に含まれる。

(3) 既往歴

今回、リハビリテーションの対象となっている疾患以外に、過去にどのような疾患や障害の既往があるかを知ることは重要である。特に、対象疾患の関連疾患（例えば、脳血管障害ならその危険因子である高血圧、高脂血症、糖尿病など）やその治療歴も調べる。

(4) 家族構成と家族歴

在宅での生活で患者に関わるのは誰か、特に誰がキーパーソンかを知ることは重要である。家系図を書き、それに記入しておくと分かりやすい。可能なら、家族が罹患している疾患や障害、遺伝性疾患の有無についても調べておく。家系図の書き方にはルールがあり、それに従って書く（図1.3）。

表 1.1　病歴の取り方

(1) 主訴
(2) 現病歴
(3) 既往歴
(4) 家族構成と家族歴
(5) 生活歴
(6) 住居

表 1.2　現病歴

■ どんな症状か？（種類、発現部位、性状）
■ いつ始まったか？（発症時期）
■ どのように起こったか？（発症様式）
■ 経過はどうなったか？

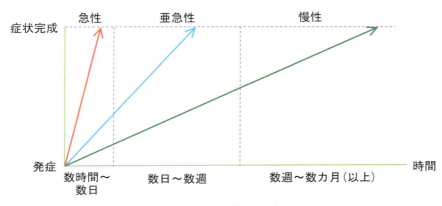

図 1.1　発症様式と疾患

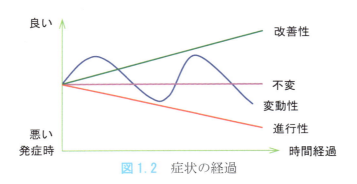

図 1.2　症状の経過

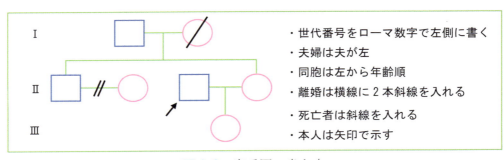

図 1.3　家系図の書き方

(5) 生活歴

職歴を把握しておく。罹患時に現役で働いていた患者については、現在の状況（休職中か退職したのか、など）も調べる。

(6) 住居

家屋の構造も、患者の家庭での移動を考えるうえで重要であり、あらかじめ把握しておく。

2 診察手順

問診の次に、診察によって症候を捉える。「症候」とは「症状（患者の訴え、自覚的症状）」と「徴候（診察によって明らかにされること、他覚的症状）」とをあわせたものである。診察では主に後者を評価する。一定の順序で診察すると、見落としが少ない。表1.3に例をあげておく。

表1.3　神経学的診察の手順

1. 意識・高次脳機能
2. 脳神経
3. 運動系
4. 感覚系
5. 姿勢・歩行

3 意識・高次脳機能

まず、こちらの指示が患者にきちんと理解できるかどうかを確認するために、意識と高次脳機能の評価が必要である。

意識障害の詳細な定量的評価は総論第4章で解説するが、大まかには表1.4で示した4段階で捉えるとよい。意識障害があると、指示が理解できないだけでなく、患者からの訴えも少なくかつ不正確になる。評価結果から、意識障害の程度を考慮したリハビリテーションを行うことになる。

表1.4　意識障害の分類（メイヨー・クリニック）

軽度
- 傾眠
  刺激すると覚醒するが、刺激がなくなると眠ってしまう。
- 昏迷
  強い刺激で覚醒し、簡単な指示に従うことができる。
- 半昏睡
  痛み刺激に対して逃避反応をする。
- 昏睡
  どのような刺激にもほとんど反応せず、自発運動もない。

重度

高次脳機能障害の詳細な評価法は総論第2章に記載してあるが、「脳神経」以下の診察やリハビリテーションを行ううえで重要となる症候として、まず表1.5にあげた5項目を評価しておく。表にある順序でみていくのが効率的である。

失語とは、言語を介して患者とどのくらいコミュニケーションをとれるかどうかを評価することに他ならない。大きく、理解と発話を評価する。理解をみるには、患者に口頭で、体を動かす指示を出し、その反応で障害の有無と程度をみる。「目を閉じてください」、「口を開けてください」といった簡単なものから始め、これらが可能なら次第に複雑な指示を出す。「右手で耳を触ってから、おでこを掻いてください」といった指示が理解できるようなら、理解障害はないかあってもごく軽度と判断できる。簡単な指示も理解できない場合には、書字によってコミュニケーションがとれないかどうかも評価しておく。これには、患者の目の前に日常物品をいくつか並べて置き、その名前を漢字（または仮名）で書いた紙をみせて、その文字に相当する物品を指さささせる（図1.4）。

表1.5 高次脳機能の初期評価

1. 失語
2. 視覚性失認
3. 失行症
4. 半側空間無視
5. 意欲自発性低下

読解：「時計」と書いてある紙をみせて「これはどれですか？」
呼称：「これは何ですか？」（いえない場合→失認：「触ってみてください」）
失行：「これを手にもって使ってみてください」

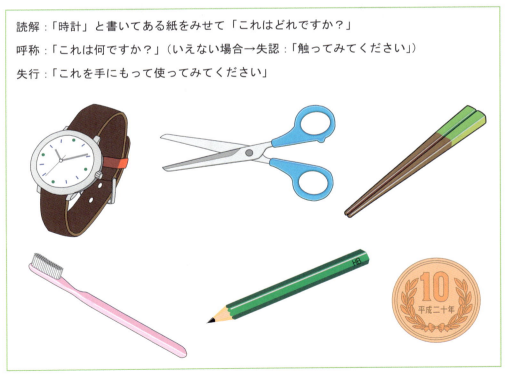

図1.4 日常物品を用いた評価

発話の障害の有無も、物品をみせてその名前をいわせることで見当をつける。障害があると、名前をいえなかったり、間違えたりする。いえない場合、さらにその物品を手にもたせたとき（手で自由に動かしてよい）名前がいえるかどうか調べる。失語ではもってもいえない。

視覚性失認がある場合も、みて名前がいえないが、手にもてばいえる。

次に、物品を手にもって使用させる。失行があるとうまく使えない。

半側空間無視があると、多くの場合、患者の左側にある物に気づかない（左半側空間無視）。図1.5のように、紙の上に横線を引いたものを呈示して、中央を指さささせる。左半側空間無視があると中央より右側をさす。

以上を評価し、何がどの程度障害されているか（あるいはまったく障害されていないか）を考慮に入れたうえで、次の脳神経の診察に移る。

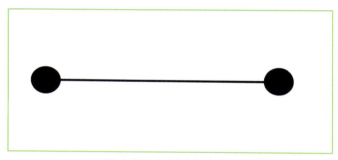

図1.5　半側空間無視

4　脳神経

脳神経は表1.6に示すように、12対の神経からなる。それぞれにローマ数字がついているので、数字とともにこの順に覚える。昔、筆者が覚えた「語呂あわせ」を下に紹介しておく。

脳神経も見落としがないように、数字の順にみていく。ただし、嗅神経は省略することが多い。

> 嗅いで（嗅）見て（視）、動く（動眼）車（滑車）の3つ（三叉）の外（外転）、顔（顔面）聞く（聴）咽（舌咽）は迷う（迷走）副（副）舌（舌下）。
> （かいでみて、うごくくるまのみつのそと、かおきくのどはまようふくぜつ）

4 脳神経

表1.6 脳神経

Ⅰ. 嗅神経	olfactory nerve	Ⅶ. 顔面神経	facial nerve
Ⅱ. 視神経	optic nerve	Ⅷ. 聴神経	acoustic nerve
Ⅲ. 動眼神経	oculomotor nerve	Ⅸ. 舌咽神経	glossopharyngeal nerve
Ⅳ. 滑車神経	trochlear nerve	Ⅹ. 迷走神経	vagus nerve
Ⅴ. 三叉神経	trigeminal nerve	Ⅺ. 副神経	accessory nerve
Ⅵ. 外転神経	abducens nerve	Ⅻ. 舌下神経	hypoglossal nerve

4.1 嗅神経

(1) 機能

臭いを感じる。

(2) 診察法

閉眼下で、一側の鼻孔部に検査物（調味料、たばこ、果物など）を近づけ、臭いが正しく分かるかどうかを調べる。

4.2 視神経

(1) 機能

視覚を感じる。

(2) 診察法

1) 視力

著しく低下しているときは、次のように程度を把握しておく。眼前に検者の手を置き、指の数が分かる場合を「指数弁」という。指の数は分からないが、手の動きが分かるときを「手動弁」という。動きもみえないときは、光が分かるか調べる（「光覚弁」）。

2) 視野

対座法を用いる（図1.6）。視野の記録には図1.7のような絵を用いる。障害があるときは、図のように、みえない範囲を斜線、黒塗りなどで示す。

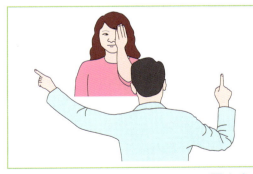

検者は被検者と対座して座り、被検者に自分の手で片方の眼を隠させる。他方の眼で検者の鼻を注視させる。検者は両手を広げて片方の指を動かし、被検者に左右どちらが動いたかをいわせる。左右方向と斜め方向で検査する。

図1.6 対座法

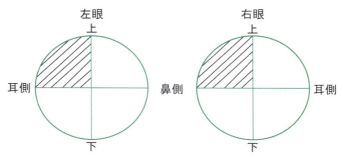

左眼、右眼のそれぞれについて、視野障害のある部分に印をつける（図は例として左上四分盲を示す）。

図 1.7　視野障害の表示法

4.3 動眼神経、滑車神経、外転神経

(1) 機能

眼球を動かす。眼球を動かす筋肉（外眼筋）には6種類あり、動眼神経が内直筋、上直筋、下直筋、下斜筋を、滑車神経が上斜筋を、外転神経が外直筋を支配し、図1.8 に示す方向に眼球を動かす。これらの神経に異常があると両眼でみたときに物が二重にみえる（「複視」という）。

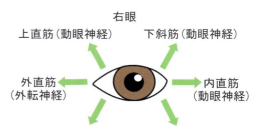

図 1.8　外眼筋と支配神経

(2) 診察法

① 被検者と向かい合って座り、検者の指を眼前約 40〜50 cm 離して左右、上下に動かし、それを追視させて、動きの範囲や複視の有無を調べる（図1.9）。次に、指を左右、上下 30 度ぐらいの位置に止め、それを注視させて眼振の有無をみる。図1.10 のように、注視方向別に記録する。眼振の記載例を図1.11 に示す。

② 滑車神経と外転神経は外眼筋の支配のみであるが、動眼神経はそれ以外に、上眼瞼挙筋と瞳孔括約筋も支配している（表1.7）。したがって、上眼瞼と瞳孔を観察する。瞳孔は大きさ、左右差と対光反射をみる。正常な大きさの目安は 2.5〜4 mm である。対光反射はライトで光を一側の瞳孔に入れ、縮瞳の有無をみる。刺激と同側の縮瞳を直接反射、対側の縮瞳を間接反射という。視覚刺激は、網膜 → 視神経 → 視交叉 → 視索 → 外側膝状体 → 視放線 → 後頭葉視覚野の順に伝わる（図1.12）。対光反射は、光刺激が外側膝状体の少し手前で中脳に入り、同側および対側の Edinger-Westphal 核（E-W 核）に至り、ここにある副交感神経核に伝わる。さらに副交感神経は E-W 核から動眼神経内を通って瞳孔括約筋に至る（図1.12）。

4 脳神経

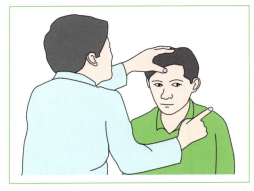

図1.9 眼球運動の診察法

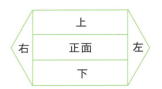

○ 眼振なし　　◠ 回旋性
→ ← 水平性　　⇒ 振幅大
↑ ↓ 垂直性　　》 頻度大

図1.10 眼振の記録法（注視方向）

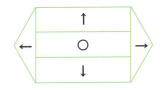

上下、左右の注視方向性眼振を示す。

図1.11 眼振の記載法（例）

表1.7 動眼神経の支配と機能

1. 外眼筋 → 眼球を動かす
2. 上眼瞼挙筋 → 上眼瞼を挙上する
3. 瞳孔括約筋 → 縮瞳させる

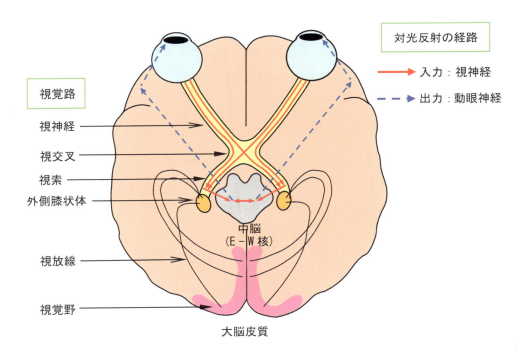

図1.12 視覚路と対光反射の経路

4.4 三叉神経

(1) 機能

① 顔面の感覚を支配する。
② 咀嚼筋（咬筋、側頭筋）を動かす。

(2) 診察法

1) 感覚

　三叉神経は、その名のとおり3つの枝に分かれている。第1枝（眼神経）、第2枝（上顎神経）、第3枝（下顎神経）である。それぞれの支配領域を図1.13に示す。また、注意すべき点を表1.8にあげておく。角膜、結膜は1枝、舌の前2/3は3枝の支配領域である。それぞれの支配領域ごとに、体性感覚（痛覚、単純触覚、温冷覚）を調べる（具体的診察法は6節参照）。左右を比較しながらみることが大切である。次に角膜反射をみる。綿、ティッシュの先などで角膜に触れると閉眼する。求心路は三叉神経（第1枝）、中枢は橋、遠心路は顔面神経である。

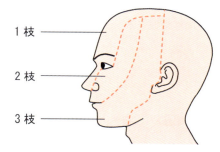

図1.13　三叉神経の支配領域

表1.8　三叉神経の支配領域（注意すべき点）

第1枝（V_1：眼神経）・・・角膜、結膜、上眼瞼、鼻腔前方
第2枝（V_2：上顎神経）・・・下眼瞼、上口唇、口腔内上部、鼻腔後方
第3枝（V_3：下顎神経）・・・下口唇、下顎の歯、口腔底、頬部粘膜、舌の前2/3

2) 運動

　歯を強く咬んだときの咬筋、側頭筋の収縮を手で触れて確認する。次に大きく開口させて、下顎の偏倚の有無をみる。一側に麻痺があると、下顎は麻痺側に偏倚する。

4.5 顔面神経

(1) 機能

① 表情筋（前頭筋、眼輪筋、口輪筋、頬筋など）や広頸筋を動かす。
② 舌の前 2/3 の味覚。
③ 涙、唾液を分泌する。

(2) 診察法

1) 前頭筋、眼輪筋、口輪筋の筋力

　前頭筋は検者の指を眼の上方に動かし、それを注視させる。最上方をみたときに額に皺が十分寄るかどうかをみる。眼輪筋は強く閉眼させ、検者の指で収縮力をみる。筋力低下があるときは、閉眼時に睫毛が十分隠れず、外からよくみえる（図 1.14）。これを「睫毛徴候」といい、軽度の顔面神経麻痺の検出に役立つ。口輪筋は、「イーッ」といわせて、口角が両側とも十分左右に引かれるかどうかをみる。麻痺側では不十分である。大きく開口させると麻痺側では下方への引きが少ない。軽度の麻痺をみるには、口で風船をつくらせて、検者が両頬を指で同時に押すと、麻痺側から空気が漏れる。

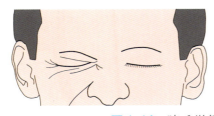

左の眼輪筋に麻痺がある。

図 1.14　睫毛徴候

2) 味覚

　塩や砂糖を綿棒につけて舌の前 2/3 の部位に塗り、味が分かるかどうかみる。左右で比較する。

コラム 1　中枢性麻痺と末梢性麻痺

　前頭筋は左右両側の大脳皮質に支配されているのに対し、口輪筋は対側大脳半球による一側性支配である。眼輪筋は両者の中間で、対側支配優位であるが、同側の支配もある。したがって、中枢性顔面神経麻痺（上位運動ニューロン障害）では、対側の眼輪筋＜口輪筋は麻痺するが、前頭筋は障害されない。末梢性顔面神経麻痺では、三者が同程度に障害される。

4.6 聴神経（内耳神経）

蝸牛神経と前庭神経からなる。

（1）機能

蝸牛神経：音を聞く。前庭神経：平衡機能。

（2）診察法

1）蝸牛神経

被検者の耳元に音叉を置き、音が聞こえなくなったら合図させる。合図と同時に、その音叉を検者の耳元にもってくる。検者に音が聞こえれば、聴力低下があると判定する。

2）前庭神経

平衡機能をみるための検査に、腕偏倚試験（図1.15）、Romberg（ロンベルグ）試験、閉眼足踏み試験がある。腕偏倚試験は、座位で両上肢を水平に肩幅に挙上させ、示指だけを出させる。その後、閉眼させて上肢の位置が変化するかどうかをみる。前庭神経障害（末梢性前庭機能障害）があると、両上肢が同じ程度に障害側に偏倚する。Romberg試験は、両足をつけて立たせ、そのまま閉眼させる。一側の前庭神経障害があると、その側に体が傾く。閉眼足踏み試験は、立位で閉眼して、その場所で足踏みをさせる（30～40歩）。前庭神経障害があると、体が病変側に移動し、その側に回転する。

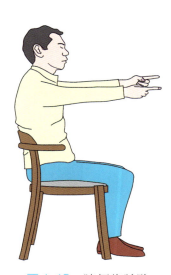

図1.15 腕偏倚試験

4.7 舌咽神経、迷走神経

（1）機能

両者で、口蓋、咽頭、喉頭の運動に関与する。舌咽、迷走それぞれ独自の機能もあり、表1.9に示す。

表1.9 舌咽・迷走神経の独自機能

〈舌咽神経〉	〈迷走神経〉
・副交感神経（耳下腺から唾液分泌）	・声帯を動かす（反回神経）
・舌の後1/3の体性感覚	・副交感神経（頭・胸・腹腔内）
・舌の後1/3の味覚	

(2) 診察法

1) 口蓋、咽頭、喉頭の運動

短く「アッ」といわせて、口蓋弓や咽頭の動きをみる。一側に麻痺があると、その側の口蓋弓の挙上が不十分で、口蓋垂が健側に引かれる。また、咽頭後壁に「カーテン徴候（咽頭後壁が健側に引かれる現象）（図1.16）」がみられる。両側に麻痺がある場合は口蓋垂の挙上がみられない。

2) 口蓋、咽頭の感覚

舌圧子などで左右の軟口蓋、口蓋弓、咽頭後壁に触れ、触れた感覚が分かるかどうか尋ねる。

3) 軟口蓋反射、咽頭反射

軟口蓋反射は、左右の口蓋弓を舌圧子などで横にこする。正常なら、こすった側の軟口蓋が挙上する。咽頭反射は舌圧子で咽頭後壁に触れる。正常なら、嘔吐運動が起こる。

求心路は舌咽神経、遠心路は迷走神経、中枢は延髄である。

4.8 副神経

(1) 機能

僧帽筋と胸鎖乳突筋を動かす。

(2) 診察法

1) 僧帽筋

肩を挙上するよう指示し、検者が上から押して筋力をみる。

2) 胸鎖乳突筋

検者が一方の手を下顎にあて、その方向に頭部を回転させるよう指示し、筋力をみる（図1.17）。同時に視診、触診で萎縮の有無をみる。もう一方についても同様に調べる。

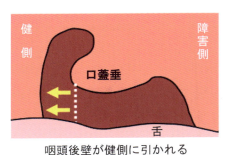

図1.16 カーテン徴候

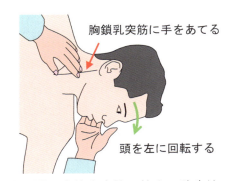

図1.17 胸鎖乳突筋の筋力の診察法

4.9 舌下神経

(1) 機能

舌を動かす。

(2) 診察法

まず開口させ、安静状態で、萎縮や線維束性収縮の有無をみる。次に舌を突き出させ、偏倚の有無をみる。一側の麻痺があれば、舌は麻痺側に偏倚する（図 1.18）。最後に、舌を左右に繰り返し動かすよう指示し、動きの速さや範囲をみる。

脳神経は運動神経、感覚神経、自律神経（副交感神経）からなるが、これらのうちどれを含むかはそれぞれの脳神経で異なる。まとめを表 1.10 に示す。

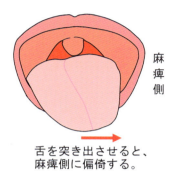

図 1.18 一側舌の麻痺

舌を突き出させると、麻痺側に偏倚する。

表 1.10　脳神経

	運動神経	感覚神経	自律神経
Ⅰ　嗅神経		○	
Ⅱ　視神経		○	
Ⅲ　動眼神経	○		○
Ⅳ　滑車神経	○		
Ⅴ　三叉神経	○	○	
Ⅵ　外転神経	○		
Ⅶ　顔面神経	○	○	○
Ⅷ　聴(内耳)神経		○	
Ⅸ　舌咽神経	○	○	○
Ⅹ　迷走神経	○	○	○
Ⅺ　副神経	○		
Ⅻ　舌下神経	○		

コラム 2　線維束性収縮（fasciculation）

線維束性攣縮ともいう。一群の筋線維の瞬間的かつ不規則な収縮で、肉眼で観察することができる。患者自身も気づいていることが多い。筋萎縮の前駆期から最盛期にみられ、その後は目立たなくなる。筋肉を指やハンマーで軽く叩くことにより誘発できることもある。萎縮筋にこの現象がみられるときは、神経原性筋萎縮（前角あるいは神経根の障害）を示唆する。

5 運動系

脳神経の次は、運動系の診察に移る。運動系では、まず、座位または臥位で安静にした状態で、不随意運動の有無をみる（総論第4章8節参照）。その後、筋萎縮 → 筋力 → 筋緊張 → 反射 → 運動失調の順にみていくのがよい。

5.1 筋萎縮

筋萎縮とは、筋の容量が減少した状態をいう。表 1.11 のような原因がある。廃用性とは、寝たきり状態など、種々の原因により筋肉を動かさなかったために生ずる萎縮であり、栄養障害性とはいわゆる「やせ」のことである。本書で扱うのは、下位運動ニューロン（脊髄前角、末梢神経）の障害（神経原性筋萎縮）と、筋自体の異常による萎縮（筋原性筋萎縮）である。

表 1.11　筋萎縮の原因

- 下位運動ニューロンの障害
- 筋自体の障害
- 廃用性
- 栄養障害性

萎縮部位をみつけるのは視診と触診（萎縮部位は健常部位と比べ、柔らかく感じる）による。萎縮がある場合、最も重要なのはその分布である。

(1) 限局性の場合

神経原性の可能性が高い。分布が単一神経の支配筋（筋群）に一致するか、神経根や脊髄髄節の支配筋群に一致するかをみる。

(2) 全身性の場合

神経原性、筋原性の両者の場合がある。一般的に、神経原性では四肢の遠位筋優位であり、線維束性収縮を伴うことがある。筋原性では四肢近位筋優位である（図 1.19）。

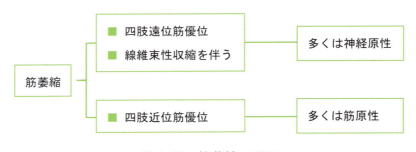

図 1.19　筋萎縮の原因

5.2 筋力

まず運動麻痺の有無と程度、次に麻痺筋の分布をみる。

(1) 運動麻痺の診察法

筋力も、一定の順序を決めてみていくとよい。筋力評価の対象とする主な筋は、

上肢：三角筋、上腕二頭筋、上腕三頭筋、腕橈骨筋、手首の背屈（橈側・尺側手根伸筋）と屈曲（橈・尺側手根屈筋）、総指伸筋、握力

下肢：腸腰筋、大腿四頭筋、大腿屈筋、前脛骨筋、腓腹筋　である。

評価には、徒手筋力テスト（Manual Muscle Test：MMT）を用いる。これは、それぞれの筋について、検者の力に抗して力を入れさせ、その抵抗の程度によって5（正常）から0（筋の収縮なし）まで6段階で評価する方法である（表1.12）。

図1.20に手技を示す。握力は、握力計で測定してもよいが、図1.20 (8) のように検者の指を強く握らせ、そのときの力をみてもよい。筋力が各段階の間にある場合は、数字に＋や－をつけて表す。例えば「3」で、正常可動域の全部ではないが、半分以上動くなら3－、半分以下なら2＋。正常を5/5、低下している場合は1/5・・・4/5などと記載する。

MMTの他に運動麻痺の程度を、大きく完全麻痺と不全（不完全）麻痺に分けることもある。

表 1.12　徒手筋力テスト

5（正　　常）	強い抵抗を加えても完全に運動が可能
4（良　　好）	ある程度の抵抗に勝って正常可動域の運動が可能
3（やや良好）	重力に抗して正常可動域の運動が可能
2（不　　良）	重力を除けば正常可動域の運動が可能
1（痕　　跡）	筋のわずかな収縮のみで関節は動かない
0（ゼ　　ロ）	筋の収縮もみられない

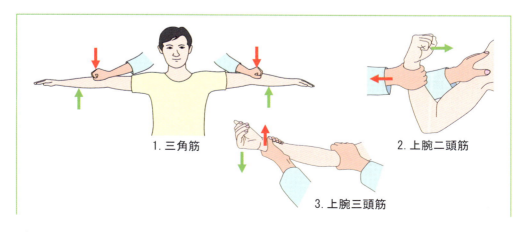

1. 三角筋
2. 上腕二頭筋
3. 上腕三頭筋

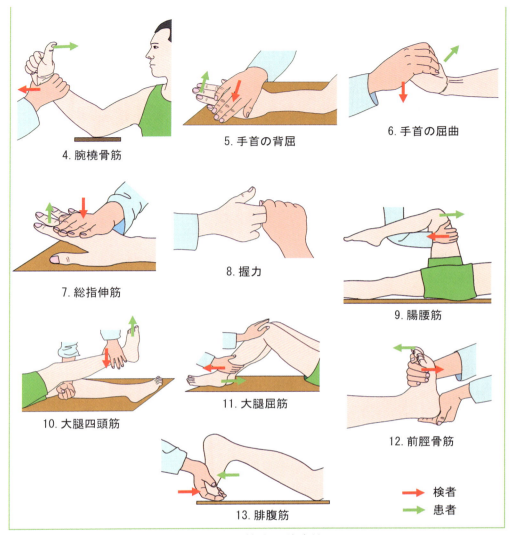

図1.20 筋力の診察法

　軽微な中枢性麻痺を検出するには、バレー（Barré）徴候と上肢バレー徴候が有用である（図1.21）。バレー徴候は下肢の麻痺をみるもので、腹臥位で両側下腿を直角に挙上させ、その位置を保つよう指示する。麻痺があると、その側の下腿が落下する。上肢バレー徴候は、両側上肢を手掌を上にして前方に水平に挙上させる。次に閉眼させ、上肢の位置を保つように指示する。麻痺がある方の上肢に、回内、手指屈曲、落下がみられる。

　筋力低下があるときは、上位運動ニューロン、下位運動ニューロン、筋のいずれかに障害があることを意味する。これらのどこの障害かは、他の神経徴候（腱反射、筋緊張、筋萎縮の有無）で判断していくことになる（表1.21）。

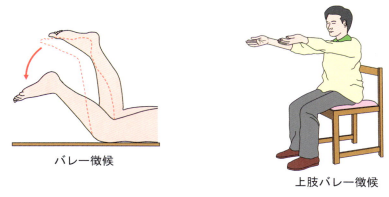

図 1.21　バレー徴候と上肢バレー徴候

(2) 運動麻痺の分布

分布様式を表 1.13 と図 1.22（A〜D）に示す。単一神経支配領域の麻痺はひとつの末梢神経に支配される筋または筋群の麻痺である。例えば橈骨神経の障害では、前述の筋（p16）の中では上腕三頭筋、腕橈骨筋、手首の背屈（橈側・尺側手根伸筋）、総指伸筋に麻痺が生ずる。単麻痺とは四肢のうち一肢のみの運動麻痺で、脊髄、神経根、神経叢、まれには大脳皮質運動野の病変で起こる。対麻痺は両下肢の運動麻痺で、脊髄病変（胸髄以下）が多い。四肢麻痺とは両側上下肢の運動麻痺をいい、頸髄病変、多発性神経症、筋疾患などで生ずる。片麻痺は一側上下肢の運動麻痺をいい、顔面を含む場合と含まない場合がある。対側の大脳皮質〜脳幹の障害で起こる。

表 1.13　運動麻痺の分布様式

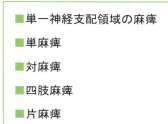

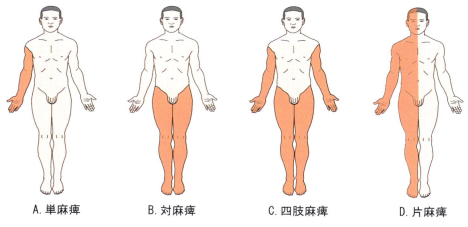

A. 単麻痺　　B. 対麻痺　　C. 四肢麻痺　　D. 片麻痺

図 1.22　運動麻痺の分布

5.3 筋緊張

正常の骨格筋では、力を抜いてもある程度の緊張があり、検者が受動的に動かすと一定の抵抗を感じる。これを「筋緊張」という。

(1) 筋緊張の診察法

主な診察部位：手首、肘、膝、足首

検者の一方の手で、診察部位の近位部（例えば、手首なら前腕、膝なら大腿）を固定し、他方の手で遠位部（手首なら手指、膝なら下腿）をもって他動的に屈伸（手首は回内・回外も）させ、その時の抵抗をみる（図 1.23）。動かす際に、ある程度の速さが必要である。筋緊張の異常は、大きく亢進と低下の 2 つに分けられ、さらに亢進には痙縮と強剛（筋強剛、固縮）がある。

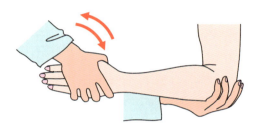

図 1.23　筋緊張の診察法（手首の回内・回外）

(2) 痙縮と強剛

痙縮は関節の伸展、屈曲のどちらか一方（上肢は伸展、下肢は屈曲）で、動きの最初に強い抵抗を感じ（「折りたたみナイフ現象」とよばれる）、その後は正常の筋緊張となる。逆の方向（上肢は屈曲、下肢は伸展）のときは、始めから終わりまで正常の抵抗である。強剛（筋強剛、固縮）では、伸展、屈曲とも始めから終わりまで一様の抵抗を感じる（図 1.24）。常に一定の抵抗を感じる「鉛管様固縮」と、カク、カクと断続的に抵抗が減弱する「歯車様固縮」がある。

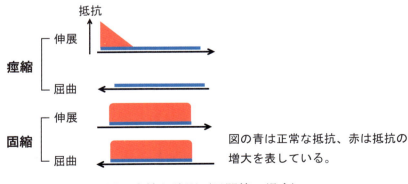

図 1.24　痙縮と強剛（肘関節の場合）

軽微な強剛を検出する方法に、手首固化徴候がある。患者の一方の手を検者が他動的に屈伸し、患者の他方の手で、離れた（手を伸ばせば届く）ところにある物品を取り、またもとに戻すよう指示する。患者が物品を操作しているときに、検者の手に抵抗の増大を感じる場合を陽性とする。

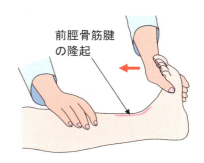

図1.25 ウエストファル現象

また、錐体外路障害でみられる特異な現象に、ウエストファル（Westphal）現象がある。検者が足首を他動的に強く背屈させたとき、前脛骨筋が収縮し、腱が隆起してみえる現象である（図1.25）。手を離しても、しばらく屈曲位を取り続ける。手指の背屈においても観察されることがある。

(3) 病変部位

図1.26に亢進（痙縮、強剛）と低下、それぞれの病変部位を示す。錐体路障害では痙縮を呈するが、急激な錐体路病変が生じた場合（血管障害など）は、初期には筋緊張は低下する。

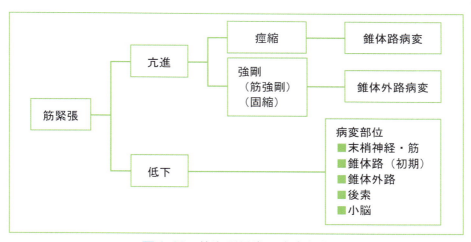

図1.26 筋緊張異常の病変部位

5.4 反射

表1.14に示した3つの反射がある。

(1) 表在反射

皮膚または粘膜を受容器、筋肉を効果器とする反射である。表1.15に主な表在反射と、反射弓（求心路→中枢→遠心路）

表1.14 反射の種類

(1) 表在反射
(2) 腱反射
(3) 病的反射

を示す。腹皮（腹壁）反射以外は「脳神経（第4節）」に記載した。腹皮（腹壁）反射は、仰臥位で腹壁を弛緩させた状態で、安全ピンなどで中央に向けてゆっくりこする。正常では、腹筋が収縮するため、臍が刺激側に迅速に動く（図1.27）。

(2) 腱反射[1]

筋の腱をハンマーで叩いたとき、その筋が収縮する反射である。表1.16に示した5つの反射を検査する。患者に力を完全に抜くよう指示し（仰臥位での検査がよい）、ハンマーはスナップをきかせて打つのがコツである。

表1.15 表在反射

- ■ 角膜反射
    - 三叉神経（第1枝）→橋→顔面神経
- ■ 軟口蓋反射
    - 舌咽神経→延髄→迷走神経
- ■ 咽頭反射
    - 舌咽神経→延髄→迷走神経
- ■ 腹皮反射
    - 脊髄神経→脊髄→脊髄神経

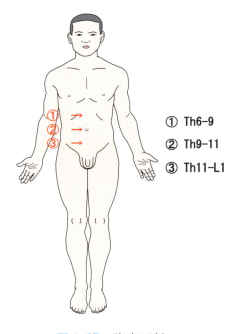

① Th6-9
② Th9-11
③ Th11-L1

図1.27 腹皮反射

表1.16 腱反射

上肢	反射中枢
■ 上腕二頭筋反射	C5, 6
■ 腕橈骨筋反射	C5, 6
■ 上腕三頭筋反射	C6-8
下肢	
■ 膝蓋腱反射	L2-4
■ アキレス腱反射	S1, 2

1) 上腕二頭筋反射

患者の肘をやや屈曲させ、手を腹部下方に置き、検者は患者の上腕二頭筋腱の上に母指をのせ、その上を叩く（図1.28）。

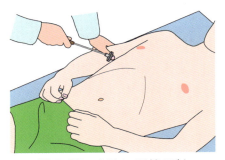

図1.28 上腕二頭筋反射

2）腕橈骨筋反射

患者の指をもち、肘をやや屈曲させて、橈骨の下方を叩く（図1.29）。

3）上腕三頭筋反射

患者の手指をもち、肘を曲げて前腕を腹部の上に乗せ、ややひっぱりながら、上腕三頭筋腱を叩く（図1.30）。

4）膝蓋腱反射

検者の一方の腕を患者の両膝の下に入れ、上にもち上げるようにし、患者の踵がベッドに接するようにして、膝蓋腱を叩く（図1.31）。

5）アキレス腱反射

患者の膝を曲げて外側に倒し、検者は患者の足趾をもち、足首をやや背屈させてアキレス腱を叩く（図1.32）。椅子の上に膝を立てて反対向きに乗り、足を椅子から出した状態で、アキレス腱を叩くのもよい。

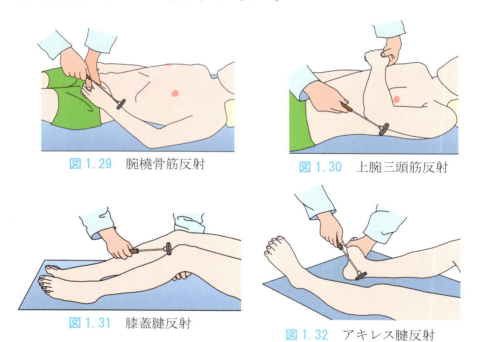

図1.29　腕橈骨筋反射　　　　図1.30　上腕三頭筋反射

図1.31　膝蓋腱反射　　　　図1.32　アキレス腱反射

なお、間代（クローヌス）とよばれる現象があり、これがみられるときは反射亢進と同じ意味をもつ。足間代と膝間代がある。前者は検者が患者の足をもって、急激に背屈させたとき、足がぶるぶる震えるように動く現象であり、アキレス腱反射亢進を意味する（図1.33）。後者は、仰臥位の患者の膝に手を置き、強く足の方へ押したときに、膝蓋骨が大腿方向と足首方向に何回か振えるように動く現象で、膝蓋腱反射亢進を意味する（図1.34）。

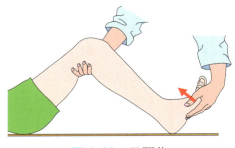

図 1.33　足間代　　　　図 1.34　膝間代

(3) 病的反射

表 1.17 に示した 2 つの反射が重要である。陽性の場合、錐体路の障害を意味する。

1) バビンスキー反射（徴候）

足の外側縁を踵から第 5 趾のあたりまでこする。第 1 趾の背屈がみられれば陽性である（図 1.35）。チャドック（Chaddoch）反射（外踝の周囲を下から前方へこする）もバビンスキー反射と同様の意味をもつ。

2) ホフマン反射（徴候）

患者の中指を検者の示指と中指ではさみ、検者の母指で中指の端を上からはじく。母指が屈曲すれば陽性である（図 1.36）。

表 1.17　病的反射

1) バビンスキー（Babinski）反射（徴候）
2) ホフマン（Hoffmann）反射（徴候）

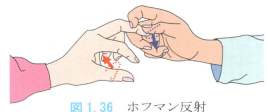

図 1.36　ホフマン反射

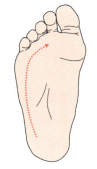

図 1.35　バビンスキー反射

(4) 反射の評価と記載法[1]

表在反射は、正常、低下、消失の 3 段階、病的反射は、「あり」と「なし」の 2 段階で評価、記載する（表 1.18）。

表 1.18　表在反射と病的反射の評価と記載法

〈表在反射〉	〈病的反射〉
正常（＋）	あり：陽性（＋）
低下（↓）	なし：陰性（−）
消失（−）	

腱反射の評価、記載法でよく用いられているものを図1.37に示す。体図の各部位に正常（＋）、亢進（＋＋）、消失（−）などと記載する方法である。筆者はそれぞれの反射について表1.19のように6段階で評価し、左に反射名を書いて、その横に左右を並べて記載している（表1.20）。下線を引いてある部分は、他の部位と異なるときに意義をもつ。反射異常が存在するときの病変部位を図1.38にまとめておく。

以上の筋萎縮、運動麻痺、筋緊張、反射の異常を、上位運動ニューロン障害時と下位運動ニューロン障害時に分けて整理しておく（表1.21）。

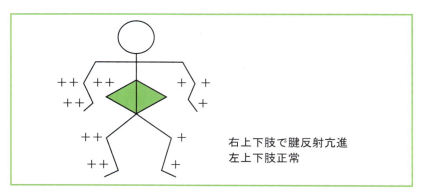

図1.37　腱反射の記録法

表1.19　腱反射の評価と記載法

・亢進	↑↑	振幅の著明な増大、間代を伴う（異常）
・<u>強い、活発</u>	↑	振幅、速度がやや大きい（保留）
・正常	＋	
・<u>弱い、軽度低下</u>	↓	振幅の軽度減少（保留）
・減弱	↓↓	振幅の著明な減少（異常）
・消失	−	誘発されない、関節の動きがない（異常）

表1.20　腱反射の記載例

	右	左
上腕二頭筋反射	↑↑	＋
腕橈骨筋反射	↑	＋
上腕三頭筋反射	↑	＋
膝蓋腱反射	↑↑	＋
アキレス腱反射	↑	＋

右上下肢：亢進～活発
左上下肢：正常

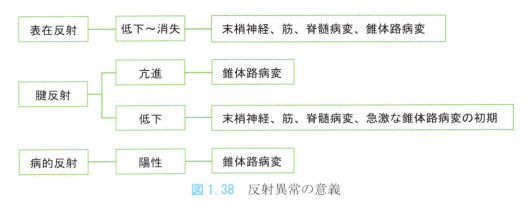

図 1.38 反射異常の意義

表 1.21 運動ニューロン障害の症候

	上位運動ニューロン障害	下位運動ニューロン障害
運動麻痺	＋（核上性麻痺）	＋（核下性麻痺）
筋緊張	亢進	低下
反射		
腱反射	亢進	低下〜消失
表在反射	低下〜消失	低下〜消失
病的反射	＋	－
筋萎縮	－	＋

5.5 運動失調

運動失調は小脳性と深部感覚障害性（後索性）の2つに分けられる（表1.22）。ともに、起立・歩行の異常と四肢の運動失調を呈する。小脳性運動失調では、構音障害が生ずることもある。起立は開脚性、動揺性であり、深部感覚障害性では閉眼により動揺が増す。歩行の異常については、この章の7節に記載する。四肢の運動失調は表1.23に示した症状を呈する。これをみるには以下の検査を行う。

表 1.22 運動失調

- 小脳性運動失調
- 深部感覚障害性運動失調
  （後索性運動失調）

表 1.23 四肢の運動失調

- 測定異常（dysmetry）
- 動作分解（decomposition）
- 揺れまたは振戦（oscillation、tremor）
- 反復拮抗運動障害（adiadochokinesis）

(1) 指鼻試験（finger-nose test）

片方の上肢を、示指のみを伸展した状態で前方に伸ばし、次に自分の鼻の頭を触

らせる。これを何度か繰り返すよう指示する。運動失調があると、指が鼻からそれる（測定異常）、途中で数回揺れる（揺れ）、始め手が鼻と違う方向に行き、途中で修正する、つまり本来1回の動作が2回（ときには3回）になる（動作分解）などがみられる。鼻の代わりに患者の耳を触らせる方法（指耳試験）もある。図1.39のように、検者の指先と自分の鼻を交互に触れるようにしてもよい（鼻指鼻試験）。この際、検者の指は1回ごとに位置を変える。

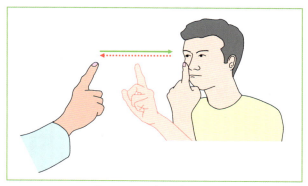

図1.39　鼻指鼻試験

(2) 踵膝試験 (heel-knee test)

仰臥位で行う。患者に一方の足をもち上げ、踵を他方の足の膝の上に垂直にのせ、その後、脛の上を踵で滑らせるよう指示する（図1.40）。足首まで来たらもとの位置に戻す。これを何回か繰り返させる。運動失調があると、踵が膝からそれる（測定異常）、脛を滑らす際、足が何回か揺れる（揺れ）などがみられる。

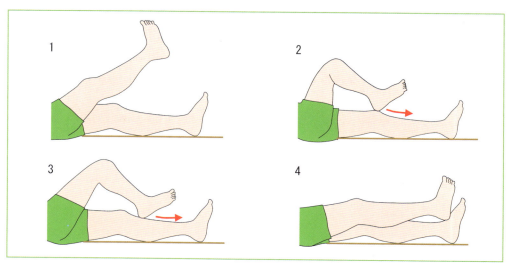

図1.40　踵膝試験

(3) 手首回内・回外試験

　座位で、片方の上肢を前方に伸ばし、肘を直角にまげて前腕を上にあげさせる。この状態で手首を繰り返し回内・回外させる。反復拮抗運動障害があると、回内・回外のリズムが乱れ、肘の固定も悪くなる。

　これらの試験で、小脳性運動失調では開閉眼でほとんど症状の程度が変わらないが、深部感覚障害性運動失調では、閉眼することによって症状が増強する。両者の違いを表1.24にまとめて示す。

表1.24　運動失調
小脳性と深部感覚障害性との症候の違い

	小脳性	深部感覚障害性
指鼻試験異常 踵膝試験異常	＋	＋ （閉眼で増強）
Romberg徴候	－	＋
深部感覚障害	－	＋ （まれに－）

6　感覚系

　感覚には大きく、体性感覚、内臓感覚、特殊感覚の3つがある（表1.25）。体性感覚とは、皮膚、筋肉、関節などの受容器からの感覚である。内臓感覚は内臓諸器官からの感覚、特殊感覚は視覚、聴覚、味覚、嗅覚など特殊な受容器からの感覚をいう。本書での「感覚」とは体性感覚を意味する。

表1.25　感覚の種類
- ■体性感覚
- ■内臓感覚
- ■特殊感覚

　体性感覚も3種類に分類される（表1.26）。表在感覚は、皮膚や粘膜の受容器からの感覚で、痛覚、温冷覚（温度覚）、触覚（単純触覚）からなる（表1.27）。深部感覚は関節や筋肉からの感覚で、位置覚、固有感覚性（四肢）定位感覚、振動覚からなる（表1.28）。

表1.26　体性感覚の種類
- ■表在感覚
- ■深部感覚
- ■識別感覚（複合感覚、皮膚感覚）

表1.27　表在感覚の種類
- ■痛覚
- ■温冷覚（温度覚）
- ■触覚（単純触覚）

表1.28　深部感覚の種類
- ■位置覚
  - ・運動感覚
  - ・姿勢感覚
- ■固有感覚性（四肢）定位感覚
- ■振動覚

識別感覚は、皮膚に書かれた字を認識する、手に置かれた物を認識するなど、表在感覚、深部感覚が統合されて生ずる感覚であり、大脳皮質（頭頂葉）で処理されると考えられている。したがって、表在・深部感覚に異常がなく、識別感覚のみが障害されているときに重要な意味をもつ。表1.29に示した感覚が含まれる。

表1.29　識別感覚の種類と診かた（閉眼下で行う）

皮膚書字覚
　患者の皮膚の上に検者の指でひらがなや数字を書いて、何を書いたかいわせる。
2点識別覚
　コンパスで皮膚上の2点を同時に刺激し2点と識別できるかをみる。
立体感覚
　患者の手に物品を握らせて、何であるかをいわせる。
触覚定位覚
　検者が触れた部位を患者の指で触れる。
Pinch and Press
　皮膚を指で押したかつまんだかをあてさせる。

感覚が障害されたときの自覚症状を表1.30に示す。自覚症状は「しびれ」として訴えられることが多いが、異常感覚、錯感覚、感覚低下のどれであるかを確認する。異常感覚は「ジンジン、ビリビリ、『正座した後のよう』」などということが多い。錯感覚は「触れた感じが今までと違って変」な状態である。感覚低下は診察によって確認する。

表1.30　感覚障害の自覚症状

■ 異常感覚
■ 錯　感　覚
■ 感覚低下

6.1 感覚障害の評価と記録[1]

感覚障害をみるときのポイントは、①種類、②程度、③分布を捉えることである。そして、それらを「体図に書いて記録する」ことが大切である。以下、感覚別のみかたについて述べる。

(1) 表在感覚
1) 痛覚

安全ピンや楊枝の先で何回か軽くつついて検査する。健常部位と交互に繰り返し刺激して比較する（温覚、触覚も同様である）。程度は0（全く感じない）から10（正常）までの11段階で評価する。記録は体図に障害部位を示し、程度を示す数字も記入しておく。筆者の記載例を図1.41に示す。障害の強い部位は、線の間隔を狭くすることでみて分かるようにしてある。

2）温冷覚（温度覚）

お湯（約 40℃）と冷水（約 10℃）を入れた試験管を用いる。

3）（単純）触覚

筆の先やティッシュペーパーの先を丸めたものでこする。

（2）深部感覚

1）位置覚

患者の指の側面を、検者の母指と示指でつまみ、閉眼状態で上下に動かして以下の 2 つをみる（図 1.42）。最初に開眼でやってみせて説明するとよい。

- 運動感覚：動いているか止まっているかを尋ねる
- 姿勢感覚：上下のどちらを向いているかを尋ねる

正常、低下（あやふや、または時間がかかる）、消失（まったく分からない）の 3 段階で評価する。

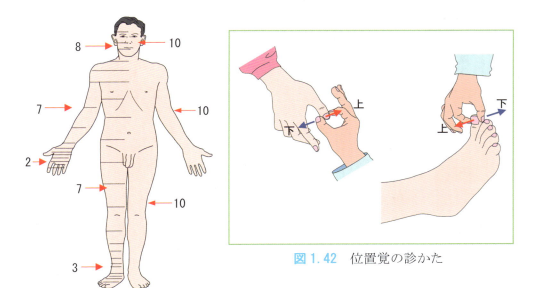

図 1.41　痛覚障害の記載例

図 1.42　位置覚の診かた

2）固有感覚性定位感覚

われわれは、手足を動かしたとき、手足が空間内のどの位置にあり、どういう姿勢をとっているかを閉眼下でも認識できる。この感覚が固有感覚性定位感覚である。この感覚の障害の有無をみるには「母指さがし試験」を用いる。

手技は、患者の片方の手を軽く握らせ、母指のみをはずして立てさせる。その手を検者の手で軽く握る。閉眼下で、検者が患者の上肢をさまざまに動かした後に、任意の位置に、任意の姿勢で固定する。患者のもう一方の手の母指と示指で、その

固定した母指をつかませる（図 1.43）。固有感覚性定位感覚に異常があると、手がそれてうまくつかめない。異常があるのは固定した方の手であることに注意する。この検査も、まず開眼下でやり方を説明するのがよい。

3）振動覚

振動させた音叉を骨の突起上に置いて検査する（図 1.44）。3 つの方法がある。

① 音叉を置いた後、振動を感じなくなるまでの時間を測る。時間が短い部位を低下と判定する。

② 左右の同じ位置に繰り返し交互に置く。先に振動を感じなくなった方を低下と判定する。

③ 音叉を左右の対称部位に健側→患側の順に置く。健側を 10 としたとき、患側は 0（全く感じない）～10（健側と同等に感じる）のどの段階かを尋ねる。表在感覚同様、体図に数字を書いて記録する（図 1.45）。

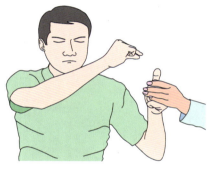

図 1.43 母指さがし試験

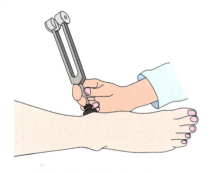

図 1.44 振動覚の診かた

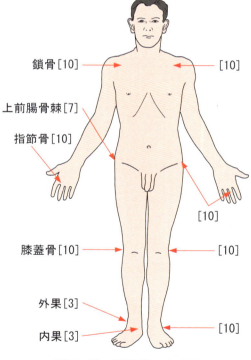

図 1.45 振動覚の記録法

（3）識別感覚

表 1.29 に手技を示した。位置覚同様、正常、低下、消失の 3 段階で評価する。

6.2 障害部位別の分布パターン

感覚の伝導路には脊髄視床路系と後索−内側毛帯系の2つがある。

- 脊髄視床路系：後根 → 後角 → 対側の前・外側脊髄視床路 → 視床 → 中心後回

    〈表在感覚を伝える〉

- 後索−内側毛帯系：後根 → 同側の後索（薄束、楔状束）→ 延髄で交叉 → 内側毛帯 → 視床 → 中心後回

    〈深部感覚、識別感覚を伝える〉

障害部位（レベル）（表1.31）により分布パターンが異なる。

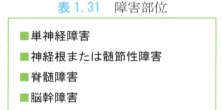

表1.31 障害部位

- 単神経障害
- 神経根または髄節性障害
- 脊髄障害
- 脳幹障害
- 大脳障害

(1) 単神経障害

ひとつの末梢神経が障害されると、その神経の支配領域に感覚障害が生ずる。末梢神経の感覚支配領域を覚えておくことが必要である。図1.46に主な神経の支配領域を示す。

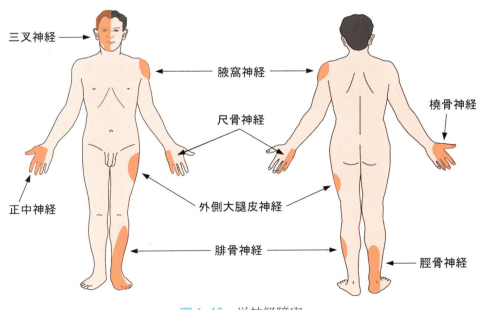

図1.46 単神経障害

(2) 神経根または髄節性障害

神経根や脊髄髄節に障害があると、その支配領域に感覚障害が生ずる。主要な領域を図1.47に示す。

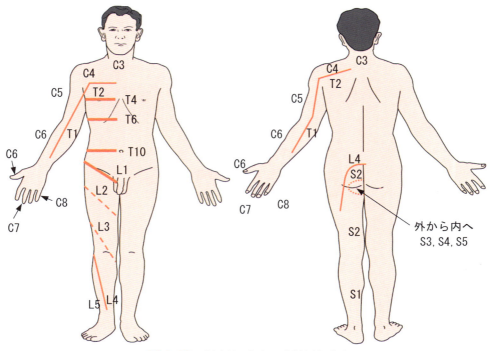

図1.47　神経根または髄節性障害

(3) 脊髄障害（表1.32）

1）全感覚障害型（脊髄横断症候群）

脊髄の横断面全体が障害されると、その部位以下の全感覚が障害される（図1.48）。体図では表在感覚障害を実線、深部・識別感覚障害を点線で表して区別している。

表1.32　脊髄障害

- 全感覚障害型（脊髄横断症候群）
- 感覚解離型
- ブラウン―セカール（Brown-Séquard）症候群
- 宙吊り型（脊髄中心症候群）
- サドル型

2）感覚解離型

前索、側索のみの病変では、ここに脊髄視床路があるため、表在感覚のみが障害

される。一方、後索のみの障害では、深部感覚・識別感覚のみが障害される。このように、表在感覚と深部・識別感覚のどちらか一方のみが障害される場合を「解離性感覚障害」という。

ブラウン-セカール（Brown-Séquard）症候群、宙吊り型感覚障害、サドル型感覚障害は、各論第11章を参照。

（4）脳幹・大脳障害

橋上部～中脳レベルより中枢の障害では、障害部位と反対側の半身の表在・深部感覚障害が生ずる（図1.49）。脳幹病変による特殊な障害パターンについては、各論第1章を参照。

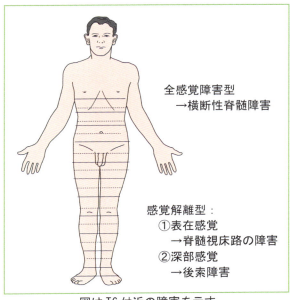

図は T6 付近の障害を示す。

図1.48　全感覚障害型

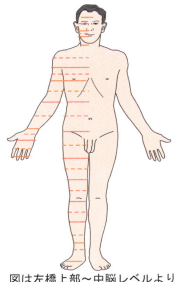

図は左橋上部～中脳レベルより中枢の障害時を示す。

図1.49　半身感覚障害

コラム3　手口感覚症候群

躯幹、四肢の感覚は脊髄視床路を通り、視床の後外側腹側核に入力する。一方、顔面からの三叉神経視床路は後外側腹側核に隣接する後内側腹側核に入力する。この2つの核の中間部に障害が起こると、対側の口と手にのみ限局した感覚障害が起こる（図1.50）。これを「手口感覚症候群」という。病巣局在診断において、重要な症候群である。

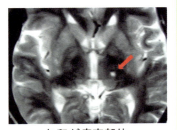

矢印が病変部位

図1.50　手・口運動症候群の病巣

7 姿勢・歩行

7.1 姿勢異常

表1.33に主な姿勢異常を示す。前傾前屈姿勢とはパーキンソン病やパーキンソン症候群にみられる姿勢異常である。体を前傾前屈させ、肘、膝を軽度屈曲させる（図1.53）。首下がりとは、頭部が不随意に前に垂れ下がる姿勢異常で、前頸筋の過緊張（パーキンソン病、多系統萎縮症など）あるいは後頸筋の筋力低下（重症筋無力症、運動ニューロン病など）によって生ずる。ジストニーとは「筋緊張異常に基づく姿勢・肢位異常」のことで、そのためいわゆる「ジストニー姿勢」を呈する。特発性ジストニーで顕著である。ウエルニッケ-マン（Wernicke-Mann）の肢位は、脳血管障害などによる片麻痺患者にみられる異常で、肩関節を内転し、上肢は肘、手首、指を屈曲し、下肢は伸展、外旋する（図1.51）。

表1.33 姿勢異常

- 前傾前屈姿勢
- 首下がり
- ジストニー姿勢
- Wernicke-Mann の肢位

7.2 歩行障害

歩行障害があるときの観察点を表1.34に、特徴的な歩行障害を表1.35にあげた。

表1.34 歩行障害の観察点

- 両足間の距離（歩隔 stride width）
- 歩幅（step length）
- 歩行速度
- 運動の左右対称性
- 体幹動揺の有無
- 上肢の振り
- 下肢の振り出し

表1.35 歩行障害の分類

- 痙性歩行（spastic gait）
- パーキンソン歩行（parkinsonian gait）
- 失調性歩行（ataxic gait）
- 鶏歩（steppage gait）
- 動揺歩行（waddling gait）
- 前頭葉障害性歩行（frontal gait）
- 間欠性跛行（intermittent claudication）

(1) 痙性歩行

痙性片麻痺では、下肢伸展肢位と尖足のため、股関節を中心に半円を描き、地面を引きずるように歩く（図1.51）。草刈り歩行、振り回し歩行ともいわれる。痙性対麻痺では、両下肢を伸展し、狭い歩幅で大腿を接近させ挟むように歩く（図1.52）。はさみ脚歩行、アヒル歩行ともいわれる。

(2) パーキンソン歩行

腕の振りが少なく、小刻みな歩行である（図1.53）。狭いところを通る際に目立

つ。ときに次第に足が早くなり、自分では止まれなくなることもある（加速歩行、突進現象）。特に最初の一歩や方向転換時に足が出にくいことが多い（すくみ足）。

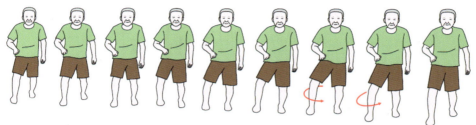

出典）石川朗、種村留美（総編集）小島悟 著「15レクチャーシリーズ　理学療法・作業療法テキスト　運動学．歩行」中山書店 2012　p.130の図3　引用改変

図 1.51　Wernicke-Mann 肢位と片麻痺歩行

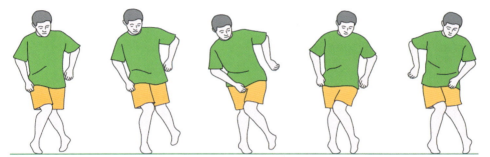

出典）石川朗、種村留美（総編集）小島悟 著「15レクチャーシリーズ　理学療法・作業療法テキスト　運動学．歩行」中山書店 2012　p.132の図8　引用改変

図 1.52　痙性対麻痺のはさみ脚歩行

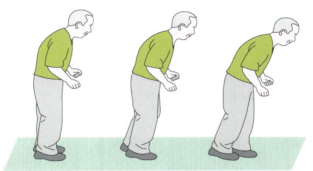

出典）石川朗、種村留美（総編集）小島悟 著「15レクチャーシリーズ　理学療法・作業療法テキスト　運動学．歩行」中山書店 2012　p.132の図10　引用改変

図 1.53　パーキンソン歩行

(3) 失調性歩行

開脚し、バランスの悪い歩行である。足を高くあげ、揺れながら不規則に歩く（図 1.54）。酩酊歩行、よろめき歩行ともいわれる。小脳性と深部感覚障害性（後索性）があり、後者では踵を唐突に床にバタンとつけるように歩く。また、閉眼により症状が増強する。

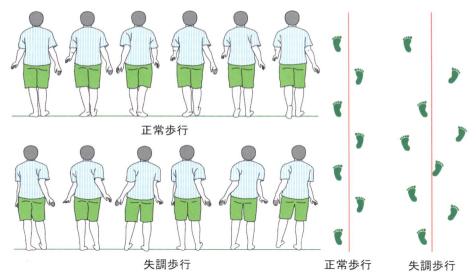

出典）石川朗、種村留美（総編集）小島悟 著「15レクチャーシリーズ 理学療法・作業療法テキスト 運動学．歩行」中山書店 2012 p.132 の図 9 引用改変

図 1.54　失調性歩行

（4）鶏歩

垂れ足のため、膝を高くもち上げ、つま先、踵の順に着地し、パタン、パタンと歩く（図 1.55）。総腓骨神経麻痺など、足趾と足の背屈障害があるときにみられる。

（5）動揺歩行

腰帯筋や下肢近位筋の障害により、腰や上半身を左右に振りながら歩く（図 1.56）。筋ジストロフィー症、多発性筋炎などの筋疾患で生じやすい。

（6）前頭葉障害性歩行

前頭葉機能が障害されたときの歩行で、開脚して小刻みに歩く（図 1.57）。多発性脳梗塞（多発性ラクナ梗塞）でみられやすい。

（7）間欠性跛行

歩行を続けていると、下肢に痛み、しびれ、脱力などが生じ歩けなくなるが、短時間休息することによって改善し、再び歩行可能となる。このように休息を繰り返す歩行を間欠性跛行という。3 つのタイプが知られており、それぞれの代表的原因疾患とともに表 1.36 に示す

表 1.36　間欠性跛行

- ■血管性間欠性跛行
  閉塞性動脈硬化症
- ■馬尾性間欠性跛行
  腰部脊柱管狭窄症
- ■脊髄性間欠性跛行
  脊髄血管奇形

血管性間欠性跛行は、歩行により下肢（特にふくらはぎ）に痛みやしびれが生じる。閉塞性動脈硬化症などの下肢の血流不全によって起こる。下肢の動脈の触知が不良となる。

馬尾性間欠性跛行は、歩行により下肢（特に大腿部や殿部）にしびれが生じ、次第に拡大、増強して歩けなくなる。休息以外に前屈位をとることでも改善する。原因として多いのは腰部脊椎管狭窄症である。

　脊髄性間欠性跛行は、歩行を続けることで、下肢の痙性あるいは脱力が増強する。一過性の脊髄虚血によるもので、脊髄血管奇形などが原因となる。

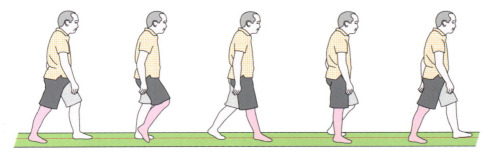

出典）石川朗、種村留美（総編集）小島悟 著「15レクチャーシリーズ　理学療法・作業療法テキスト　運動学.歩行」中山書店 2012　p.130の図3　引用改変

図1.55　鶏歩

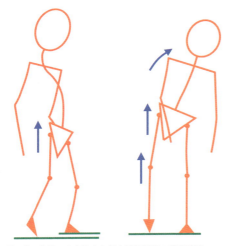

出典）葛原茂樹：歩行障害と起立姿勢障害の鑑別診断. 脊椎脊髄, 7 (11)：869－875, 1994. より引用

図1.56　動揺歩行

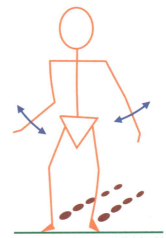

出典）葛原茂樹：歩行障害と起立姿勢障害の鑑別診断. 脊椎脊髄, 7 (11)：869－875, 1994. より引用

図1.57　前頭葉障害性歩行

参考文献

1) 平山惠造：神経症候学. 改訂第二版Ⅱ, 文光堂, 東京, 2010.

総論 第2章

高次脳機能障害の診かた

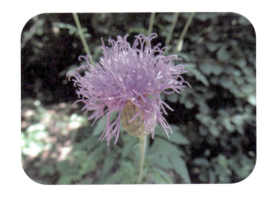

1 総論

高次脳機能とは、要素的感覚（視覚、聴覚、体性感覚など）および要素的運動（錐体路系、錐体外路系、小脳系）より高位にあり、これらを統合するとともに、さらに高位にある思考・判断の基盤となる能力である（図2.1）。欧米では「認知機能（cognitive function）」とよばれる。

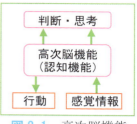

図2.1　高次脳機能

1.1 高次脳機能障害の分類

従来、主に脳血管障害を対象とした失語、失行、失認を中心とする障害が「高次脳機能障害」とされてきた。しかし、2006年、「高次脳機能障害支援モデル事業」における検討の結果、あらたな診断基準が示された（表2.1）[1]。これは、主に外傷性脳損傷を対象とし（対象者の76％が外傷性脳損傷）、記憶障害、注意障害、遂行機能障害、社会的行動障害に焦点をあてた基準である。社会的行動障害とは表2.2のような症状とされる。両者をまとめた高次脳機能障害の全体像を表2.3に示す。

本書では学術的定義・分類に沿って解説していく。

表2.1　高次脳機能障害の診断基準　　「高次脳機能障害支援モデル事業」作成

Ⅰ　主要症状等
1. 脳の器質的病変の原因となる事故による受傷や疾病の発症の事実が確認されている。
2. 現在、日常生活または社会生活に制約があり、その主たる原因が記憶障害、注意障害、遂行機能障害、社会的行動障害などの認知障害である。

Ⅱ　検査所見
　MRI、CT、脳波などにより認知障害の原因と考えられる脳の器質的病変の存在が確認されているか、あるいは診断書により脳の器質的病変が存在したと確認できる。

Ⅲ　除外項目
1. 脳の器質的病変に基づく認知障害のうち、身体障害として認定可能である症状を有するが上記主要症状（1-2）を欠く者は除外する。
2. 診断にあたり、受傷または発症以前から有する症状と検査所見は除外する。
3. 先天性疾患、周産期における脳損傷、発達障害、進行性疾患を原因とする者は除外する。

Ⅳ　診断
1. Ⅰ〜Ⅲをすべて満たした場合に高次脳機能障害と診断する。
2. 高次脳機能障害の診断は脳の器質的病変の原因となった外傷や疾病の急性期症状を脱した後において行う。
3. 神経心理学的検査の所見を参考にすることができる。

表2.2 社会的行動障害

- 意欲・発動性の低下
- 情動コントロールの障害
- 対人関係の障害
- 依存的行動
- 固執

表2.3 高次脳機能障害の定義

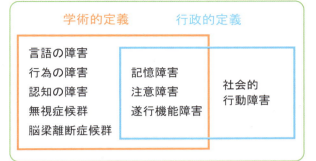

1.2 高次脳機能障害を起こす脳部位（表2.4）

主要な部位は大脳皮質連合野である。他に、左右の大脳皮質を連絡する交連線維、同側の大脳皮質を連絡する連合線維の障害でも高次脳機能障害は起こる。皮質間の連絡が遮断されるためである。その他、大脳基底核（被殻、尾状核、淡蒼球）、視床、小脳の障害でも生じ得る。

大脳皮質の脳部位を決めるには大きく2つの方法がある。脳溝と脳回による方法と、ブロードマン（Brodmann）の脳地図[2]による方法である。

表2.4 高次脳機能障害を起こす脳部位

- 大脳皮質（連合野）
- 交連線維、連合線維
- その他
  - 大脳基底核
  - 視床
  - 小脳

(1) 脳溝と脳回による方法

主要な脳溝、脳回を図2.2に示す。

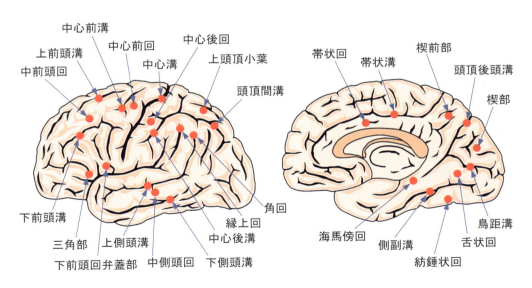

図2.2 脳溝と脳回による大脳皮質の区分

(2) ブロードマンの脳地図による方法

ブロードマンが 1909 年と 1910 年に作成したものである。大脳皮質を細胞構築学的に 52 の領野（ただし欠番あり）に区分し、番号をつけた（図 2.3）。それぞれを「ブロードマンの○野」とよぶ。脳溝と脳回による解剖学的区分より、大脳皮質の機能を反映している。脳溝・脳回による部位名とブロードマンの脳地図による領野との関係を表 2.5 に示す。

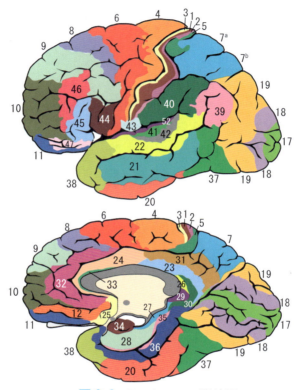

図 2.3　Brodmann の脳地図

表 2.5　解剖学的部位とブロードマンの脳地図との関係（B：Brodmann）

前頭葉	・一次運動野（運動野）：B4 野（中心前回の後部） ・運動前野（二次運動野）：B6 野（上中前頭回後部、中心前回中下部） ・補足運動野：B6 野内側面 ・前頭前野：B9、10、11、46、47 野（上・中・下前頭回前部） ・Broca 野：B44、45 野（下前頭回三角部、弁蓋部）
頭頂葉	・一次感覚野：B3、1、2 野（中心後回） ・角回：B39 野、縁上回：B40 野
側頭葉	・一次聴覚野：B41 野 ・Wernicke 野：B22 野（上側頭回後部）
後頭葉	・一次視覚野（有線野）：B17 野

コラム1　連合野

　1920年、Flechsigによって提唱された。彼は大脳皮質を髄鞘化の順序に従って、原始領域（新生児期に髄鞘化）、中間領域（生後1.5カ月までに髄鞘化）、終末領域（さらに数カ月かけて髄鞘化）の3つに分け（図2.4）、中間領域と終末領域を「連合野」とした。

　近年では、運動野〔一次運動野（運動前野、補足運動野を含めることもある）〕と感覚野（一次感覚野、一次聴覚野、一次視覚野）を除く大脳皮質を「連合野」と考えるのが一般的である。

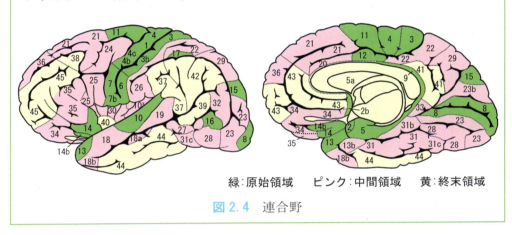

緑：原始領域　　ピンク：中間領域　　黄：終末領域

図2.4　連合野

2　言語の障害

　言語の障害には失語（症）と単一言語様式の障害がある（表2.6）。中核となるのは失語である。

2.1　失語

　失語とは、ごく簡単にいえば「言語を介するコミュニケーションの障害」である。発話だけではなく、人の話を聞いて理解すること、読み書きなど、言語に関係する要素全体が障害される。すなわち、失語とは、個々の要素的言語症状からなる症候群である。図2.5に失語を診る際の要点と順序を示す。もちろん、緑色矢印のように初めに画像から病巣が分かれば、それをもとに失語型や言語症状を推定することも可能である。

表 2.6 言語の障害

- 失語
- 単一言語様式の障害
  - 純粋失構音
  - 純粋語聾
  - 失読失書
  - 純粋失書
  - 純粋失読

失語を構成する個々の言語症状を評価する。

⇅

言語症状の障害パターンから失語型を決める。

⇅

各失語型は特定の病巣と対応する。

図 2.5 失語の診かた

(1) 失語を構成する個々の言語症状を評価する

要素的言語症状には、聴覚的理解、呼称、復唱、自発話、書字、読字（表 2.7）の 6 つがある。これらをひとつずつ評価していく。

表 2.7 失語症で障害される言語要素

1) 聴覚的理解　4) 自発話
2) 呼称　　　　5) 書字
3) 復唱　　　　6) 読字

1) 聴覚的理解（表 2.8）

耳から聞いた内容がどのくらい理解できているかをみる。よく用いるのは「身体命令」である。検者が口頭で、患者に動作の指示を出し、それを正しく行えれば聴覚的理解は良好と判断する（例：「目を閉じてください」、「耳を触ってください」）。「物品の指示」とは、テーブルの上にコップ、箸、メガネなどの日常物品を置いて、検者が名前をいったものを指さすようにいう（例：「コップはどれですか？」）。正しく指せれば理解は良好と判断する。「yes、no 問題」は、検者がいったことが正しければ「はい」、間違っていれば「いいえ」と答えさせる。晴天の日に「今日は雨が降っていますね」という問に対し、「はい」と答える（あるいはうなずく）ときは理解に問題ありと判定する。

表 2.8 「聴覚的理解」の診かた

- 身体命令
- 物品の指示
- yes、no 問題

2) 呼称

患者の前に鉛筆、時計などの日常物品をひとつずつ呈示し、その名前をいわせる。実際の物品がなければ絵カードでもよい。呼称に障害があると、まったくいえない、名前の一部しか出てこない、錯語となる、のいずれかとなる。錯語とは、自分の意図するものとは異なる音や語が出てしまう現象である。音韻性錯語と語性錯語がある。前者では単語の中の音節が他の音節に置き換わる（例：とけい→たけい）。後者では単語全体が別の単語に置き換わる（例：とけい→めがね）。直前に質問された物品の名前を繰り返してしまう現象もよくみられ、保続とよばれる。

3) 復唱（図2.6）

検者の言葉をそのままオウム返しにいわせる。「めがね」などの短い単語から始めて、不正解なら次に1音節を復唱させ、正解ならさらに長い単語、文章をいわせる。文章レベルまで可能なら、復唱は良好と判断する。

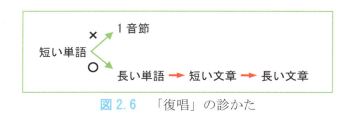

図2.6　「復唱」の診かた

4) 自発話

患者が自ら話すのを聞いて、流暢性（流暢か非流暢か）および錯語や喚語困難の有無をみる（表2.9）。流暢、非流暢の鑑別には、表2.10に示した項目で判定する。特に失構音（発語失行）が重要で、これがあれば「非流暢」と判断できる。失構音とは、音の連結不良（音と音とのつながりの異常、例：学校へ行く→がっ・こーへーいーく）や、意図する音節がうまく発話できずに口をさまざまに動かす現象をいう。錯語は呼称と同様である。喚語困難とは、話したい単語が思い浮かばず、そこで発話が停滞したり、迂遠な言い回しになることをいう。

表2.9　「自発話」の診かた

- 流暢か非流暢か
- 錯語の有無
- 喚語困難の有無

表2.10　流暢と非流暢との鑑別

	流暢	非流暢
失構音	なし	あり
プロソディー	正常	異常
文の長さ	正常	短い
発話量	正常〜多い	少ない

5) 書字

自発書字、書き取り、写字を検査する。自発書字では、風景画などの絵をみせて、その内容を書かせる。書き取りでは、検者が口頭でいった単語を書かせる。書字障害があると、まったく書けない、単語あるいは文字の一部しか書けない、別の文字あるいは実際には存在しない文字を書いてしまう（錯書）、などがみられる。漢字と仮名が解離することがあるので、必ず両方検査する。写字は、見本を呈示してそれと同じ字を書かせる。

6) 読字

音読と読解に解離がみられることがあり、両方検査する。読解をみるには、文字をみせて絵カードのなかからその文字に相当する物品を選択させる。文章をみせてそこに書いてある動作をさせてもよい。書字同様、漢字と仮名の両方を検査する。

7) 失語の総合的検査（表 2.11）

標準失語症検査（SLTA）と WAB 失語症検査（日本語版）がある。表 2.12、表 2.13 に実際の記録用紙を示す。ともに、失語を構成する個々の言語症状の程度を点数化し、全体像をみることができる。また、期間をあけて同じ検査を施行することで、経過をみることも可能である。

表 2.11　失語の総合的検査

- 標準失語症検査（SLTA）
  Standard Language Test of Aphasia
- WAB 失語症検査日本語版（WAB）
  Western Aphasia Battery

SLTA はわが国で最も使用されているが、失語型の分類は目的としていない。WAB はさまざまな言語に翻訳されており、国際的に通用する検査である。SLTA と異なり、自発話を評価する項目がある。失語型の分類にも適している。

(2) 言語症状の障害パターンから失語型を決める

失語型の決定には、通常、図 2.7 に示すように自発話、聴覚的理解、復唱を用いる。個々の症例について、まず、自発話が流暢か非流暢かを判定する。次に、聴覚的理解が「良好〜軽度障害」か「重度障害」かを決める。さらに復唱の障害の有無をみれば、失語型が決定する。

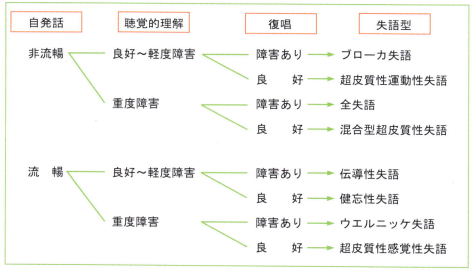

図 2.7　失語型の決定

表 2.12 標準失語症検査

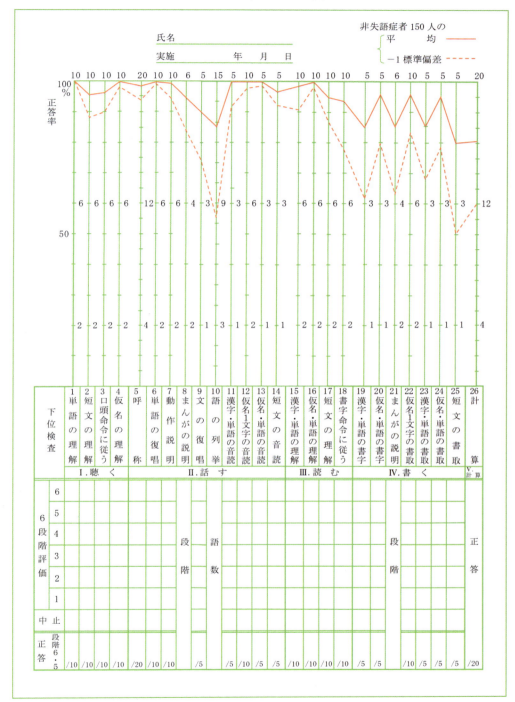

表 2.13 WAB

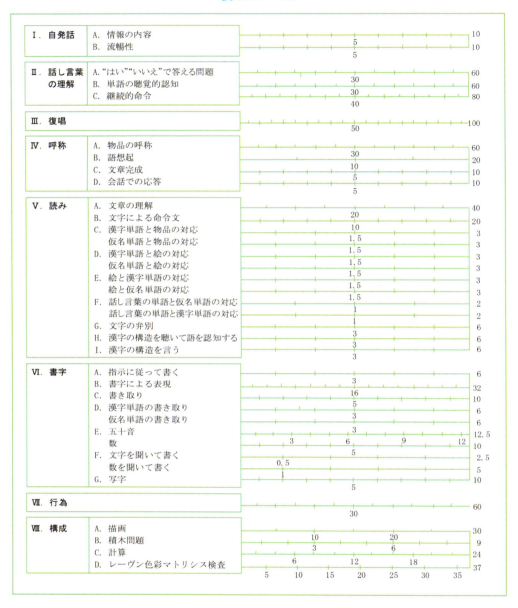

出現頻度の高い失語型について、特徴を表2.14に記載しておく。この特徴を理解しておくだけでも、失語型の決定に役立つ。

健忘性失語（失名詞失語ともいう）では呼称のみが障害される。超皮質性失語とは、他の言語症状に比して復唱が良好な失語型である。それに加えて、自発話が流暢で聴覚的理解障害が強ければ「超皮質性感覚性失語」、自発話が非流暢で聴覚的理解が良好ならば「超皮質性運動性失語」、自発話が非流暢で聴覚的理解も障害されて

いれば「混合型超皮質性失語」に分類される。

　個々の症例では、経過とともに失語型が変化することもある（例えば、急性期は全失語→慢性期はブローカ失語）。また、ウエルニッケ失語では、症状の自覚に乏しいことが特徴で、特に病初期に目立つ。

(3) 各失語型は特定の病巣と対応する

1) 言語野

　言語野は、右利きの約98％で左半球にある。特に図2.8の5つの部位が重要である。ブローカ野は左下前頭回の弁蓋部と三角部をあわせた領域である。ウエルニッケ野は左上側頭回後半部をいう。角回と側頭葉後下部（紡錘状回と下側頭回）は書字や読字に関係する。縁上回は伝導性失語の主病巣である。

表2.14　各失語型の特徴

失語型	特　徴
ブローカ失語	・理解障害はないかあってもごくわずかで、日常会話はほぼ理解可能。 ・発話は非流暢で失構音あり。
ウエルニッケ失語	・理解障害が重度で、周囲の人の話をほとんど理解できない。 ・発話は流暢で、よどみなく話すが、錯語が多いため、いいたいことを理解できない。
伝導性失語	・自発話、復唱、呼称に音韻性錯語が多いが、自分で誤りに気づいて何度も自己修正する。
全失語	・重度の理解障害あり。 ・発話もほとんどない。 ・書字、読字もできないが、漢字の「読解」のみは多少可能なことがある。

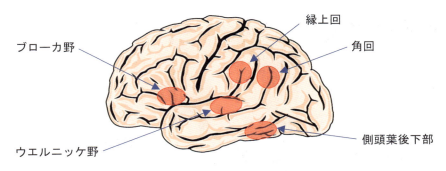

図2.8　言語野

2) 各失語型の病巣（図2.9）

i) ブローカ失語（Broca aphasia）

典型的なブローカ失語は、ブローカ野、中心前回中・下部、側頭葉前部、島回を含む比較的広範な病巣で生ずる（図2.10）。ブローカ野のみの病変では、ブローカ失語は起こらない。

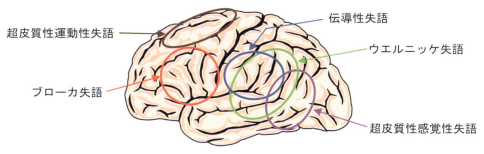

図2.9　各失語型の病巣

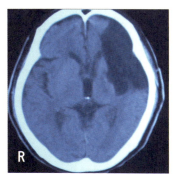

ブローカ野に加えて、中心前回、側頭葉前部、島回に病巣がある。

図2.10　ブローカ失語を呈した症例の頭部CT

ii) ウエルニッケ失語（Wernicke aphasia）

ブローカ失語同様、ウエルニッケ野のみの障害では起こらない。典型例の病巣は、ウエルニッケ野、角回、縁上回を含む（図2.11）。

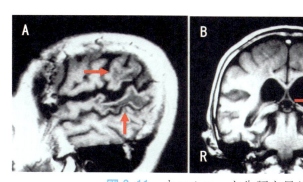

上側頭回後半部（ウエルニッケ野）、島回、下頭頂小葉に病巣がある（矢印）。
（A：矢状断像、B：冠状断像）

図2.11　ウエルニッケ失語を呈した症例の頭部MRI

iii）伝導性失語（conduction aphasia）

多くは左縁上回、上側頭回の皮質・皮質下白質病変で生ずる。中心後回病変でも生じ得る（図2.12）。

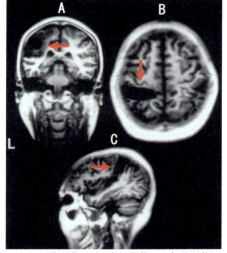

縁上回、上側頭回、上頭頂小葉に病巣がある（矢印）。

（A：冠状断像、B：水平断像、C 矢状断像）

図2.12　伝導性失語を呈した症例の頭部MRI

iv）超皮質性運動性失語（transcortical motor aphasia）

左前頭葉内側面（補足運動野、上前頭回）から背外側面（上中前頭回）の病変で生ずる。

v）超皮質性感覚性失語（transcortical sensory aphasia）

左側頭葉後部から頭頂葉にかけての病変で起こる。前頭葉病変で生ずることもある。

vi）混合型超皮質性失語（mixedtranscortical aphasia）

ブローカ野、ウエルニッケ野の両方を取り囲むような病巣で生ずる。

vii）全失語（global aphasia）

ブローカ野、ウエルニッケ野、角回、縁上回を含む広範な病巣で生ずる。

2.2　単一言語様式の障害

失語を構成する個々の言語症状が単独で発現する場合である（表2.6）。このうち、純粋失構音は、自発話の異常として失構音のみがあり、他の言語症状に異常がない。純粋語聾では聴覚的理解のみが選択的に障害される。それぞれの病変部位を表2.15に示す。

表2.15　単一言語様式の障害の病巣

病　型	病　巣
純粋失構音	中心前回中・下部
純粋語聾	両側側頭葉、左側頭葉
失読失書	側頭葉後下部（紡錘状回、下側頭回）、角回
純粋失書	中前頭回後部、中側頭回後部、角回、上頭頂小葉
純粋失読	側頭葉内側部＋脳梁膨大部

コラム2　交叉性失語

　右利きで、右半球病変によって起こる失語を交叉性失語という。右利きで、言語野が右側にある人の割合は1〜2％なので、きわめてまれと考えられる。失語型と病変部位とが左半球と同様の対応関係をもつ鏡像型と、対応関係のない非鏡像型があり、前者の頻度が高い。

コラム3　自動的行為と意図的行為の解離

　高次脳機能障害の症状は、自動的行為（構えないときの行為）は保たれやすく、意図的行為（命令によって行うなど、構えたときの行為）は障害されやすい。例えば、失語症患者では、検者の指示に従って「さようなら」の復唱ができなくとも、実際に検査室から帰るときには自ら「さよなら」と流暢にいえることがある。運動麻痺などの要素的神経症状との違いのひとつである。

コラム4　ゲルストマン（Gerstmann）症候群

　手指失認、左右障害、失書、失算の4症状からなる症候群である。他に、呼称障害や構成障害を合併することもある。実際には4症状がすべて揃わない「不全型」が多い。左の角回を中心とする上・下頭頂小葉病変で生ずる。

3　行為の障害

　行為の障害の全体像を表2.16に示す。
　骨格筋を随意的に、円滑に動かすには、図2.13のなかに緑で示した部分、すなわち運動ニューロンとその制御系（錐体外路系、小脳系、感覚系）が働く。道具を使うなどの「行為」を行う際には、さらに2つの高次脳機能が関与する。仮にこれを行為の「遂行系」と「抑制系」とよぶことにする。遂行系の中枢は左頭頂葉、抑制系の中枢は前頭葉内側面にあると考えられている（図2.13）。遂行系の障害が失行、抑制系の障害が「道具の強迫的使用および関連症状」である。

3.1　失行

　失行の定義を表2.17に示す。条件の①は、図2.13の緑の部分（運動ニューロンとその制御系）に異常がないことを意味している。②にあるように、物品を使用する際には、それが何であるか、使用法も含めて理解していることも条件となる。い

わゆる認知症や、後述する「認知の障害」、意味記憶障害などがあると、そのために物品使用が困難となる。

20世紀初頭にリープマン（Liepmann）が提唱した肢節運動失行、観念運動性失行、観念性失行の3つが中核であり、「古典失行」とよばれる[3]（表2.18）。

表2.16　行為の障害

1　失行
　(1) 古典失行（リープマン）
　(2) その他の失行
　　・構成障害
　　・着衣失行
　　・口舌顔面失行

2　道具の強迫的使用および関連症状
　・道具の強迫的使用
　・病的把握現象
　・使用行動
　・模倣行動

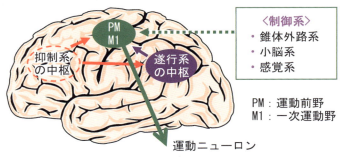

図2.13　行為の促進系と抑制系

表2.17　失行とは

自発的に、あるいは指示に従って目的とする動作・行為を遂行できない現象

〈条件〉
①運動麻痺、運動失調、筋緊張異常、不随意運動、感覚障害などがない
②認知面に異常がない（対象の理解が可能）

表2.18　古典失行

1) 肢節運動失行
2) 観念運動性失行
3) 観念性失行

(1) 古典失行

1) 肢節運動失行

「手指の巧緻動作の拙劣化」である。手指を使った細かい動作（箸、鉛筆の使用

など)が円滑にできなくなる。評価には表 2.19 のように、手指を細かく動かす動作をしてもらう。リープマンが記載した症状を示しておく(表 2.19)。実際に症例をみていると、①動作がぎこちなく大ざっぱ、②動作が遅い、③指の分離が悪い、の 3 つが特徴と思われる。

病巣は、中心前回または中心後回(リープマンはこれらを「中心領域」とよんだ)の皮質またはその皮質下白質である(図 2.14)。病巣と対側の上肢に肢節運動失行が生ずる。

表 2.19 肢節運動失行の検査と症状

■検査
・物をつまむ
・ボタンをはめる・はずす
・手袋をはめる

■症状(リープマン)
・運動が大ざっぱ
・熟練がなく、荒削りでぎこちない
・運動の発端が見出せない

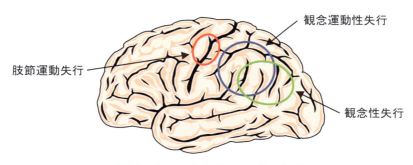

図 2.14 古典失行を生ずる部位

2) 観念運動性失行

「パントマイム動作の障害」である。パントマイムには、「敬礼」、「さよなら」などの対象物のない動作と、物品使用のパントマイムがある。評価には表 2.20 に示した検査を行う。失行では一定の誤反応(誤り方)があり、その存在が失行と判断する上で重要である。観念運動性失行の誤反応には、意味の分からない動作をする場合(無定型動作)、指示とは異なる動作をする場合(錯行為、例:「カナヅチを使う」の指示に対して、ノコギリを使う動作をする)などがある。前の行為を繰り返す「保続」もよくみられる。失語同様、指示されたときはうまくできないが、意識せず自発的に行うときには可能な場合(自動的行為と意図的行為の解離)もみられる。

表 2.20 観念運動性失行の検査と症状

■検査
・対象物のない単純な動作
　敬礼、さよなら、じゃんけんなど
・物品使用のパントマイム動作
　うちわ、かなづち、ボール投げなど

■症状(誤反応)
・無定形動作
・錯行為(運動の取り違い)
・保続

病巣は左側の頭頂葉(縁上回中心)にあり、両手に観念運動失行が生ずる(図2.14)。

3) 観念性失行

「実際の物品使用の障害」である。大きく2つに分けられる。ひとつは、鉛筆、ハサミ、箸など単一の物品の使用で障害がみられる場合である。他のひとつは、単一の物品使用にはほとんど異常がなく、複数物品を系列的に使用する際に、対象を誤ったり、順序を誤ったりする場合である。単一物品では、実際に物品を使わせてみて誤反応をみる(表2.21A)。物品を正しくもてない「もち方の異常」が多いが、正しくもってもうまく使えなかったり(使用法の異常)、他の物品のように使ったりすることもある(例えば、歯ブラシで髪をとかす)。

複数物品の場合は、表2.21Bにあるような検査を行う。例えば、お茶をいれる課題では、誤反応として、お茶の筒にお湯を入れる(「お湯を入れる」という行為自体に誤りはないが、対象を誤る)、急須にお茶を入れないでお湯を入れる(行為の省略)、急須にお湯を入れてからお茶を入れる(順番の間違い)などがみられる。

病巣は左側の頭頂葉病変(観念運動性失行よりやや後方で、角回中心)にあり、両手に観念性失行が生ずる(図2.14)。

表2.21A 観念性失行の検査と症状(単一物品)

- ■検査
  ハサミ、鉛筆、箸、うちわ、ノコギリなどの物品を単一で使用させる
- ■症状(誤反応)
  もち方の異常
  使用法の異常
  異なる物品のように扱う

表2.21B 観念性失行の検査と症状(複数物品)

- ■検査
  ・マッチをすってロウソクに火をつける
  ・茶筒から急須にお茶を入れ、ポットのお湯を入れて、湯飲みについで飲む
- ■症状(誤反応)
  正しい行為を誤った対象に対して行う
  行為の一部の省略
  行為の順番の間違い

(2) その他の失行

1) 構成障害

構成障害とは、物の形態をうまく構成できない症状である。具体的には、積み木の組み立て、描画などが困難となる。よく用いる検査に図形のコピーがある。構成障害があると、形態の乱れや単純化がみられる(図2.15)。コース立方体検査、WAIS-Ⅲの「積木模様」でも評価できる。

左右半球のいずれの障害でも発現するが、特に右半球の頭頂葉病変が重視されている。

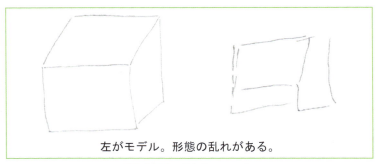
左がモデル。形態の乱れがある。

図 2.15　図形のモデル

2) 着衣失行

日常生活上で衣服を着ることができない症状である。衣服の上下、後ろ前、表裏を誤る。ズボンを上着のように着たりする。着衣の仕方は理解しており、服をみながら説明することが可能である。

右半球頭頂葉（特に下頭頂小葉）病変による。

3) 口舌顔面失行

口頭命令または模倣で、口や顔面の習慣的動作ができない症状である。表 2.22 のような動作の指示を出す。誤反応としては、無定形動作と声の漏出（動作をしないで声を出す）が多い。日常生活に支障を来すことはほとんどない。

さまざまな脳部位の障害で起こるが、失語症と合併して生ずることが多い。

(3) 失行の標準的検査（表 2.23）

WAB の下位検査に行為についての項目がある（表 2.24）。他に、日本高次脳機能障害学会が作成した「標準高次動作性検査（表 2.25）」がある。

表 2.22　口舌顔面失行の検査と症状

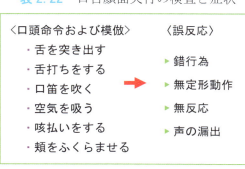

表 2.23　失行の標準的検査

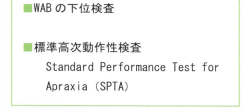

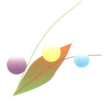

表 2.24　WAB

Ⅶ. 行為	右手の得点 × $\frac{1}{6}$	Ⅶ右	左手の得点 × $\frac{1}{6}$	Ⅶ左

用具：マッチ、花、金づち、くし、歯ブラシ、鍵、スプーン、紙
採点：口答命令でできたら3点、模倣でできたら2点、実物使用でできたら1点、詳しくはマニュアル参照（＊印のあるものは実物を用いるものである。指示は「花の匂いをかいで下さい」のように行う）

		口頭命令		模倣		＊実物を用いる	
		右	左	右	左		
上肢	1. げんこつをつくってください。						
	2. 兵隊さんの敬礼をしてください。						
	3. 手を振って「さよなら」してください。						
	4. 頭をかいてください。						
	5. 指をならしてください。						
顔面	6. 舌を出してください。						
	7. 目を閉じてください。						
	8. 口笛を吹いてください。						
	＊9. 花の匂いをかぐ真似をしてください。						
	＊10. マッチを吹き消す真似をしてください。						

		口頭命令		模倣		＊実物を用いる	
		右	左	右	左	右	左
道具使用	＊11. くしでとかす真似をしてください。						
	＊12. 歯ブラシで歯をみがく真似をしてください。						
	＊13. スプーンで食べる真似をしてください。						
	＊14. 金づちで打つ真似をしてください。						
	＊15. 鍵をかける真似をしてください。						
複雑な動作	16. 車を運転する真似をしてください。						
	17. 戸をたたいて開ける真似をしてください。						
	＊18. 紙を2つに折る真似をしてください。						
	19. タバコに火をつける真似をしてください。						
	20. ピアノを弾く真似をしてください。						

右手の得点　　／60　　左手の得点　　／60

表 2.25 標準高次動作性検査

標準高次動作性検査成績（プロフィル I）（麻痺・失語の誤反応を含む）

氏名（　　　　　　）　検査日（　　年　　月　　日　～　　月　　日）

大項目	指示様式	誤反応項目数 2点	全項目数 1点	誤反応得点	誤反応率 0%　　　　　　100%
1. 顔面動作	口頭命令		3	/6	0 1 2 3 4 5 6
	模倣		3	/6	0 1 2 3 4 5 6
2. 物品を使う顔面動作	物品(−)口頭命令		1	/2	0 1 2
	物品(−)模倣		1	/2	0 1 2
	物品(+)口頭命令		1	/2	0 1 2
	物品(+)模倣		1	/2	0 1 2
3. 上肢(片手)慣習的動作	右手、口頭命令		3	/6	0 1 2 3 4 5 6
	右手、模倣		3	/6	0 1 2 3 4 5 6
	左手、口頭命令		3	/6	0 1 2 3 4 5 6
	左手、模倣		3	/6	0 1 2 3 4 5 6
4. 手指構成	右手、模倣		2	/4	0 1 2 3 4
	左手、模倣		2	/4	0 1 2 3 4
	右→左、移送		1	/2	0 1 2
	左→右、移送		1	/2	0 1 2
5. 上肢(両手)客体のない動作	模倣		3	/6	0 1 2 3 4 5 6
6. 上肢(片手)連続的動作	右手、模倣		1	/2	0 1 2
	左手、模倣		1	/2	0 1 2
7. 上肢・着衣	口頭命令		1	/2	0 1 2
	模倣		1	/2	0 1 2
8. 上肢・物品を使う動作 (1)物品なし	動作命令、右		4	/8	0 1 2 3 4 5 6 7 8
	動作命令、左		4	/8	0 1 2 3 4 5 6 7 8
	模倣、右		4	/8	0 1 2 3 4 5 6 7 8
	模倣、左		4	/8	0 1 2 3 4 5 6 7 8

大項目	指示様式	誤反応項目数 2点	全項目数 1点	誤反応得点	誤反応率 0%　　　　　　100%
(2) 物品あり	使用命令、右		4	/8	0 1 2 3 4 5 6 7 8
	使用命令、左		4	/8	0 1 2 3 4 5 6 7 8
	動作命令、右		4	/8	0 1 2 3 4 5 6 7 8
	動作命令、左		4	/8	0 1 2 3 4 5 6 7 8
	模倣、右		4	/8	0 1 2 3 4 5 6 7 8
	模倣、左		4	/8	0 1 2 3 4 5 6 7 8
9. 上肢・系列	口頭命令		2	/4	0 1 2 3 4
10. 下肢・物品を使う動作	物品なし、右		1	/2	0 1 2
	物品なし、左		1	/2	0 1 2
	物品あり、右		1	/2	0 1 2
	物品あり、左		1	/2	0 1 2
11. 上肢・描画(自発)	右手		2	/4	0 1 2 3 4
	左手		2	/4	0 1 2 3 4
12. 上肢・描画(模倣)	右手		2	/4	0 1 2 3 4
	左手		2	/4	0 1 2 3 4
13. 積木テスト			1	/2	0 1 2

麻痺による検査上の問題

失語による検査上の問題

誤反応の質の分類（錯行為・保続・拙劣など）に関するコメント

まとめ

（日本高次脳機能障害学会　作成）

3.2 道具の強迫的使用および関連症状

(1) 道具の強迫的使用

行為の「抑制系の中枢」が障害されたときの代表的症候で、「道具を見るか、それに触れることによって、本人の意志に反してそれを使用してしまう現象」である（表2.26）。制止命令下で、患者の目の前のテーブルに物品を置くと、右手でそれをとって使用する。閉眼下で手掌に物品を置いても、それが何だか分かると使用する。この右手の行為が患者の意志に反して「強迫的」であることは、患者の内観（「右手が勝手に動いて困る」）や、左手が右手を抑制することから明らかである。

病巣は左前頭葉内側部（補足運動野、前部帯状回）と脳梁膝部にある（図2.16）。同部「抑制系の中枢」の病変により、左半球頭頂葉にある「遂行系の中枢」が、抑制から解放されたために生ずると考えられている（図2.17）。

表 2.26　道具の強迫的使用

道具を見るかそれに触れることによって、本人の意志に反してそれを使用してしまう現象

- 右手に生ずる
- 左手は本人の意志に従って右手を抑制する

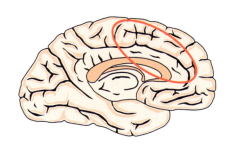

図 2.16　道具の強迫的使用の病巣

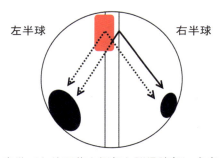

病巣（左前頭葉内側部と脳梁膝部）を赤で示す。遂行系の中枢がある左頭頂葉が左右両半球の抑制（矢印）から解放されて道具の強迫的使用が生ずる。

図 2.17　道具の強迫的使用の病態（仮説）

(2) 病的把握現象

把握反射と本能性把握反応に分けられる（表2.27）。把握反射は、検者が患者の手掌を指先に向かってこすったとき、患者の手指が屈曲する現象である（図2.18）。本能性把握反応は、屈曲するだけではなく、「触れたものを不随意に握る」という行為が加わる。図2.19に示した4つの段階が知られている。

前頭葉内側部（補足運動野、前部帯状回）の病変で対側の手に生ずる。前述の道具の強迫的使用に合併してみられる。

表 2.27 病的把握現象

■ 把握反射
  (grasp reflex)

■ 本能性把握反応
  (instinctive grasp reaction)

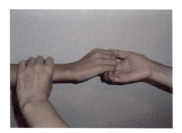

図 2.18 把握反射

A : closing reaction
  対象を手掌の中央に取り込む。
B : trap reaction
  対象を動かすと強く握る。
C : magnet reaction
  対象物を引き抜こうとすると、接触を保とうとして追跡する。
D : visual groping
  眼前に対象物を呈示するとそれをつかもうと手を伸ばす。

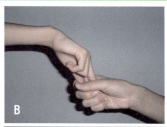
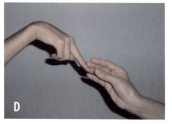

図 2.19 本能性把握反射

(3) 使用行動

使用行動も「道具を見るか、それに触れることによって、本人の意志に反してそれを使用してしまう現象」であるが、両手に生じ、強迫性を伴わない点で「道具の強迫的使用」とは異なる（表 2.28）。

表 2.28 使用行動

道具を見るかそれに触れることによって、本人の意志に反してそれを使用してしまう現象

● 両手に生ずる
● 抑制がみられず強迫的でない

検者が患者と向かいあって座り、指示なしにテーブルの上に日常物品を置く。患者がそれを使用した場合、制止命令を出し、それでも再び使用したときに「使用行動あり」と判定する。患者の内観は「何となく使いたくなって・・・」というもので、意図そのものが抑制から解放されているようにみえる。

一側あるいは両側の前頭葉病変によって生ずる。

(4) 模倣行動

模倣行動は、目の前の検者の行為を模倣する現象である。検者は、患者と向かい

あって座り、指示なしにパントマイム動作を行う。患者が模倣した場合、制止命令を出し、それでも模倣する場合を「模倣行動あり」と判定する。パントマイム動作が最も誘発しやすいが、道具を使う、声を出すなどの行為を模倣する場合もある。使用行動と合併して生ずることがある。

使用行動同様、一側あるいは両側の前頭葉病変による。

コラム5　他人の手徴候（alien hand sign）

「他人の手徴候」という用語は、報告者によってさまざまな現象に対し使われている。道具の強迫的使用と同義で用いることもあれば、自分の意志に反する行為・行動全般の意味で使われることもある。そのときの著者（あるいは演者）がどのような意味で使っているのか確認する必要がある。

---

4 認知の障害

認知の障害にはさまざまな症状があるが、本節では最も重要な「失認」について解説する。

4.1 失認とは

失認の定義を表2.29に示す。簡単にいえば、「見た物（または、音を聞いたり、手で触れたりした物）が何だか分からない」現象である。ただし、条件があり、①その感覚自体の異常によらない、すなわち視力（または聴力、体性感覚）には異常がない。②他の感覚を介せば認知可能、すなわち、見て分からなくとも、音を聞いたり、手で触れたりすれば何だか分かる。ひとつの物品を、見ても、音を聞いても、触っても何だか分からない場合は失認ではない。

物のもつ「意味」は2つの要素からなると考えられる。非言語性意味と言語性意味である（図2.20）。非言語性意味とは、

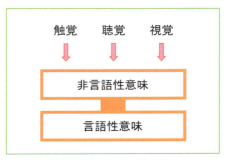

表2.29　失認の定義

あるひとつの感覚を介する対象認知障害

〈条件〉
①その感覚自体の異常によらない
②他の感覚を介せば認知可能

図2.20　2つの「意味」

感覚情報によって得られる意味である。例えば「リンゴ」では、「赤い色や丸い形（視覚情報）」、「触れたときの形や感じ（触覚情報）」がこれにあたる。言語性意味とは、学習や経験による「知識」のことで、「リンゴ」でいうと「産地は青森や長野」、「八百屋で売っている」、「値段は○円くらい」などのことをいう。

図2.20でいうと、各感覚から意味への矢印の部分が障害されたものが失認である。ひとつの矢印が障害されても、他の矢印が働いていれば、意味に到達できる。逆に、意味自体が障害された場合は、前述の「見ても、聞いても、触っても分からない」状態となり、「意味記憶障害」とよばれる。

本来、失認は感覚の数だけある。しかし、高次脳機能で扱うのは、視覚、聴覚、触覚（体性感覚）である。このうち、触覚性失認はきわめてまれであることから、本節では視覚性失認、視空間失認、聴覚性失認を取り上げる。

4.2 視覚性失認

一次視覚野からの視覚情報処理には大きく2つの流れがある（図2.21）。ひとつは側頭葉に向かう腹側経路で、対象物の形態や色の認知に関わる「何？」の経路である。他のひとつは頭頂葉に向かう背側経路で、対象物の空間的位置や動きを認知する「どこ？」の経路である。腹側経路の障害が視覚性失認、背側経路の障害が次項で取り上げる視空間失認である。

あらためて視覚性失認の定義を表2.30に示しておく。

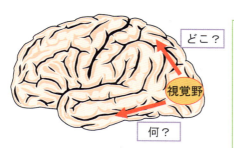

図2.21 一次視覚野からの視覚情報の流れ

表2.30 視覚性失認の定義

視覚を介する対象認知障害

〈条件〉
①視覚そのものの異常（視力・視野障害など）によらない
②他の感覚（体性感覚、聴覚など）を介せば認知できる

(1) 分類と症候

視覚性失認には、2つの分類の仕方がある。機能水準（障害レベル）による分類と視覚対象による分類である。

1）機能水準による分類（表2.31）

知覚型、統合型、連合型の3つに分けられる。視覚性失認の定義どおり、視力・

視野には異常がなく、「見えている」ことが前提である。知覚型では要素的知覚は保たれるが、物の形態がまったく認知できない（図 2.22）。連合型では、形態は健常人と同様に正確に認知できている。しかし、それが意味に結びつかない（図 2.23）。統合型は両者の中間的な位置づけで、形態を部分的には認知できている（図 2.24）。

表 2.31 視覚性失認の分類（機能水準）

1 知覚型視覚性失認
・要素的視覚（明暗、対象の大小（面積）、色彩、傾き、動きなど）は正常。
・形態知覚（部分的にも）が成立しない。

2 統合型視覚性失認
・部分的な形態知覚はよい。
・まとめ上げた部分的形態を全体の形と関係づけられない→模写はできるが各部分がばらばらで、模写の速度が遅い。

3 連合型視覚性失認
・形態知覚は成立しているが、その意味が分からない。

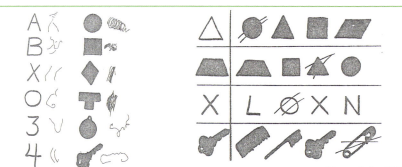

(Benson ら[4], 1669 より引用)

左側は、左のモデルを見て右にコピーを描いたもの。形態がほとんど捉えられていない。
右側は、左にある図形と同じものを右の4つのなかから選ぶ課題。すべて不正解である。

図 2.22 知覚型視覚性失認

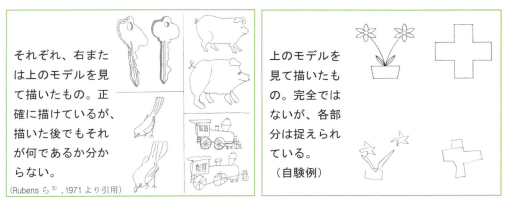

それぞれ、右または上のモデルを見て描いたもの。正確に描けているが、描いた後でもそれが何であるか分からない。
(Rubens ら[5], 1971 より引用)

上のモデルを見て描いたもの。完全ではないが、各部分は捉えられている。
（自験例）

図 2.23 連合型視覚性失認　　図 2.24 統合型視覚性失認

2) 視覚対象による分類

知覚型では形態がまったく分からないので、あらゆる視覚対象を認知できない。しかし、統合型と連合型では形態は認知できている（統合型では不完全に）ので、視覚対象による分類が可能となる。

腹側経路にさらに左右2つの流れがあり、それぞれで処理する対象が異なる（図2.25）。主に左半球で処理されるのは物品（物体）と絵（線画）である。物品が認知できない場合の視覚性失認を物体失認、絵が認知できない場合を画像失認とよぶ。主に右半球で処理されるのは顔と街並（建物・風景）であり、それぞれ相貌失認、街並失認という。

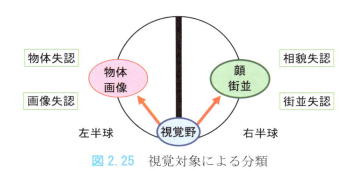

図2.25　視覚対象による分類

物体失認では、日常物品を見ても何だか分からない。画像失認では実物品は分かるが、描かれたものが何だか分からない。相貌失認では家族などよく知っている人の顔を見ても誰だか分からない。ただし、失認の定義どおり声を聞けばすぐに分かる。街並失認では、自宅付近の建物や風景を見ても何の建物かどこの風景か分からない。したがって、よく知っている場所にもかかわらず道に迷う。

(2) 責任病巣

知覚型は両側後頭葉を中心とする比較的広範な病変で生ずる。原因は一酸化炭素中毒、無酸素脳症などが多い。統合型と連合型は視覚対象ごとに病変部位が異なる。物体失認の病巣は、左一側または両側の後頭側頭葉（舌状回、紡錘状回、下後頭回）である。相貌失認、街並失認の病巣は右側あるいは両側の後頭側頭葉で、特に前者では紡錘状回、後者では海馬傍回が重要である。原因は脳血管障害が多い。

4.3 視空間失認

頭頂葉に向かう背側経路の障害で起こる（図2.21）。主な症候を表2.32に示す。

(1) バリント（Bálint）症候群[6]

精神性注視麻痺、視覚性注意障害、視覚性運動失調の3徴候からなる症候群であ

る（表2.33）。1909年にバリントによって初めて報告された[1]。

表2.32　視空間失認
- バリント（Bálint）症候群
- 視覚性失見当（Holmes）
- 道順障害

表2.33　バリント症候群
1. 精神性注視麻痺
2. 視覚性注意障害
3. 視覚性運動失調

1）症候

（i）精神性注視麻痺

視線が一方向（あるいはひとつの対象）に固着し、他の方向（あるいは対象）を自発的に注視しない現象である。視力、視野および眼球運動に異常はない。バリントの報告した症例では、注意が右35〜40度に向いており、視線がそこにある対象に固着する傾向があった。

（ii）視覚性注意障害

視野内のひとつの対象物を注視すると、他の対象物の存在が認知できない現象である。対象の大きさや、対象間の距離にはよらない。バリントの症例では、ある位置にあるピンを注視すると、その前方にあるローソクに気づかなかった。

（iii）視覚性運動失調

注視した対象を手でつかむことができない現象をいう。バリントの症例では、目の前の対象物を右手でつかむよう指示すると、手がそれでうまくつかめなかった。しかし、右手で自己の身体部位（鼻、耳など）は正確に触れることができた。また、左手では対象物を見てつかむことができた。このことは、右手の運動・感覚には異常がなく、対象物の空間的位置も正しく認知できていることを示している。バリントは、右手の運動・感覚異常にも視覚異常にもよらないこの症候を、手と視覚との協調運動障害と考え「視覚性運動失調」とよんだ。

2）責任病巣

病巣は両側の頭頂後頭葉である。バリントの症例では、両半球の頭頂後頭葉に、ほぼ対称性の病変が認められた（図2.26）。自験例のMRIを図2.27に示す。

両側頭頂後頭葉の左右対称性の病巣が認められる。その他、左半球では中心前・後回にも病変がみられている。

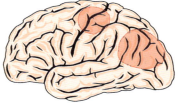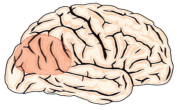

図2.26　バリントの症例の病巣

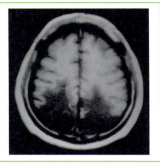

両側頭頂後頭葉に病変を認める。

図 2.27 バリント症候群を呈した自験例の病巣（MRI、水平断像）

> **コラム 6　2つの「視覚性運動失調」**
>
> 1967年、Garcin ら[7]が、周辺視野にある対象物を手でつかむことができない現象を「視覚性運動失調（ataxie optique）」として報告した。バリント症候群の視覚性運動失調（optische ataxie）は注視下（中心視野）でつかむことのできない現象であり、この症候とは異なっている。ともに日本語では「視覚性運動失調」とよばれるため、原語を用いて両者を区別することがある。

(2) 視覚性失見当

1918年にホルムス（Holmes）[8]によって初めて報告された。原因は銃弾の貫通による脳損傷である。バリント症候群と類似の症候を含むため、両者をまとめてバリントーホルムス（Bálint-Holmes）症候群とよぶこともある。

1) 症候

症候のまとめを表2.34に示す。中核は、自己と対象物、あるいは対象物同士の空間的位置関係が認知できなくなることである。その結果、「目の前の対象物をつかもうとすると手がそれる」、「移動の際、障害物にぶつかる」、「複数の対象物の位置関係が分からない」、などの症状が起こる。その他、大小・長短の知覚障害、遠近視の障害、立体視の障害もみられる。

表 2.34 バリント症候群を呈した自験例の病巣（MRI、水平断像）

- ■対象の空間内定位の障害
  - ・前後（奥行き）＞左右、上下
  - ・手で対象をつかめない（手がそれる）
- ■複数の対象の位置関係の認知障害
- ■線分の長短、対象の大小の識別障害
- ■視覚性注意障害
- ■立体視の障害
- ■移動の障害
  - ・物にぶつかる
  - ・方向を誤る
  - ・道（通路）が記憶できない

2) 責任病巣

ホルムスの報告した症例の病巣を図2.28に示す。右半球では外側面は後頭葉、内側面は楔部（鳥距溝と頭頂後頭溝の間）に、左半球では外側面は角回前部、内側面は頭頂後頭溝にあった。ホルムスは、両側の角回を中心とする頭頂葉後部を重視している。

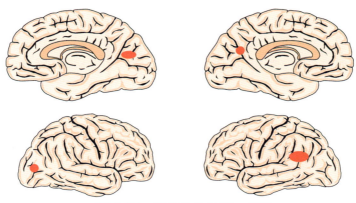

図2.28 視覚性失見当の病巣

(3) 道順障害

地誌的失見当の一型である（コラム7 参照）。

1) 症候

一度に見通せない比較的広い空間内で、ある地点の位置や複数の地点の位置関係が分からなくなる現象である。したがって、自宅付近などよく知っている場所で道に迷う。自宅付近の地図を想起して描かせると、主要な建物の位置を定位できない。

2) 責任病巣

病巣は脳梁膨大後域から頭頂葉内側部にかけての領域であり、右側病変の頻度が高い。

4.4 聴覚性失認

広義には、言語、環境音、音楽のすべてが認知できないことをいう。環境音とは、道具の音（電話の呼び出し音、目覚まし時計の鳴る音など）、乗り物の音（救急車のサイレンの音、車のクラクションの音など）、その他（踏切の音、鳥の鳴き声など）のことである。これらが単独で出現した場合を、それぞれ純粋語聾（言語）、環境音失認（環境音）、感覚性失音楽（音楽）とよぶ。いずれもかなりまれな症状である。このうち環境音失認を「狭義の聴覚性失認」とする場合が多く、右半球の側頭・頭頂葉病変が重視されている。

コラム7　地誌的失見当

　地誌的失見当（地誌的見当識障害、地理的障害、地理的失認、地誌失認も同義）とは、自宅付近などの熟知した場所で道に迷う症状である。ただし、意識障害、認知症、記憶障害、半側空間無視などによるものは除く。症候と病巣の違いから街並失認と道順障害に分けられる。街並失認は視覚性失認の一型であり、熟知した街並（建物、風景）が同定できなくなる。道順障害は視空間失認の一型であり、目的地の空間的位置（方角）が分からなくなる。街並失認の病巣は海馬傍回を中心とする側頭後頭葉内側面にあり、道順障害の病巣は脳梁膨大後域から頭頂葉内側部にある（図2.29）。

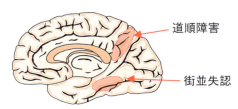

図2.29　街並失認と道順障害の病巣

5　記憶の障害

5.1　記憶および記憶障害の分類

　記憶には、3つの過程がある（図2.30）。記銘（または登録、符号化）、保持（または把持、貯蔵）、再生（または想起、検索）である。さらに再生は、自分で思い出す「自発再生」、ヒントを与えて思い出させる「手がかり再生」、いくつかの候補の中から選択させる「再認」に分けられる。

　臨床的に、記憶（または記憶障害）を考える際には、表2.35の3つの分類が重要である。

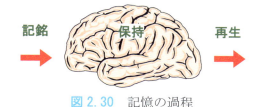

図2.30　記憶の過程

表2.35　記憶（障害）の分類

(1) 保持時間から
(2) 発症（受傷）時期から
(3) 内容から

(1) 保持時間から

　保持時間が短いものから順に、即時記憶、近時記憶、遠隔記憶の3つに分けられ

る（図2.31）。即時記憶とは、刺激呈示後、干渉をはさまずすぐに再生させる記憶で、「数字の順唱、逆唱」などがこれにあたる。近時記憶とは、刺激呈示後、ある程度の時間（通常、数分から数日）をおいて再生させるもので、「5つの物品を呈示して5分後に再生させる課題」や「昨日の夕飯の内容を尋ねる課題」などはこの記憶をみている。遠隔記憶とは、数日よりさらに前の過去の記憶である。「3年前に行った家族旅行の記憶」などがこれにあたる。

心理学での分類（短期記憶と長期記憶）とは異なるので、注意が必要である。

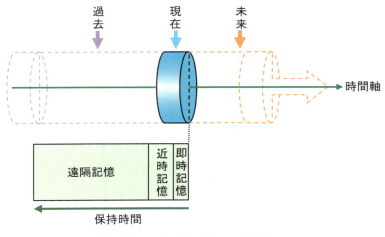

図2.31　記憶（障害）の分類

(2) 発症時期から

記憶障害（健忘）は、病気の発症時期（外傷の場合は受傷時期）を基点として、逆向性健忘と前向性健忘の2つに分けられる（図2.32）。逆向性健忘とは、発症時以前の記憶の障害をいい、発症以前のことを思い出せなくなる。前向性健忘は、発症後の記憶の障害をいう。発症後の記憶が形成されず、新しいことが覚えられない。

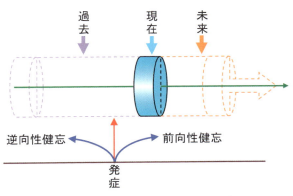

図2.32　記憶（障害）の分類

(3) 内容から

表 2.36 に示した 5 つがある。

1) エピソード記憶

エピソード記憶は、いつどこで何があったという出来事の記憶である。自伝的記憶と社会的出来事の記憶の 2 つがある。自伝的記憶とは、個人が直接経験した記憶である。通常、時間軸、場所情報、感覚情報、感情などとともに記憶される。「5 年前の夏に沖縄に旅行に行った。すごく暑かったが、海で泳いで楽しかった」などがこの記憶である。社会的出来事の記憶は、主に報道や書物などで知った記憶である。知ったときのインパクトが強く、個人的記憶と同様に「時間軸、場所情報、感情」などとともに記憶されている場合はエピソード記憶となるが、そうでない場合は次の意味記憶との区別が難しい。例えば、遠方で起こった大地震をテレビでみたとき、映像と音などとともに、感情（恐怖、悲しみ）も同時に記憶されている場合はエピソード記憶（社会的出来事の記憶）としてよいが、事実を知識として覚えている場合は意味記憶となる。

表 2.36　記憶の分類（内容から）

1) エピソード記憶（出来事記憶）
2) 意味記憶
3) 作業記憶
4) 展望記憶（予定記憶）
5) 手続き記憶

2) 意味記憶

知識の記憶である。同じ情報を繰り返し得ることにより形成される。しかし、いつどこでその情報を獲得したかは覚えていない。例えば、私たちはたくさんの漢字を記憶しているが、ひとつひとつの漢字をいつどこで覚えたか記憶していない。桃の独特の色、触った感じ、味は記憶しているが、いつどこでそれを知ったかは思い出せない。

3) 作業記憶

作動記憶ともいう。当座の課題達成のために用いられる即時記憶である。通常は記憶を定着させてから、それに基づいて作業を行うが、記憶と課題操作とが同時に並列して行われる場合がある。この時働く記憶を作業記憶という（図 2.33）。通常、課題達成後は消失する。例えば、電話帳をみて番号を覚え、頭の中でそれを繰り返しながら電話をかける場合である。電話をかけた後、番号はすぐに頭から消える。

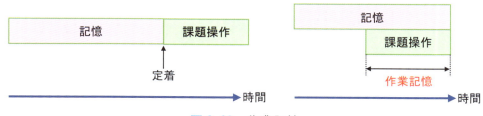

図 2.33　作業記憶

4）展望記憶

予定記憶ともいう。未来の決められたある時期に、決められた課題を達成するための記憶である。意図してから実行するまで、ある程度の期間があり、その間は一旦意識上から消える。例えば「次の日曜の午後3時に映画を観る」場合、日曜までは意識から消えている。しかし、展望記憶が正常に働けば、日曜になると「3時に映画を観る」ことを思い出す。

5）手続き記憶

学習された技能の記憶である。繰り返しにより手順の処理効率がよくなる。意識的に想起することが難しく、行動に再生される記憶、いわば「体で覚える」記憶である。乗り物の運転技術、スポーツの技能などがこれにあたる。例えば、自転車の乗り方は、たいてい何度も転びながら繰り返して覚えるものだが、人に教えようとすると、言葉で説明するのは難しい。

これらの記憶を時間軸の上に示しておく（図2.34）。

この分類以外に、言語的あるいは視覚的に意識上に想起できる「陳述記憶」（エピソード記憶、意味記憶）と、想起できない「非陳述記憶」（手続き記憶）に分けることもある。

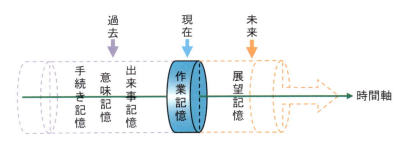

図2.34　時間の流れと記憶の関係

5.2 記憶の検査（表2.37）

総合的検査と簡易検査がある。

表2.37　記憶の検査

- ■総合的検査（標準化された検査）
  - ・ウエクスラー記憶検査改訂版
  - ・リバーミード行動記憶検査
- ■日常記憶チェックリスト
- ■簡易検査
  - 〈視覚性検査〉
    - ベントン視覚記銘検査
  - 〈言語性検査〉
    - 三宅式記銘力検査

(1) 総合的検査

1) ウエクスラー記憶検査改訂版（Wechsler Memory Scale-Revised：WMS-R）

検査の特徴と具体的内容を表2.38、表2.39に示す。即時再生の他に遅延再生を評価できる点が特徴である。実際、即時再生に問題なく、遅延再生のみが低下している症例もある。

表2.38　WMS-R

- 即時再生と遅延再生がある。
- 遅延再生は30分以上経過後検査する。
- 全体の施行時間は60分前後。
- 重度の障害者では施行困難なことがある。
- 年齢群別(16～74歳)の標準がある。
- 85～115の間に68％が入る。

表2.39　WMS-Rの検査内容

下位検査	記憶内容	課題内容
1. 情報と見当識		見当識など（評価外項目）
2. 精神統制	注意/集中	
3. 図形の記憶	視覚（即時再生）	見た図形を多数の中から選択
4. 論理的記憶Ⅰ	言語（即時再生）	物語を聞いて覚える
5. 視覚性対連合Ⅰ	視覚（即時再生）	図形と色の対を覚える
6. 言語性対連合Ⅰ	言語（即時再生）	単語の対を覚える
7. 視覚性再生Ⅰ	視覚（即時再生）	図形を見た直後、その図形を描く
8. 数唱	注意/即時記憶	数字の順唱、逆唱
9. 視覚性記憶範囲	注意/即時記憶	タッピング（同順、逆順）
10. 論理的記憶Ⅱ	言語（遅延再生）	Ⅰの遅延再生
11. 視覚性対連合Ⅱ	視覚（遅延再生）	Ⅰの遅延再生
12. 言語性対連合Ⅱ	言語（遅延再生）	Ⅰの遅延再生
13. 視覚性再生Ⅱ	視覚（遅延再生）	Ⅰの遅延再生

2) リバーミード行動記憶検査（Rivermead Behavioral Memory Test：RBMT）

日常生活場面に即した検査とされる（表2.40、表2.41）。展望記憶を評価する項目（表中の下線をつけた3項目）を含むことが特徴である。例として「持ち物」を表2.42に示す。年代別のcut off値が決められている（表2.43）。WMS-Rとは異なり4つの並行検査があり、必要に応じて短い間隔で再検査が可能である。

表2.40　リバーミード行動記憶検査

- ■日常生活場面に即した記憶検査
- ■展望記憶の項目を含む
- ■検査時間は約30分
- ■4つの並行検査がある

表2.41 検査項目

- 姓名（遅延再生）：顔写真を見せて、姓名を記憶させる
- 持ち物：患者の持ち物をひとつ隠しておき、検査終了時に返却するよういわせる
- 約束：20分後にアラームが鳴ったとき、決められた質問をする
- 絵（遅延再認）：絵カードの遅延再認
- 物語（直後、遅延）：物語の再生
- 顔写真（遅延再認）：顔写真の遅延再認
- 道順（用件）（直後、遅延）：指示された道順をたどる（途中で指示された用件を行う）
- 見当識と日付

表2.42 持ち物

被験者の持ち物を借りて隠し、検査終了後に被験者にその持ち物の返却を求める課題

【指示】これからあなたの持ち物を隠します。「これで検査は終わりです」と私がいったときに、「返してください」ということを覚えていられるかどうかを調べます。どこに置いたかについても覚えておいてください。それでは今もっていらっしゃるものの中から何かひとつ貸してください。櫛とか、鉛筆とかハンカチのようなもので結構です。（隠し場所を患者によく確認してもらう。ただし、品物は患者からみえない位置に置く。）

表2.43 評価判定法

24点満点
（標準プロフィール得点）

cut off 得点

39歳以下	19/20
40～59歳	16/17
60歳以上	15/16

(2) 簡易検査

視覚性記憶をみる検査と、言語性記憶をみる検査がある。多くの種類があるが、よく用いられるものは、視覚性ではベントン視覚記銘検査、言語性では三宅式記銘力検査である。

1) ベントン視覚記銘検査

紙に書かれた図形を見て、10秒間提示し、直後に書いて再生させる。10枚からなり、簡単な図形から始まり、次第に複雑になる。失語などの言語理解障害がある症例の評価によいが、構成障害があると成績が下がる。

2) 三宅式記銘力検査

2つの言葉のペアーを記憶する。「タバコ―マッチ」など互いに関係のあるペアー（有関係）10組と、「少年―畳」など無関係のペアー（無関係）10組の2つがあり、当然後者の方が難しい。それぞれ同じものを3回ずつ検査する。

(3) その他

日常生活上の記憶障害を調べる検査に、数井ら[9]の作成した「日本版日常記憶チェックリスト」がある（表 2.44）。日常生活で起こり得る記憶上の問題点を 13 項目あげ、それぞれ 0 点（全くない）～3 点（常にある）の 4 段階で評価し、合計点を出す。点数が高いほど障害が強いことになる。

エピソード記憶の障害の有無は、発症前と発症後に、本人に起こったエピソードを家族からあらかじめ聞き取っておき、それをもとに検査する。

表 2.44　日本版日常記憶チェックリスト

記入法：最近1カ月間の生活の中で、以下の 13 の項目がどのくらいの頻度であったと思いますか。右の4つ（全くない、時々ある、よくある、常にある）の中から最も近いものを選択して、その数字を○で囲んで下さい。

		全くない	時々ある	よくある	常にある
1	昨日あるいは数日前に言われたことを忘れており、再度言われないと思い出せないことがありますか？	0	1	2	3
2	つい、その辺りに物を置き、置いた場所を忘れてしまったり、物を失くしたりすることがありますか？	0	1	2	3
3	物がいつもしまってある場所を忘れて、全く関係のない場所を探したりすることがありますか？	0	1	2	3
4	ある出来事が起こったのがいつだったかを忘れていることがありますか？（例：昨日だったのか、先週だったのか）	0	1	2	3
5	必要な物を持たずに出かけたり、どこかに置き忘れて帰ってきたりすることがありますか？	0	1	2	3
6	自分で「する」と言ったことを、し忘れることがありますか？	0	1	2	3
7	前日の出来事の中で、重要と思われることの内容を忘れていることがありますか？	0	1	2	3
8	以前に会ったことのある人たちの名前を忘れていることがありますか？	0	1	2	3
9	誰かが言ったことの細部を忘れて、混乱して理解していることがありますか？	0	1	2	3
10	一度、話した話や冗談をまた言うことがありますか？	0	1	2	3
11	直前に言ったことを繰り返し話したり、「今、何を話していましたっけ」などと言うことがありますか？	0	1	2	3
12	以前、行ったことのある場所への行き方を忘れたり、よく知っている建物の中で迷うことがありますか？	0	1	2	3
13	何かしている最中に注意をそらす出来事があった後、自分が何をしていたか忘れることがありますか？	0	1	2	3

得点　/39点

出典）数井裕光、ほか：日本版日常記憶チェックリストの有用性の検討. 脳神経，55：317—325，2003

5.3　健忘症候群

(1) 定義

記憶障害を主徴とし、他の高次脳機能障害をほとんど伴わない場合を「（純粋）健忘症候群」という（表 2.45）。健忘症候群は前向性、逆向性のエピソード記憶の障害を呈する。保持時間からいうと即時記憶は正常であり、内容では意味記憶、作業記憶、手続き記憶に異常はない。知能も正常である。逆向性健忘は通常、時間勾配

を伴う。時間勾配とは、発症時期に近い記憶ほど障害され、過去にさかのぼるほどよく覚えている現象である。

原因は脳血管障害がほとんどであるが、海馬・海馬傍回病変例では辺縁系脳炎（ヘルペス脳炎など）も多い。

表 2.45　（純粋）健忘症候群

- エピソード記憶の障害
  逆向性健忘＋前向性健忘
- 即時記憶は正常
- 手続き記憶、作業記憶、意味記憶は正常
- 知能は正常

(2) 責任病巣

主な責任病巣を表 2.46 に示す。これらはいずれも「パペッツの回路」を構成する脳部位（脳梁膨大後域は帯状回の一部）である。それぞれについて、実際の症例のMRIを図 2.35〜図 2.38 に示す。

表 2.46　健忘症候群の病巣

- 海馬・海馬傍回
- 視床
- 脳梁膨大後域
- 脳弓

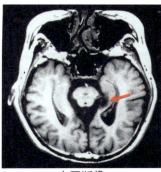

水平断像　　　　　　冠状断像
左海馬・海馬傍回に低信号域を認める（矢印）。

図 2.35　海馬・海馬傍回例のMRI

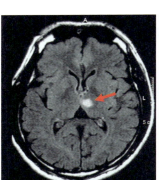

水平断像
左視床前部に高信号域を認める（矢印）。

図 2.36　視床病変例のMRI

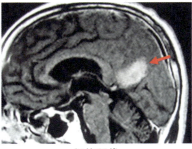

矢状断像
脳梁膨大後方の帯状回から楔前部下部にかけての高信号域を認める（矢印）。

図 2.37　脳梁膨大後域病変例のMRI

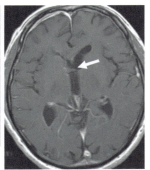

水平断像
脳弓の変形を認める（矢印）。

図 2.38　脳弓病変（脳室内腫瘍術後）例のMRI[10]

5.4 やや特殊な健忘症候群

やや特殊な健忘症候群として、前脳基底部病変による健忘症候群とコルサコフ症候群（Korsakow syndrome）がある（表2.47）。ともに①作話を伴うことが多い、②病識が欠如している、の2点で前述の健忘症候群とは異なる。ただし、視床病変の場合、ごくまれに作話を伴う症例がある。作話とは、事実とは異なることをあたかも事実のように話すことをいう。

表2.47　やや特殊な健忘症候群

- 前脳基底部病変による健忘症候群
- コルサコフ症候群

(1) 前脳基底部病変による健忘症候群

前脳基底部は、前頭部底面正中の後端にある部位であり、Meynert基底核などのコリン作動性ニューロンがある。実際の症例のMRIを図2.39に示す。原因は前交通動脈瘤破裂によるクモ膜下出血や頭部外傷が多い。

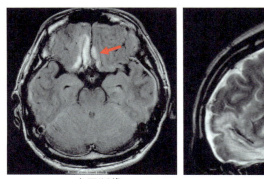

水平断像　　　　　　　矢状断像
両側前脳基底部に病変を認める（矢印）
図2.39　前脳基底部病変例のMRI

(2) コルサコフ症候群

アルコール多飲などによるビタミンB_1欠乏が原因のことが多い。病巣は、両側の乳頭体、脳弓、視床と考えられている。

5.5 特殊な健忘

その他、特殊な健忘症として、一過性全健忘と重複記憶錯語がある（表2.48）。

表2.48　特殊な健忘症
- 一過性全健忘
- 重複記憶錯誤

(1) 一過性全健忘

まとめを表2.49に記載した。一過性に強い前向性健忘を呈するのが特徴で、患者は1分前に聞いたことも忘れる。逆向性健忘も生ずるが、程度は軽いことが多い。

症状が発現している間の記憶は戻らないが、その他の後遺症はない。側頭葉内側部（海馬、海馬傍回領域）の一過性の血流低下が原因と考えられている。

表2.49　一過性全健忘

- 50歳以上に多い
- 発作性に起こる
- 高度の前向性健忘（近時記憶の障害）
- 逆向性健忘の程度は比較的軽い（数日〜数年）
- 意識清明で神経学的異常なし
- 通常6〜8時間、長くとも24時間以内に消失
- 1回のみが8割以上
- 後遺症を残さない

(2) 重複記憶錯誤

特定の人物や場所など、本来ひとつしかないものを複数あると思いこむ現象である。「目の前の妻の他に、もう一人妻がいる」とか、「自宅がA町とB町に一軒ずつある」などという。右半球病変例に多いが、病態は不明である。

コラム8　パペッツの回路（Papezの回路）

パペッツにより提唱された回路で、

海馬 →　脳弓 →　乳頭体 →（乳頭体視床路）→ 視床前核 →（視床帯状回投射）→ 帯状回 →（海馬傍回）→ 海馬

からなる閉回路である（図2.40）。当初は情動に関係した回路と考えられていたが、現在では記憶回路として知られている。

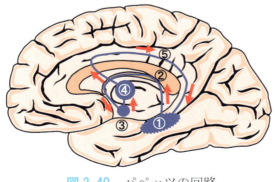

①海馬
②脳弓
③乳頭体
④視床（前核）
⑤帯状回

図2.40　パペッツの回路

6 注意障害

6.1 注意機能の要素

注意は4つの要素からなる（表 2.50）。視空間性注意（方向性注意ともいう、8節参照）に対して、「全般性注意」ともいう。

表 2.50　注意機能の要素

■選択性注意	■持続性注意
■転換性注意	■分配性注意

(1) 選択性注意

周囲にある多くの似たような刺激のなかから、自分に必要な対象をみつけ出す能力である。図 2.41 には視覚性の選択性注意の例を示したが、この他、聴覚性の選択性注意もある。多くの異なる音（音声）のなかから、必要な音を選択する能力である。

(2) 持続性注意

妨害するもののない静かな環境下で、一定の時間、作業を続ける能力である。不要な刺激があってもそれに捉われず、本来の作業に集中する能力を含めてもよい（図 2.42）。「周囲の音声に気を取られずに業務を続ける」ことなどには、この注意が必要である。

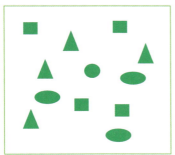

例えば、たくさんの図形のなかから目標とする●をみつける。

図 2.41　選択性注意

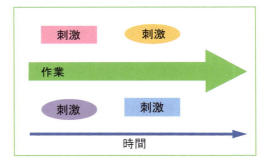

図 2.42　持続性注意

(3) 転換性注意

複数の作業を交互に処理する能力である。「頭をスムーズに切り替える能力」といってもいい（図 2.43）。「書類作成の作業を中断して、かかってきた電話に出て、またもとの書類作成に戻る」などにはこの注意を使う。

(4) 分配性注意

2つの作業を同時に処理するときに必要とされる注意である（図 2.44）。「電話で話しながらメモをとる」などはこれに相当する。

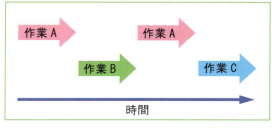

図2.43　転換性注意

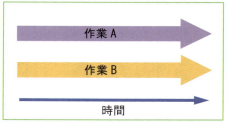

図2.44　分配性注意

6.2　症候

注意障害があると、具体的には表2.51のような症状が生ずる。障害が軽い場合は病棟や家庭では気づかれず、職場などの社会生活場面で明らかになることがある。本人の自覚に乏しいことも多い。

6.3　検査

注意障害を評価するための検査を表2.52に示す。

表2.51　注意障害の症状

- 反応が遅い
- 気が散りやすい
- 気が散る環境で作業できない
- 落ち着きがない
- まわりの状況に気づかない
- 取り違い、聞き違い、見落とし、聞き落としが多い
- 同じ間違いを繰り返す
- 処理が遅い
- ミスが多い

表2.52　注意障害の検査

■総合的検査
- CAT（Clinical Assessment for Attention）
  　（標準注意検査法）

■簡易検査
- Trail-Making Test（TMT）

(1)　総合的検査

CAT[11] は注意の4つの要素のすべてを評価可能である。具体的な内容を表2.53に示す。

表2.53　標準注意検査法（CAT）

1	digit span　　　（数唱）
2	tapping span　　（視覚性スパン）
3	visual cancellation task　　（視覚性抹消課題）
4	auditory detection task　　（聴覚性検出課題）
5	symbol digit modalities test
6	memory updating test　　（記憶更新課題）
7	paced auditory serial addition test
8	position stroop test　　（上中下検査）
9	continuous performance test

例えば、Symbol Digit Modalities Test は、9つの記号に対応する数字をできるだけ多く記入するもので、持続性注意、転換性注意を評価できる（図2.45）。視覚性注意をみている。PASAT (Paced Auditory Serial Addition Test) は、聞こえてくる前後の2つの数字を順次足していくもので、持続性注意、転換性注意と分配性注意を評価できる（図2.46）。こちらは聴覚性注意をみている。年代別の標準値がつくられている。例として、30代の正常値を図2.47に、注意障害のある症例のプロフィールを図2.48に示す。

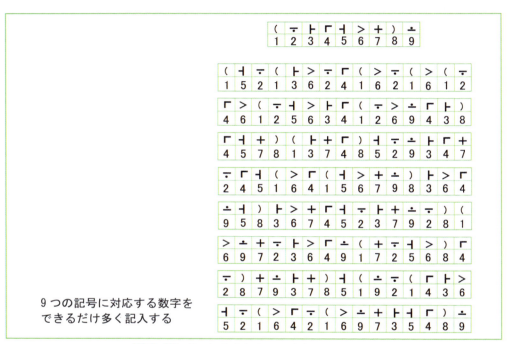

図2.45 Symbol Digit Modalities Test

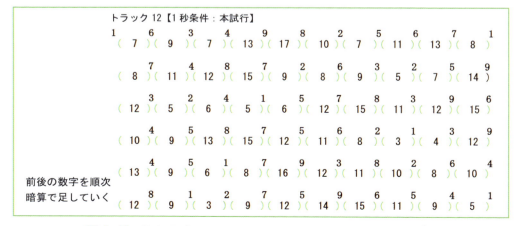

図2.46 PASAT (Paced Auditory Serial Addition Test)

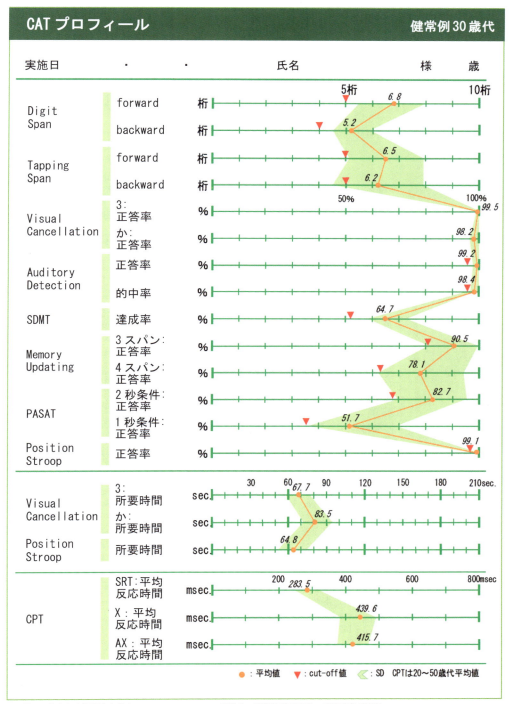

図 2.47　CAT 正常値（30代）

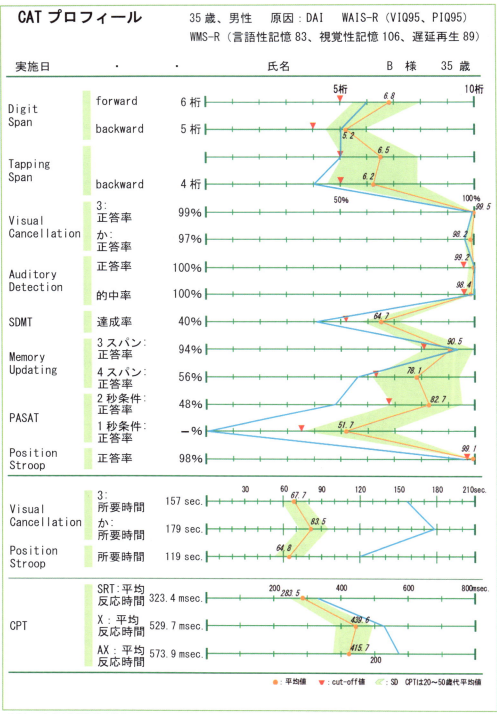

図 2.48 CAT プロフィール

(2) 簡易検査

簡易検査としてよく用いるのが Trail Making Test（TMT）である。PartA（図 2.49）と PartB（図 2.50）からなる。PartA は、①から順番に数字を線でつないでいく。選択性注意、持続性注意を評価している。Part B は A より難しく、①→あ→②→い、と数字とひらがなを交互に順番に線で結ぶ。選択性注意、持続性注意、転換性注意を評価できる。いずれも所要時間を測る。年代別の平均と標準偏差が示されている[12]（表 2.54）。

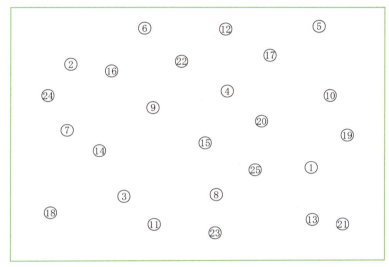

図 2.49　Trail Making Test Part A

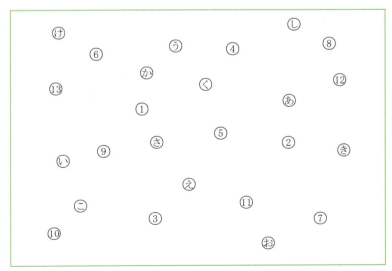

図 2.50　Trail Making Test Part B

表 2.54　TMT の成績

年代群	人数	TMT-A 平均（標準偏差）	有意差検定	TMT-B 平均（標準偏差）	有意差検定
20 歳代群	91	66.9 (15.4)	NS	83.9 (23.7)	NS
30 歳代群	58	70.9 (18.5)	NS	90.1 (25.3)	NS
40 歳代群	48	87.2 (27.9)		121.2 (48.6)	
50 歳代群	45	109.3 (35.6)		150.2 (51.3)	
60 歳代群	41	157.6 (65.8)		216.2 (84.7)	

出典）豊倉穣, 田中博, 古川俊明, ほか：情報処理速度に関する簡便な認知検査の加齢変化―健常人における paced auditory serial addition task, trail making test の検討. 脳と精神の医学, 7：401-409, 1996.

6.4 病変部位

脳のさまざまな部位の障害で生じ、特定の責任病巣はない。特に前頭葉病変が重要と考えられている[13]。

7 遂行機能障害

実行機能障害ともいう。言語、行為、認知、注意、記憶などを統合するさらに高次の機能と考えられている（図 2.51）。遂行機能に障害があると、言語、行為などに異常がなくとも、目的に沿って行動できなくなる。Lezak[14] の定義によると、遂行機能は、①目標の設定、②計画の立案、③目標に向けて計画を実施する、④効果的に行動する、の 4 つの要素からなる。言い換えると、おおむね以下のような能力と考えられる。

目的を達成するための方法を推定し、効率的な計画（手順）を考え、適宜修正しながら実行する能力。

7.1 症候

遂行機能障害があると、単純作業ではなく、やや複雑な経時的行為が障害される（表 2.55）。したがって、料理、家の掃除、銀行・役所などでの手続き、仕事の手順や能率、書類の作成などに支障を来すことになる。

7.2 検査

遂行機能障害を評価する検査としては、Wisconsin Card Sorting Test の慶応バージョン（WCST Keio Version：KWCST）[15] と BADS[16] がよく用いられている（表 2.56）

表 2.55 遂行機能障害の症状

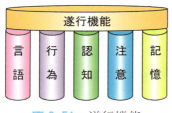

図 2.51 遂行機能

- ひとつひとつの定型的なことはできるが複数のことを順序だててやろうとすると非効率的になる。
- 決まりきった手順の仕事はできるが新しい課題をマスターできない。
- 自分の行動の組み立てや計画ができない。
- 状況に応じた複雑な手順を必要とする場合に支障が生ずる。
- 状況に適合しない行動（問題行動）が出現する。

表 2.56 検査

- Wisconsin Card Sorting Test
- BADS (Behavioural Assessment of the Dysexecutive Syndrome)

(1) KWCST

「概念ないし"セット"の転換障害」に関する検査とされる。図 2.52 のようなカードを用いる。実施方法を表 2.57 に示す。評価は表 2.58 にある 3 項目で行う。CA とは、連続して 6 回正答した分類カテゴリーの数である。PEN とは直前に誤りといわれたものをまた選んだ数、DMS は 2 つ以上正答した後の誤反応数である。正常では CA が多く（4 以上）、PEN や DMS が少なくなる。前頭葉損傷例では、健常者や他の脳領域損傷例と比べ、成績が低下することが分かっている[15]（表 2.59）

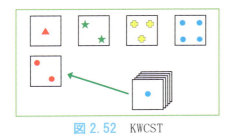

図 2.52 KWCST

表 2.58 KWCST の評価方法

以下の 3 点で評価する
- 達成カテゴリー数
 (categories achieved : CA)
- ネルソン型保続
 (perseverative errors of Nelson : PEN)
- セットの維持困難
 (difficulties maintaining set : DMS)

表 2.57 KWCST の実施方法

被検者は 3 つのカテゴリーからなるカードを 1 枚ずつ分類する（計 48 枚）。

↓

- 色：赤、緑、黄、青
- 形：三角、星、十字、円
- 数：1～4

↓

検者は正誤のみ答える。

↓

6 回正解が続くと、検者は予告なく別のカテゴリーに変更する。

↓

第 2 段階では検者が分類を時々変えていることを教える。

表2.59 WCSTの成績

	前頭葉損傷		他の脳領域損傷	健常者
	穹窿部損傷 (n=15)	内側基底部損傷 (n=12)	(n=33)	(n=19)
総IQ	90.8	83.2	72.0	／
第1段階				
CA	2.4	3.0	3.6	5.3
PEN	11.3	6.3	8.0	1.6
DMS	1.7	3.2	1.5	0.8
第2段階				
CA	2.2	3.2	4.3	5.8
PEN	12.8	5.9	5.1	0.3
DMS	1.9	2.8	0.8	0

出典）鹿島晴雄,加藤元一郎：Wisconsin Card Sorting Test (Keio Version) (KWCST). 脳と精神の医学，6：209－216, 1995.

(2) BADS

日常生活場面に即した検査である。表2.60に示した6つの検査からなる。それぞれの内容を図5.53〜図2.58に示す。規則変換カード検査では規則の変化に対応する能力をみる。鍵探し検査と行為計画検査は、正しい手順を推定する能力をみる。時間判断課題は、時間を推測する能力をみる。動物園地図検査では行動を修正する能力、修正6要素検査では計画的に時間を配分できるかどうかをみる。各検査4点満点（計24点）で、年代に応じて評価できるようになっている（表2.61）。

表2.60 BADS

1. 規則変換カード検査
2. 鍵探し検査
3. 行為計画検査
4. 時間判断検査
5. 動物園地図検査
6. 修正6要素検査

〈第1試行〉
20枚のトランプを1枚ずつめくり、カードが赤なら「はい」、黒なら「いいえ」という。

〈第2試行〉
カードが前のカードと同じ色なら「はい」、違う色なら「いいえ」という。

図2.53　1. 規則変換カード検査

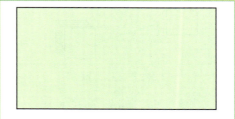

課題：野原（☐部分）にカギをなくしました。●からスタートして確実にカギをみつけられる探し方（歩き方）を教えてください。

図2.54　2. 鍵探し検査

課題：コルクを試験管から取り出す。

- 台、試験管、ビーカーをもち上げてはいけない。
- ビーカーの蓋に触れてはいけない。

図 2.55　3．行為計画検査

- やかんのお湯が沸騰するのにかかる時間はどのくらいですか？
- 犬の寿命はだいたいどれくらいですか？

図 2.56　4．時間判断課題

1．計算問題
2．絵をみてその名前を答える
3．口述課題

各 2 課題

●10 分間で 6 つの課題すべてに手をつける。
●同じカテゴリーの課題を続けない。

図 2.58　6．修正 6 要素検査

課題：規則に従って入り口から入って広場に行く。

規則
■指定したすべての場所（●）に行く。
■・印のついた道は何度でも通れる。
■1 度だけラクダに乗れる。

正解は 4 通りある。

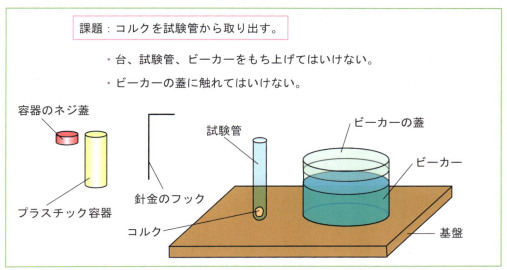

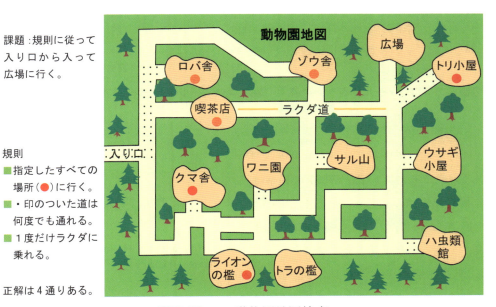

図 2.57　5．動物園地図検査

表 2.61　BADS の評価

総プロフィール得点	標準化得点（平均値100、SD15）	40歳以下	41～65歳	65～87歳	全般的区分
0	12	0	8	19	
1	17	6	13	24	
2	22	11	18	29	
3	27	16	23	34	
4	32	22	28	39	
5	37	27	33	44	
6	41	33	38	49	障害あり
7	46	38	43	54	
8	51	43	48	59	
9	56	49	53	64	
10	61	54	58	69	
11	67	59	63	74	境界域
12	70	65	68	79	
13	75	70	73	84	平均下
14	80	75	78	89	
15	85	81	83	94	
16	90	86	88	99	平均
17	95	91	93	104	
18	100	97	98	109	
19	104	102	102	114	平均上
20	109	108	108	119	
21	114	113	112	124	優秀
22	119	118	117	129	
23	124	124	123	134	きわめて優秀
24	129	129	127	139	

各課題のプロフィール得点：0～4点　　総プロフィール得点：0～24点

7.3 病変部位

　遂行機能は前頭前野と密接に関係していると考えられている。KWCST の異常は、前頭葉背外側の Brodmann9 野との関連が指摘されている[17]。具体例をあげる。67歳、男性、脳梗塞後、遂行機能障害を呈し、社会生活に支障を来すようになった。心理検査を行うと、知能、記憶に問題はなかったが、遂行機能に関する検査では障害域であった（表2.62A、表2.62B）。この症例の病巣は、右前頭葉背外側の比較的

表 2.62A　心理検査所見 −1−

- WAIS-R
VIQ:120, PIQ:98, Total IQ:110

- WMS-R
verbal memory:94, visual memory:86
general memory:90

広範な領域であった（図 2.59）。

表 2.62B　心理検査所見 -2-

■WCST
　達成カテゴリー数：1
　保続数：17

■BADS　　　総プロフィール得点
規則変換カード検査　：3
行為計画検査　　　　：2
鍵探し検査　　　　　：1　　計：9 点
時間判断検査　　　　：2
動物園地図検査　　　：0
修正 6 要素検査　　　：1

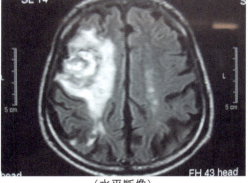
（水平断像）
右前頭葉の比較的広範な領域に高信号域を認める。
図 2.59　遂行機能障害を呈した症例の MRI

8　無視症候群

無視症候群において、無視する対象は 2 つある。外空間と自己身体である（表 2.63）。外空間の無視は、半側の空間に起こるため、「半側空間無視」という。自己身体の無視には表 2.63 に示した症候がある。

表 2.63　無視症候群

1　外空間	2　自己身体
半側空間無視	1. 消去現象 2. 運動無視 3. 半側身体失認 4. 病態失認

8.1　外空間（半側空間無視）
(1) 症候

病変側と反対の空間内に呈示された刺激に気づかない現象をいう。右半球病変による左半側空間無視が圧倒的に多い。病棟では、食事の際にテーブルの左側にある皿を見落とす、茶碗のご飯を右側だけ食べる、移動中に左側にある物にぶつかりやすい、などの症状がみられる。病棟内で自分の部屋にたどりつけず、迷ってしまうこともある。症状に対する自覚がないことが多い。

確認するための検査としては表 2.64 に示すものがある。半側空間無視の存在の有無の評価は簡易検査でもおおむね十分可能である。左半側空間無視があると、線分 2 等分試験で、横に長く引いた線の真ん中に印をつけるよう指示されると、右側寄りに印をつける（図 2.60）。線分抹消試験では、ランダムに引かれた多数のすべてに線を引くことが求められるが、右側にある線にしか印をつけない（図 2.61）。図

形をコピーさせると左側を書き落とす（図2.62）。

表2.64 半側空間無視の検査

〈総合的検査〉
　BIT 行動性無視検査日本版[18]
　　（Behavioral Inattention Test）

〈簡易検査〉
・線分2等分試験
・線分抹消試験
・図形の模写（模写試験）
・描画試験（人など）

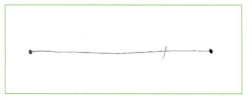

図2.60 線分2等分試験

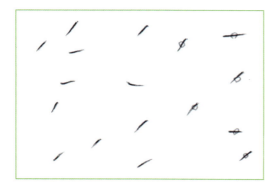

図2.61 線分抹消試験

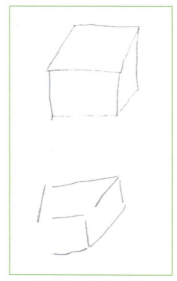

図2.62 図形の模写

(2) 責任病巣

前頭葉から後頭葉まで、脳内のさまざまな部位で生ずる。特に、右半球の側頭・頭頂・後頭接合部や下頭頂小葉が重視されている。

(3) 病態機序

右半球病変による左半側空間無視が多い理由は、視空間性注意機能が右半球優位に存在するためと考えられている。右半球は対側の左空間優位に両側の空間に注意を向けることができる。左半球も同様に右空間優位に注意を向けるが、右半球よりも全体として注意力が少ない。その結果、左半球が障害されても右空間には右半球からの注意がかなり働くが、右半球が障害されると、左空間に対する注意がほとんど働かず、左半側空間無視が生ずる（図6.63）。

近年、視空間性注意は2つのネットワークからなるという考えが主流になりつつある[19]。ひとつは後頭葉から頭頂間溝を経て前頭葉背側部に至る「背側注意ネット

ワーク」であり、空間を探索する際の「能動的注意」に関与する。他のひとつは後頭葉から下頭頂小葉を経て前頭葉腹側部に至る「腹側注意ネットワーク」で、注意を向けていない空間での「受動的注意」に関わる。この考えは、半側空間無視が大脳のさまざまな部位の障害で発現することや、机上の検査で異常がないのに、生活上は半側空間無視を呈する症例が存在することをよく説明している。

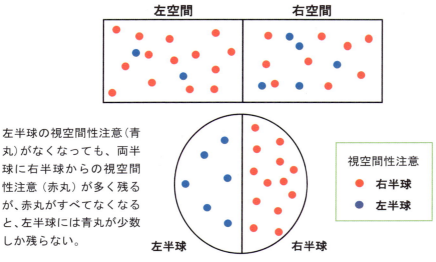

図2.63　左半側空間無視の機序（仮説）

8.2 自己身体

(1) 消去現象

感覚消去と運動消去がある。感覚消去は、「感覚刺激を両側同時に与えたとき、一側の刺激しか認知できない現象」をいう。例えば、体性感覚の場合、閉眼下で検者が患者の手に触れることで検査する。片方ずつだと認知できるが、両方同時に触れたときに片方のみしか認知できないとき、「消去現象あり」と判定する。

運動消去は、両側上肢を同時に動かすよう指示したとき、一側のみしか動かさないことをいう。大脳のさまざまな部位の障害で生ずるが、右半球病変が多い。

(2) 運動無視

運動無視とは、「運動麻痺、感覚障害、失行などによらない上下肢の低使用」をいう。病変側の対側上下肢にみられる。日常生活のほとんどを健肢のみで行うため、あたかも麻痺があるようにみえる。周囲の人が励まして、患肢を使用するよう促すと著明に改善する点が特徴である。前頭葉内側面（主に補足運動野）の障害による。

(3) 半側身体失認

自己の半身に対して無関心で、あたかも存在しないように振る舞う現象をいう。

通常、障害側の運動麻痺や感覚障害を伴う。ベッド上で、麻痺した上肢を体の下敷きにしていたり、車椅子で患肢が垂れ下がっていたりしても気づかない。右半球病変による左半側身体失認がほとんどである。頭頂葉病変例に多い。

(4) 病態失認

広義にはいわゆる「病識欠如」の意味で用いることもあるが、狭義には片麻痺患者が自己の片麻痺の存在を認めない、あるいは否認する現象をいう。右半球病変による左片麻痺例に多い。通常、重度の運動麻痺や感覚障害、左半側空間無視などを伴う。

広義の病態失認を呈する症状には、ウエルニッケ失語、前脳基底部損傷による健忘症候群、半側空間無視、皮質盲（いわゆる「アントン（Anton）症候群」）などがある。

9 脳梁離断症候群

大脳の機能が左半球と右半球に分化していること（左右のいずれかに優位性をもつこと）を「側性化（大脳側性化）」という。例えば、言語は左半球に優位性をもち、左半球の障害で失語症が起こる。行為も同様で、左半球頭頂葉の障害で、観念運動性失行、観念性失行が生ずる。一方、構成機能は右半球に優位性をもち、右半球の障害で構成障害が起こりやすい。視空間性注意機能も同様で、右半球病変で左半側空間無視が生ずる。

脳梁は左右の大脳半球を結ぶ交連線維の通過部位である。脳梁が障害されると、側性化のある機能の左右間の情報伝達が困難となり、さまざまな症状が生ずる。これを脳梁離断症候群という。

9.1 症候

主な症候を表 2.65 に示す。半球離断症候群の病態は、図 2.64 を書いて考えると理解しやすい。

表 2.65　脳梁離断症候群

■左半球に優位な機能に関連する症状	■右半球に優位な機能に関連する症状
・左手の失行 ・左手の失書 ・左手の触覚性呼称障害 ・左視野の失読（左視野の呼称障害）	・右手の構成障害 ・右手の半側空間無視

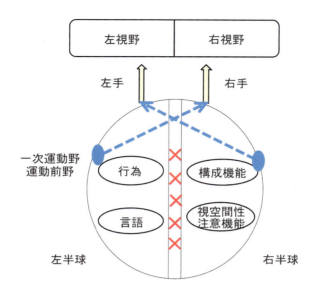

図 2.64 脳梁離断症候群の考え方

(1) 左半球に優位な機能に関連する症状

1) 左手の失行

観念運動性失行が多く、ときに観念性失行を呈する。行為の中枢は左半球にあるので、右手ではパントマイムが可能である。脳梁の障害により、左半球の情報が右半球に伝わらないため左手では困難となる。

2) 左手の失書

言語機能は左半球にあるため、右手で字を書くことは可能である。脳梁の障害があると、左半球の言語情報が右半球に伝わらず、左手では書字（自発書字、書き取り）が困難となる。左手の失行と合併して生ずることが多い。

3) 左手の触覚性呼称障害

閉眼下で、左手に置いた物品の名前がいえない。左手の感覚情報は、右半球感覚野に伝わるが、脳梁の障害のため、そこから左半球の言語野に到達できない。名前がいえないだけで、何であるかは分かっているので、左手で触れた物品の用途を説明したり、使い方をジェスチャーで示したりすることはできる。

4) 左視野の失読

左視野のみに文字を呈示すると、右の視覚野に到達する。脳梁損傷のため、そこから左半球の言語野に伝達されず、その文字の音読・読解ができない（図 2.65）。

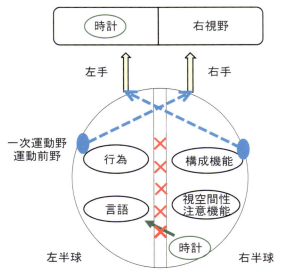

図 2.65　左視野の失読の考え方

(2) 右半球に優位な機能に関連する症状

1) 右手の構成障害

　脳梁の障害があると、右半球優位に存在する構成機能が左半球に伝わらず、右手に構成障害が生ずる。具体的には、右手で図形の模写ができず、積み木も右手ではうまく組み立てられない。

2) 右手の左半側空間無視

　視空間性注意機能は右半球優位なので、半側空間無視を検出するためのテストをすると、左手では可能だが、右手では困難となる[20]（図 2.66、図 2.67）。

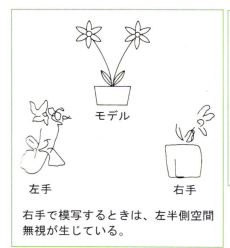

右手で模写するときは、左半側空間無視が生じている。

図 2.66　図形の模写[20]

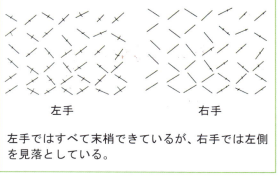

左手ではすべて末梢できているが、右手では左側を見落としている。

図 2.67　線分抹消試験[20]

9.2 病変の脳梁内局在

　左手の失行、失書、触覚性呼称障害は脳梁幹後部病変で、左視野の失読は脳梁膨大部病変で生ずる（図2.68）。これは、脳梁幹後部が左右の頭頂・側頭葉、脳梁膨大部が左右の後頭葉を連絡するためである。

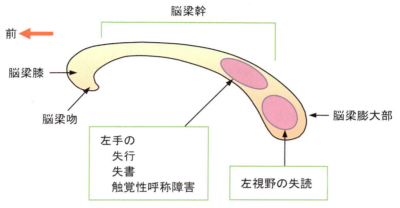

図2.68　病変の脳梁内局在

コラム9　拮抗性失行と「意図の抗争」

　脳梁病変によって生ずる特異な症状である。ともに脳梁幹後部の病変による。

・拮抗性失行

　「右手の随意運動によって誘発される、左手の異常運動」と定義される。右手の随意的な行為に逆らって、左手が不随意に反対の行為を行う（例えば、右手でボタンをはめると、すぐに左手がはずす）ためこの名がついている。実際には、反対の行為だけではなく、左手が無関係な行為（例えば、右手で机の上の物を取ろうとすると、左手が服のボタンをはずす）をすることも多い。

・意図の抗争

　意図した全身的行動を、別の意図が生ずることによって遂行できない現象をいう。筆者の経験した症例では、「電車のドアのところに立っていたら、ドアが開くたびに体が降りようとするので、手すりをつかんで必死に耐えた」との訴えがみられた。

参考文献

1) 中島八十一：高次脳機能障害支援モデル事業について．高次脳機能研究，26：263—273，2006．

2) Brodmann K：FeinereAnatomie des Großhims. LewandowskyM（ed）：Handbusch der Neurologie. Springer, Belin, 1910, pp206-307.

3) Liepmann H：Das Krankheitsbildder Apraxie（"motoricheAsymbolie"）auf GrundeinesFalles von einseitigerApraxie. MonatsschrPsychiatrNeurol 8：15-44, 102-132, 182-194, 1900（遠藤正臣，中村一郎訳：精神医学 22：93—106, 327—342, 429—442, 1980）．

4) Benson DF, Greenberg JP：Visual form agnosia. Arch Neurol 20：82-89, 1969.

5) Rubens AB, Benson DF：Associative visual agnosia. Arch Neurol 24：305-316, 1971.

6) Bálint R．Seelenlähmung des "Schauens", optischeAtaxie, räumlicheStörung der Aufmerksamkeit. MschrPsychiatNeurol 25：51-81, 1909.（森岩 基，石黒健夫，訳．精神医学．19：743—755, 977—985, 1977.

7) Garcin R, Rondot P, Recondo J. Ataxieoptiquelocalisée aux deuxhémichampshomonymesgauches（Etude climique avec présentation d'un film）．Rev Neurol 116：707-714, 1967.

8) Holmes G, Horrax G. Disturbances of spatial orientation and visual attention, with loss of stereoscopic vision. Arch Neurol Psychiatry1：385-407, 1919．

9) 数井裕光，綿森淑子，本多留美，ほか：日本版日常記憶チェックリストの有用性の検討．脳神経，55：317—325，2003．

10) 溝渕敬子，高橋伸佳，旭俊臣：脳弓病変により重度の逆向性健忘を呈した健忘症候群の1例．神経内科，84：496—498，2016．

11) 日本高次脳機能障害学会 Brain Funcyion Test 委員会：標準注意検査法・標準意欲評価法．日本高次脳機能障害学学会編，新興医学出版社，東京，2006．

12) 豊倉穣，田中博，古川俊明，ほか：情報処理速度に関する簡便な認知検査の加齢変化－健常人における paced auditory serial addition task, trail making test の検討．脳と精神の医学，7：401—409，1996．

13) 鹿島晴雄，半田貴士，加藤元一郎，ほか：注意障害と前頭葉損傷，神経進歩，30：847—858，1986．

14) Lezak MD：The problem of assessing executive function. Int JPsychol, 17：281－297, 1982.

15) 鹿島晴雄, 加藤元一郎：Wisconsin Card Sorting Test（Keio Version）（KWCST）. 脳と精神の医学, 6：209－216, 1995.

16) 鹿島晴雄，三村將監訳，田淵肇，森山康訳，BADS 遂行機能障害症候群の行動評価・日本版．新興医学出版社，東京，2003.

17) 加藤元一郎：随意性注意の障害－反応選択と Supervisory Attentional Control －．神経心理，11：70〜84、1995.

18) BIT 日本版作成委員会（代表 石合純夫）：BIT 行動性無視検査日本版．新興医学出版社，東京，1999.

19) 中田佳祐，生野公貴，森岡周、ほか：半側空間無視の臨床所見および病態メカニズムとその評価．保健医療学雑誌，7：67－76, 2016.

20) Kamaki M, Kawamura M, Moriya H, et al："Crossed homonymous hemianopia" and "crossed left hemispatialneglect" in a case of Marchiafava-Bignami disease. J NeurolNeurosurg Psychiatry, 56：1027-1032, 1993.

総論

第3章

認知症の診かたと原因疾患

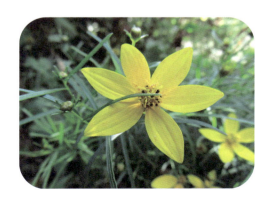

第3章 認知症の診かたと原因疾患

1 総論

1.1 認知症（dementia）の定義と基本症候

「認知症」とは症状名であって疾患名ではない。認知症を呈する疾患には、後述するアルツハイマー病その他、多くの疾患がある。認知症の定義は、WHOの作成したICD-10や、アメリカ精神医学会作成のDSM-5にあるものがよく知られているが、ポイントは表3.1に示した3点を満たすことである。①記憶障害は経過中必発する。②記憶障害以外の認知機能障害〔＝高次脳機能障害（総論第2章参照）〕があると、手段的ADLに支障を来す。家庭では、食事の支度、掃除、金銭管理、服薬管理などができなくなる。社会的には、銀行、役所での手続きが一人では困難になる。③したがって、日常生活、社会生活に支障を来すことになる。

認知症に伴って、精神症状・行動異常を呈する場合があり、まとめてBPSD（behavioral and psychological symptoms of dementia、そのまま訳せば「認知症の行為・心理症状」）とよんでいる。特に、変性性認知症ではBPSDを伴うことが多い。具体的には表3.2のような症状がみられる。

認知機能障害を「中核症状」あるいは「陰性症状」、BPSDを「周辺症状」あるいは「陽性症状」とよぶことがある。

表3.1　認知症の定義

1	年齢を超えた記憶障害がある。
2	他の認知機能障害がある。
3	日常生活や社会生活に支障を来す。

表3.2　BPSD

- 幻覚
- 妄想
- 抑うつ
- 不眠
- 易怒性
- 攻撃性
- 徘徊
- 不穏、焦燥
- 喚声

1.2 軽度認知障害（mild cognitive impairment：MCI）

表3.1のなかで、①の段階にあるものを軽度認知障害という（図3.1）。すなわち、年齢を超えた記憶障害があるが、他の認知機能障害を伴わず、したがって、（物忘れがある以外は）日常生活や社会生活に支障を来さない状態である（表3.3）。MCIの経過を数年間追うと、悪化して認知症（血管性認知症、変性性認知症）に移行する症例、MCIのまま留まる症例、自然経過で改善する症例がある。

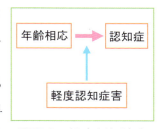

図3.1　軽度認知障害

表 3.3 軽度認知障害（MCI）

- 本人、家族による物忘れの訴え
- 客観的な記憶障害の存在
- 記憶以外の認知機能は正常
- 日常生活は自立
- 認知症ではない

1.3 鑑別を要する症候

(1) うつ病（表 3.4）

うつ病でも記憶障害などの認知機能障害の訴えがあるが、認知症と異なり、経済的問題など何らかのきっかけを契機として発症することが多い。深刻で悲観的な気分となり、訴えが強い点も認知症とは異なる。1日のうちでも、午前中に症状が強いことが多い。

表 3.4 認知症とうつ病

	認知症	うつ病
発症様式	緩徐（変性性の場合）	週〜月単位
発症のきっかけ	なし	あり
記憶障害の自覚	少ない	あり
記憶障害に対する深刻さ	少ない	あり
記憶障害に対する姿勢	取り繕い的	訴えが強い
症状の変動	なし	あり

(2) せん妄（表 3.5）

急性〜亜急性に錯乱状態を呈する。特に夕方から夜間にかけて増悪し、幻覚・妄想などの精神症状を伴いやすい。入院などの環境の変化がきっかけとなる。原因を除けば回復する。

表 3.5 認知症とせん妄

	認知症	せん妄
発症	緩徐（変性性の場合）	急性〜亜急性
経過	進行性	一過性
症状の変動	少ない	多い（夜間に増悪）
意識障害	なし	錯乱状態
認知機能障害	あり	あり
精神症状、行動異常	あり	あり
環境因子の関与	なし	多い

1.4 認知症診断のための検査

スクリーニングのためによく用いられる検査に、「改訂長谷川式簡易知能評価スケール（Hasegawa's Dementia Scale-Revised：HDS-R）と「ミニメンタルテスト（Mini-Mental State Examination：MMSE）」がある。

(1) HDS-R

表3.6に全体の内容を呈示し、表3.7にそれぞれの検査項目がどのような認知機能を評価しているかをまとめてある。記憶をみる検査がほとんどであり、アルツハイマー病のような、初期に記憶障害を主徴とする疾患のスクリーニングによい。カットオフ値は20/30となっている。

表3.6 認知症診断のための簡易テスト

No.	質問内容	配点
1	お歳はいくつですか？（2年までの誤差は正解）	0　1
2	今日は何年の何月何日ですか？何曜日ですか？ （年、月、日、曜日が正解でそれぞれ1点ずつ）	年　0　1 月　0　1 日　0　1 曜日　0　1
3	私たちがいまいるところはどこですか？ （自発的にでれば2点、5秒おいて家ですか？病院ですか？施設ですか？のなかから正しい選択をすれば1点）	0　1　2
4	これからいう3つの言葉をいってみてください。あとでまた聞きますのでよく覚えておいてください。 （以下の系列のいずれか1つで、採用した系列に〇印をつけておく） 　1：a) 桜　b) 猫　c) 電車 　2：a) 梅　b) 犬　c) 自動車	0　1 0　1 0　1
5	100から7を順番に引いてください。（100－7は？、それからまた7を引くと？と質問する。最初の答えが不正解の場合、打ち切る）　(93)　(86)	0　1 0　1
6	私がこれからいう数字を逆からいってください。 （6-8-2、3-5-2-9を逆にいってもらう、3桁逆唱に失敗したら、打ち切る）　2-8-6　9-2-5-3	0　1 0　1
7	先ほど覚えてもらった言葉をもう一度いってみてください。 （自発的に回答があれば各2点、もし回答がない場合以下のヒントを与え正解であれば1点） 　a) 植物　b) 動物　c) 乗り物	a：0　1　2 b：0　1　2 c：0　1　2
8	これから5つの品物をみせます。それを隠しますのでなにがあったかいってください。 （時計、鍵、タバコ、ペン、硬貨など必ず相互に無関係なもの）	0　1　2 3　4　5
9	知っている野菜の名前をできるだけ多くいってください。（答えた野菜の名前を右欄に記入する。途中で詰まり、約10秒間待っても答えない場合にはそこで打ち切る） 0〜5＝0点、6＝1点、7＝2点、8＝3点、9＝4点、10＝5点	0　1　2 3　4　5

満点 30点　20以下 痴呆　21以上 非痴呆　　合計得点

表3.7 改訂長谷川式簡易知能評価スケール

- 年齢・日付・場所 ……… 見当識
- 言葉（桜・猫・電車）を覚える ……… 記憶
- 100－7は？ ……… 計算・記憶・注意（作動記憶）
- 数字（6-8-2）を繰り返す ……… 記憶・注意（作動記憶）
  逆の順番にいう
- 5つの物品をみて覚える ……… 記憶
- 野菜の名前を思い出す ……… 記憶

20/30

(2) MMSE

表3.8に内容を呈示し、表3.9にそれぞれの検査項目が評価する認知機能をまとめた。HDS－Rと比べ、記憶以外に言語や視覚構成機能も評価する点が特徴である。カットオフ値は23/30であるが、初期のADでは、言語に異常がないため、24点以上になることが多い。その場合、記憶、注意、見当識をみる項目の低下がないかどうかに注目するとよい。

表3.8 MMSE

	質問内容	回答	得点
1(5点)	今年は何年ですか。 いまの季節は何ですか。 今日は何曜日ですか。 今日は何月何日ですか。	年 曜日 月 日	
2(5点)	ここはなに県ですか。 ここはなに市ですか。 ここはなに病院ですか。 ここは何階ですか。 ここはなに地方ですか。（例：関東地方）	県 市 階	
3(3点)	物品名3個（相互に無関係） 検者は物の名前を1秒間に1個ずついう。その後、被検者に繰り返させる。 正答1個につき1点を与える。3個すべていうまで繰り返す（6回まで）。 何回繰り返したかを記せ　回		
4(5点)	100から順に7を引く（5回まで）。		
5(3点)	3で提示した物品名を再度復唱させる。		
6(2点)	（時計をみせながら）これは何ですか。 （鉛筆をみせながら）これは何ですか。		
7(1点)	次の文章を繰り返す。 「みんなで、力をあわせて綱を引きます。」		
8(3点)	（3段階の命令） 「右手にこの紙を持ってください」 「それを半分に折りたたんでください」 「机の上に置いてください」		
9(1点)	（次の文章を読んで、その指示に従ってください） 「眼を閉じなさい」		
10(1点)	（なにか文章を書いてください）		
11(1点)	（次の図形を描いてください）		

表3.9 Mini-Mental State Examination

- ■年齢・日付・場所 ……… 見当識
- ■言葉（桜・猫・電車）を覚える ……… 記憶
- ■100－7は？ ……… 計算・記憶・注意（作動記憶）
- ■物（時計、鉛筆）の名前をいう ┐
- ■文章を繰り返していう   │
- ■口頭命令に従う   ├ 言語
- ■文字を読んで理解する   │
- ■文字を書く   ┘
- ■図形の模写 ……… 視覚構成機能

23/30

1.5 重症度分類

表3.10に示した3つの分類がある。CDRは記憶、見当識などの6つの項目で評価し、CDR0（健康）からCDR3（重度）まで5段階で評価する（表3.11）。FASTは、stage1（正常）からstage7（高度の認知機能低下）までの7段階からなる（表3.12）。GDSは、認知機能障害なし（1）から高度の認知症（7）までの7段階からなる。わが国では、主にCDRとFASTが用いられている。

表3.10 重症度分類

- ■Clinical Demetia Rating (CDR)
- ■Functional Assessment Staging (FAST)
- ■Global Deterioration Scale (GDS)

表3.11 Clinical Demetia Rating (CDR)

	健康 (CDR 0)	認知症の疑い (CDR 0.5)	軽度認知症 (CDR 1)	中等度認知症 (CDR 2)	重度認知症 (CDR 3)
記憶					
見当識					
判断力と問題解決					
社会適応	軽度				重度
家庭状況および趣味・関心					
パーソナルケア					

表3.12 Functional Assessment Staging (FAST)

stage	臨床診断	臨床症状
1	正常	認知機能障害なし
2	年齢相応	物忘れ
3	軽度の認知機能低下	複雑な作業では機能低下あり
4	中等度の認知機能低下	社会生活に支障（買い物ができない）
5	やや高度の認知機能低下	日常生活上も自立できない
6	高度の認知機能低下	着衣、入浴、トイレができない。失禁
7	非常に高度の認知機能低下	言語機能廃絶、歩行能力喪失

1.6 認知症の原因疾患

大きく、治療可能な認知症、血管性認知症、変性性認知症の3つに分けられる（図3.2）。

治療可能な認知症には表3.13のような疾患がある。変性性認知症と比べて、経過が早く、他の神経症状、身体症状を伴うことが多い。血管性認知症では、後述する皮質下血管性認知症が変性性認知症との鑑別に重要である。変性性認知症は原因不明の緩徐進行性の認知症であり、アルツハイマー病、レビー小体型認知症、前頭側頭型認知症の順に発症頻度が高い。

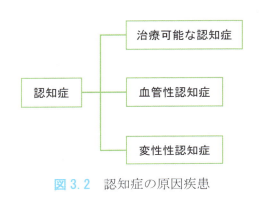

図3.2　認知症の原因疾患

表3.13　治療可能な認知症

- 正常圧水頭症
- 慢性硬膜下血腫
- 脳腫瘍
- 感染（脳炎）
- 中毒（薬物、アルコール）
- 代謝性疾患
  - 橋本病（橋本脳症）
  - ビタミン欠乏症（B_1、B_{12}）
- てんかん

2 治療可能な認知症

2.1 特発性正常圧水頭症

(1) 概念

正常圧水頭症（コラム参照）のなかで、原因が明らかでなく、緩徐進行性の経過をとるものをいう。60歳以上の高齢者に発症する。

(2) 症候

歩行障害、認知症、排尿障害が3主徴であり、この順に頻度が高い。歩行障害は、典型的には前頭葉障害性歩行障害の形をとり、開脚して小刻みとなる（総論第1章7節参照）。認知症は記憶障害、注意障害が中心で、意欲自発性低下を伴うこともある。排尿障害は切迫性尿失禁を呈することが多い。

(3) 検査所見

CTやMRIで、著明な脳室の拡大が確認できる。シルビウス裂が比較的広いのに対して、大脳の円蓋部や大脳縦裂部分がタイトなことも特徴的な所見である（図3.3）。腰椎穿刺（総論第5章3節参照）を行うと、髄液圧は正常で、髄液の性状にも異常

はない。症状や画像所見からこの疾患が疑われたら、髄液を 30 cc ほど抜いて、症状が改善することを確認する（「タップテスト」という）。

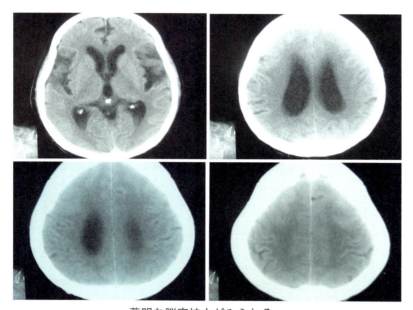

著明な脳室拡大がみられる。
図 3.3　特発性正常圧水頭症の CT

(4) 治療

シャント術を行う（コラム参照）。

(5) 経過

シャント術後、半数以上の症例で症状の改善がみられる。

コラム　水頭症 (hydrocephalus)

側脳室は前方から、前角、体部、三角部、後角に分けられ、さらに後角から側脳室内を前方に向かう部分を下角という（図 3.4）。脳脊髄液は側脳室、第三脳室、第四脳室の脈絡叢でつくられ、側脳室→モンロー孔→第三脳室→中脳水道→第四脳室を経て、延髄下部からくも膜下腔に出る。その後、くも膜下腔を循環し、クモ膜顆粒を介して静脈洞内に吸収される。

水頭症とは脳脊髄液が脳室内に過剰に貯留した状態をいう。画像で脳室の拡大が認められ、頭蓋内圧亢進症状（頭痛、悪心、うっ血乳頭など）を呈する。

臨床的には 2 つに分類される。脳室内腫瘍や中脳水道狭窄症などにより脳室からくも膜下腔への経路のどこかに通過障害がある場合を非交通性水頭症という。一方、くも膜下腔に出てから後の循環・吸収に障害のある場合を交通性水頭症と

いう。交通性水頭症のなかに、脳室拡大はあるが、頭蓋内圧が正常なものがあり、正常圧水頭症（normal pressure hydrocephalus：NPH）とよばれる。これには、くも膜下出血や髄膜炎などによる続発性正常圧水頭症と、原因の明らかでない特発性正常圧水頭症があり、後者が「治療可能な認知症」として重要である。

治療にはシャント術（短絡術）を行う。脳室と腹腔を結ぶ脳室腹腔シャントが多いが、他に脳室心房シャント、腰椎腹腔シャントがある。

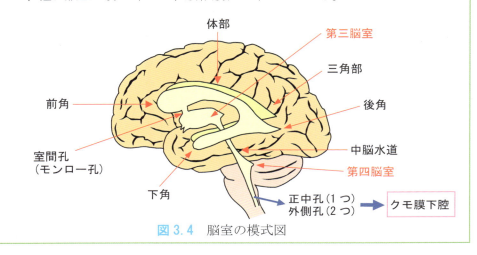

図 3.4　脳室の模式図

2.2 慢性硬膜下血腫（chronic subdural hematoma）

(1) 概念

軽微な外傷の後、1〜2カ月してから硬膜下に血腫が形成され、その圧迫により神経症状を呈する疾患である。外傷歴が明らかでない症例も約20％存在する。片側性と両側性がある。高齢男性に多い。

(2) 症候

頭痛、片麻痺、歩行障害で発症することが多い。高齢者では、認知症を主徴とすることがある。亜急性の経過をとる。放置すれば、血腫の増加に伴い頭蓋内圧が亢進し、意識障害が起こる。

(3) 検査所見

CTまたはMRIで硬膜下血腫の存在を確認する（図 3.5）。

(4) 治療

穿頭により洗浄（ドレナージ）術を行なう。初期に治療すれば、後遺症を残さず治癒する。

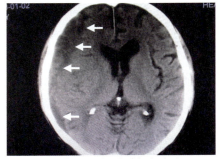

矢印の部分に血腫が存在する。
図 3.5　慢性硬膜下血腫のCT

2.3 橋本脳症

(1) 概念
　甲状腺の自己免疫性疾患である橋本病によって起こる脳症である。高齢女性に多い。急性または亜急性に発症することが多いが、数カ月にわたって緩徐に進行する場合もある。

(2) 症候
　多彩な症候を呈する。意識障害、精神症状（幻覚・妄想）、認知症が主であるが、不随意運動、痙攣、小脳症状がみられることもある。

(3) 検査所見
　血液検査が重要で、各種の抗甲状腺抗体〔抗TPO（thyroid peroxidase）抗体、抗TG（thyroglobulin）抗体、抗NAE（N末端α-エノラーゼ）抗体など〕が陽性となる。一方、甲状腺機能は正常のことが多い。MRIでは異常を認めない例が多い。異常を呈する場合は、いわゆる「白質脳症」の所見がみられ、T2強調画像やフレアー画像で、白質にびまん性の高信号領域を認める。脳波では徐波化がみられる。

(4) 治療
　副腎皮質ホルモンが著効する。

3 血管性認知症

3.1 血管性認知症（vascular dementia：VaD）

(1) 概念と分類
　脳血管障害に起因する認知症をいう。①認知症がある、②脳血管障害がある、③①と②に因果関係がある、の3つを満たすことが条件である。②は神経症状や画像による確認が必要である。③は時間経過（脳血管障害の発症後に認知症が出現）、病変部位との対応（認知症を説明できる病変がある）などで判断する。

　NINDS-AIREN（National Institute of Neurological Disorders and Stroke and Association Internationale pour la Recherche et I'Enseignementen Neurosciences）の分類がよく知られている[1]（表3.14）。このうち、大きな梗塞や出血が多発した場合には、後遺症として認知症を呈することが多い。戦略的部位の単一病変による場合は、例えば、視床や海馬・海馬傍回病変による健忘症候群のように、高次脳機能障害として理解したほうがよいものが含まれる。最も問題となるのは、認知症を主症状とし、進行性の経過をとる小血管病変による認知症である。「小血管病変」は主に皮質下領域（白質、基底核、視床）にあることから、皮質下血管性認知

症ともよばれる。以下、皮質下血管性認知症について解説する。

(2) 症候

基底核や視床を中心にラクナ梗塞が多発するタイプ（多発ラクナ梗塞型）と、びまん性白質病変を呈するタイプ（Binswanger型）の2つがあるが、症候は共通している。記憶障害はあるがアルツハイマー病ほど目立たず、少なくとも病初期には、前頭葉症状（遂行機能障害、注意障害、意欲・自発性低下）が主体である。認知症以外の神経症状がみられることも多い。VaDに合併しやすい神経症状を表3.15に示す。

表3.14 血管性認知症の分類（NINDS-AIREN）

- 皮質を含む比較的大きな脳梗塞が多発
- 戦略的部位の単一病変によるもの
- 小血管病変による認知症
- 低還流
- 出血性認知症
- その他

表3.15 VaDに合併しやすい神経症状

- 錐体路症状
- 歩行障害（開脚して小刻みな歩行）
- 不安定、転倒しやすさ
- 泌尿器疾患によらない排尿障害
- 構音・嚥下障害
- うつ状態、自発性低下

(3) 検査所見

多発ラクナ梗塞型（A）とBinswanger型（B）の画像所見を示す（図3.6）。SPECTでは、ともに前頭葉中心の取り込み低下がみられる。

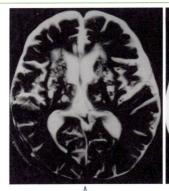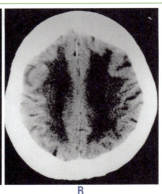

A：MRI水平断像
両側の視床、基底核に多数のラクナ（高信号）がみられる。

B：CT
左右の白質にびまん性の低信号域がみられる。

図3.6 皮質下血管性認知症の画像所見

(4) 治療

脳梗塞の危険因子である高血圧、高脂血症、糖尿病の管理が重要である。症状や画像からアルツハイマー病の合併が疑われれば、後述するアセチルコリンエステラーゼ阻害薬やグルタミン酸受容体拮抗薬を用いる。アルツハイマー病に準じた非薬物療法を併用する。ある程度進行した認知症は改善が難しいことが多く、悪化を防

ぐことが治療の主眼となる。

4 変性性認知症

4.1 アルツハイマー病（Alzheimer's Disease：AD）
(1) 概念

アルツハイマー型認知症ともいう。1906年、ドイツの精神科医アルツハイマーによって最初に報告された。変性性認知症のなかで最も頻度が高い。病態としては、アミロイドカスケード仮説が有力である（図3.7）。アミロイドβ（Aβ）前駆体蛋白質が正常（αセレクターゼ）とは異なるβ、γセレクターゼによって分解されることによりAβが産生される。神経細胞外にAβが凝集・沈着する（これを「老人斑」という）。Aβにより、神経細胞内のタウが異常にリン酸化され、これによって神経細胞が「神経原線維変化」を起こし変性・脱落する。この説に基づいて、診断のための検査法や治療薬が開発されている。

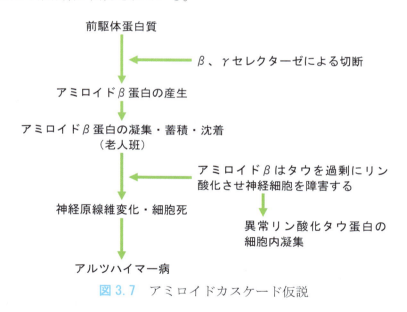

図3.7　アミロイドカスケード仮説

(2) 症候

1) 症候と経過（図3.8）

通常、記憶障害で始まる。その後、その他の高次脳機能障害が加わり徐々に進行する。特徴的な症状として、診察室で検者に質問されたとき、後ろにいる家族の方を向いて尋ねる「振り返り現象（見返り現象）」と、「取り繕い（場合わせ反応）」（例えば、最近のニュースを聞かれて、「ニュースはみていない」という）がある。経過

中、BPSDが出現することもある。頻度が高いのは、妄想（特に、物盗られ妄想、嫉妬妄想、被害妄想）、易怒性・攻撃性、徘徊である。高次脳機能障害が進むと、手段的ADL、ついで基本的ADL（摂食、排泄など）が障害され、介護が必要となる。進行期には、身体症状（パーキンソン症状、歩行障害など）が加わることがある。

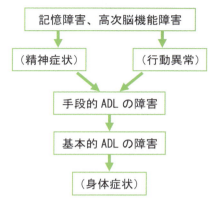

図3.8　アルツハイマー病の症状の推移

(3) 検査所見

1) 画像検査

　CT、MRIでは、初期には海馬・海馬傍回領域に萎縮を認め（図3.9）、その後、側頭・頭頂葉にも萎縮がみられるようになる。SPECTでは、初期には、後部帯状回と楔前部に取り込み低下がみられ、進行とともに、側頭・頭頂葉の取り込み低下が加わる（図3.10）。限られた施設のみ施行可能だが、PETを用いてアミロイド自体を描出する検査（アミロイドイメージング）も行われている。

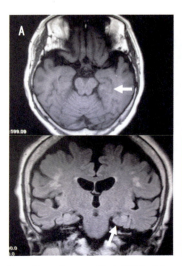
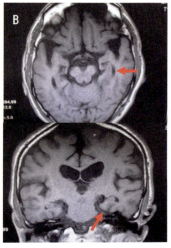

A：健常高齢者（86歳、女性）
海馬・海馬傍回の萎縮はほとんどない（矢印）。

B：アルツハイマー病（80歳、男性）
海馬・海馬傍回に萎縮があり、側脳室下角が開大している（矢印）。

図3.9　健常高齢者とアルツハイマー病のMRI（上：水平断像、下：冠状断像）

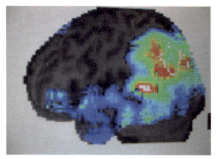

側頭頭頂葉を中心とした部位に取り込み低下がみられる（青＜緑＜赤の順に低下が強い）。

図3.10　アルツハイマー病のSPECT（統計画像）

2）髄液検査

ADでは、髄液中のAβが低下し、リン酸化タウが上昇する。

(4) 治療（表3.16）

薬物療法では、認知機能障害に対して2種類の対症療法薬が用いられている（表3.17）。ひとつは、ADの脳内ではアセチルコリンが低下していることから、アセチルコリンエステラーゼ阻害薬が使われる。現在3種類ある。他のひとつは、ADでは脳内のグルタミン酸が過剰であることから、グルタミン酸受容体拮抗薬を用いる。両者の併用も可能である。BPSDが強いときには、漢方薬や向精神病薬を使用することがある。

非薬物療法としては、回想法、運動療法、音楽療法などが行われている。知的なものと運動の両方を含む作業を、集団で行うのがよいといわれている。

その他、社会資源の活用（デイサービスやデイケアの利用など）も、進行予防に役立つだけではなく、介護する家族の負担軽減にとっても有用である。

表3.16　アルツハイマー病の治療とケア
- 薬物療法
  1) 認知機能障害
  2) BPSD
- 非薬物療法
- 社会的資源の活用

表3.17　薬物療法
- ■アセチルコリンエステラーゼ阻害薬
  - 塩酸ドネペジル
  - ガランタミン
  - リバスチグミン
- ■グルタミン酸受容体拮抗薬
  - メマンチン

4.2　前頭側頭型認知症（frontotemporal dementia：FTD）

(1) 概念と分類

前頭葉と側頭葉前部を中心とした萎縮を呈する疾患群である。臨床的に行動障害型前頭側頭型認知症（behavioral variant of frontotemporal dementia：bvFTD）、

意味性認知症（semantic dementia：SD）、進行性非流暢性失語（progressive non-fluent aphasia：PNFA）の3つに分けられる（図3.11）。

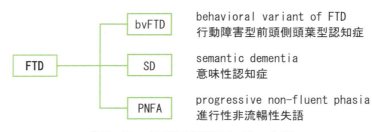

図3.11　前頭側頭型認知症の分類

(2) bvFTD

初期から行動異常が前景に立つ。具体的には表3.18のような症状を呈する。状況にあわない、自己本位の行動を「わが道を行く行動」とよんでいる。診察中などに、勝手に部屋から出てしまうことを「立ち去り現象」という。毎日、同じ時間に同じ行動をとる（例えば、決まった時間に家の周囲を場所A→場所B→場所C→場所Dと同じ順序で回る）現象を「時刻表的生活」ということがある。

MRIでは、前頭葉中心の萎縮がみられる（図3.12）。

表3.18　bvFTDの症候

- ■ 脱抑制、反社会的行動
  - ・社会的に不適切な行動（盗みなど）
  - ・「わが道を行く行動」
  - ・「立ち去り現象」
- ■ 常同行動
  - ・反復動作（繰り返し手をたたく、など）
  - ・強迫的、儀式的行動（何度もトイレに行く、など）
  - ・「時刻表的生活」
- ■ 食行動の変化
  - ・甘い物の渇望
  - ・過食

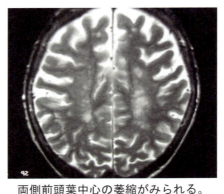

両側前頭葉中心の萎縮がみられる。
図3.12　行動障害型前頭側頭型認知症のMRI

(3) SD

側頭葉前部の萎縮を特徴とする（図3.13）。左優位に萎縮が起こると、言葉（特に名詞）の意味が分からなくなる（「語義失語」という）。例えば、「時計を指してください」という指示に対して、「時計って何ですか？」と聞き返したりする。右優位の場合は、人物や建物の意味が分からなくなる。人物の場合、相貌失認（総論第2章4節参照）とは異なり、顔をみても声を聞いても誰だか分からない。

第3章 認知症の診かたと原因疾患

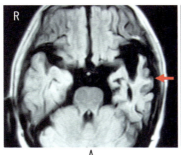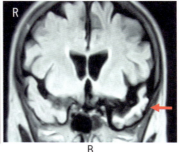

左側頭葉前部を中心とした萎縮がみられる（矢印）。

図 3.13　意味性認知症の MRI（A：水平断像、B：冠状断像）

(4) PNFA

非流暢性失語が緩徐に進行する。失構音で始まるタイプ、ブローカ失語（失構音、軽度の理解障害、書字・読字障害）で始まるタイプなどがある（総論第 2 章 2 節参照）。MRI では中心前回、中・下前頭回に萎縮があり、SPECT では同部の取り込み低下を認める。

(5) 治療と経過

AD に準じた治療が行われるが、根治療法はなく、進行性の経過をとる。

4.3　レビー小体型認知症（Dementia with Lewy bodies：DLB）

(1) 概念

大脳、脳幹の神経細胞内にレビー小体が出現し、神経脱落が起こる疾患である。同じくレビー小体がみられるパーキンソン病と共通点が多い。50〜70 歳の発症が多い。

(2) 症候（表 3.19）

通常、初期に便秘、嗅覚障害、レム睡眠行動障害〔rapid eye movement（REM）sleep behavior disorder：RBD〕などが起こり、その後、認知症、パーキンソン症状、精神症状、起立性低血圧（失神）が加わる。RBD とは、REM 睡眠中にみた夢に対して、実際に行動を起こしてしまう現象である。悪夢をみて、暴力的な行動をすることが多い。精神症状でよくみられるのは幻覚と妄想である。幻覚は人や動物がみえることが多く、みた物が別の物にみえてしまう「錯視」も多い。妄想は AD 同様、物盗られ妄想なども多くみられるが、誤認妄想〔カプグラ症候群（身近な人が替え玉に入れ替わっている）、重複記憶錯語（ひとつしかない人や家が複数ある）〕、〔幻の同居人（知らない人が家のな

表 3.19　レビー小体型認知症の症候

- 認知症
- パーキンソン症状
- 精神症状
- 起立性低血圧（失神）
- 症状の動揺性

かにいる）〕は DLB に比較的特徴的である。1 日のうちでも、覚醒度や注意機能が変動し、日中の過眠傾向が出現する。

(3) 検査所見

CT、MRI では、全体的な脳萎縮がみられるが、AD と異なり、初期には海馬・海馬傍回領域は比較的保たれる。SPECT で、頭頂側頭葉後部に加えて、後頭葉の取り込み低下がみられるのが特徴である。パーキンソン病同様、MIBG 心筋シンチグラフィーで、心臓の MIBG 集積が低下する。

AD、FTD、DLB の主な病変部位を図 3.14 に示す。

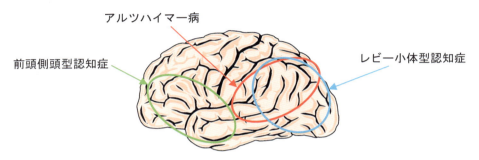

アルツハイマー病では側頭葉〜頭頂葉、前頭側頭型認知症では前頭葉〜側頭葉（前部）に病変の主座がある。レビー小体型認知症では側頭・頭頂葉に加えて後頭葉に異常を認める。

表 3.14　アルツハイマー病、前頭側頭型認知症、レビー小体型認知症の病変部位

(4) 治療

AD 同様、アセチルコリンエステラーゼ阻害薬が用いられる。

参考文献

1) Roman GC, Tatemichi TK, Erkinjuntti T, et al. :Vascular dementia :diagnostic criteria for research studies. Report of the NINDS-AIREN international workshop. Neurology 43 : 250—260, 1993.

総論

第4章

主要な神経症候の診かた

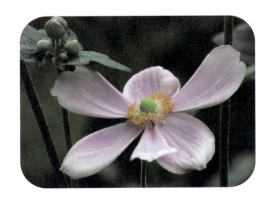

1 意識障害

1.1 定義

「意識がある」とは、覚醒しており、外界からの刺激を適切に認識できる状態をいう。したがって、「意識障害」とは覚醒の障害と外界の認識障害の2つの面がある。臨床神経学で問題となるのは主に覚醒の障害である。

1.2 意識の維持に関係する脳部位

意識の維持には、脳幹網様体から視床を経て大脳皮質に投射する上行性網様体賦活系（図4.1）が重要と考えられている。脳幹網様体は脳幹被蓋部にあり、運動・感覚の伝導路や脳神経核を除く、神経細胞および神経線維によって構成される領域とされてきた。視床で意識に関係するのは髄板内核群などの非特殊核である。

近年では、脳幹にあるいくつかの神経核（青斑核、縫線核など）から大脳皮質や視床、視床下部などの脳の広範な領域へ投射するニューロン群が、脳幹網様体賦活系の主体と考えられている[1]。

図4.1から明らかなように、高度の意識障害（覚醒の障害）を来すのは、脳幹の障害か、大脳の広範な障害である。

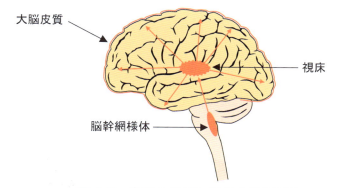

図4.1 意識の維持に関係する脳部位

1.3 意識障害の診かた

(1) 意識障害の程度の評価法

表4.1に示した3つの評価法が用いられる。古典的評価法については第1章3節参照。Glasgow Coma Scale（GCS：表4.2）とJapan Coma Scale（JCS：表4.3）では、

表4.1 意識障害の程度の評価法

- **古典的評価法**
- Glasgow Coma Scale（GCS）
- Japan Coma Scale（JCS）

表4.2 Glasgow Coma Scale

項目	程度	点数
開眼反応 Eye opening (E)	・自発的に開眼 ・呼びかけ開眼 ・痛み刺激で開眼 ・開眼しない	E4 3 2 1
言語反応 Verbal response (V)	・見当識がある ・混乱した会話 ・不適当な言葉 ・理解不可能な音声 ・言語反応なし	V5 4 3 2 1
運動反応 Motor response (M)	・命令に従う ・刺激部位に手をもってくる ・逃避反応 ・異常屈曲反応 ・異常伸展反応 ・動きなし	M6 5 4 3 2 1

正常ではE、V、Mの合計が15点となる。

表4.3 Japan Coma Scale

I 刺激しないでも覚醒している状態。（1桁で表現）
　1．ほぼ清明だが、いまひとつはっきりしない。
　2．見当識障害がある。
　3．自分の名前、生年月日がいえない。

II 刺激すると覚醒する－刺激をやめると眠り込む。（2桁で表現）
　10．普通のよびかけで容易に開眼する。
　　　合目的的な運動（例えば、右手を握れ、離せ）をするし、言葉も出るが、間違いが多い。
　20．大きな声または体を揺さぶることにより開眼する。
　　　（簡単な命令に応ずる。例えば離握手）
　30．痛め刺激を加えつつよびかけを繰り返すと辛うじて開眼する。

III 刺激をしても覚醒しない状態。（3桁で表現）
　100．痛み刺激に対し、払いのけるような動作をする。
　200．痛み刺激に対し、手足を動かしたり顔をしかめる。
　300．痛み刺激に反応しない。

意識障害の程度を点数化できるようになっている。GCSでは点数が低いほど、JCSでは高いほど意識障害が強い。誰が評価しても同じ結果となり、臨床ではこの2つがよく用いられる。

意識障害が軽度の場合を除き、検者の指示には従えないので、病変部位の推定には以下の徴候をみる。

(2) 眼徴候

1) 眼位、眼球運動の異常（図 4.2）

両眼が同じ方向に偏倚している現象を共同偏倚という。一般に大脳病変では、病変側に（片麻痺があるときは、麻痺側と反対側に）、脳幹病変では病変と反対側に（片麻痺があるときは、麻痺側と同側に）偏倚する。Roving eye movement とは両側眼球が振り子のように左右にゆっくり動く現象で、大脳の広範な病変があるが、脳幹機能が保たれているときにみられる。Ocular bobbing は、両側眼球が正中から下方へ急速に動いてから停止し、その後ゆっくりもとに戻る現象で、橋の広範な病変（橋出血など）で生ずる。

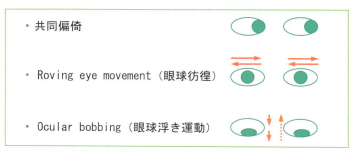

図 4.2　眼徴候（眼位、眼球運動の異常）

2) 瞳孔の異常（図 4.3）

Pinpoint pupil とは両側瞳孔の著しい縮瞳をいい、橋出血でみられる。瞳孔不動があり、一側が散大しているときは、散大側の動眼神経麻痺（副交感神経の障害）を示唆する。一側が縮瞳しているときは、ホルネル症候群（交感神経の障害）の可能性を考える。

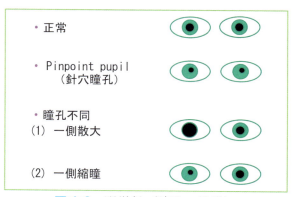

図 4.3　眼徴候（瞳孔の異常）

(3) 運動機能

意識障害時に、運動麻痺があるかどうかをみるには、表4.4のような手技を用いる。患者が自発的に手足を動かしているときは、動きに左右差がないかどうかをみる。麻痺があれば、その側の手足の動きが悪くなる。まぶた持ち上げ試験とは、患者の頭側に立ち、両側のまぶたを持ち上げて同時に離す。片側の顔面神経麻痺があると麻痺側のまぶたはゆっくり閉じるか、完全に閉じない（図4.4）。腕落下試験とは、背臥位の患者の両手をもって挙上し、同時に離すと、麻痺のある上肢は早く落下する（図4.5）。足落下試験も同様である。

表4.4　運動機能

- 自発運動の左右差
- まぶた持ち上げ試験
- 腕（足）落下試験

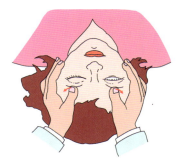

出典）田崎義昭、斎藤佳雄著、坂井文彦改訂「ベッドサイドの神経の診かた　改訂18版」南山堂　2016　P.291より一部改変

図4.4　まぶた持ち上げ試験

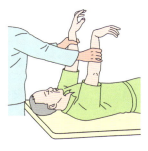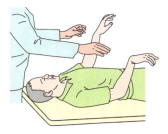

出典）田崎義昭、斎藤佳雄著、坂井文彦改訂「ベッドサイドの神経の診かた　改訂18版」南山堂　2016　P.292より一部改変

図4.5　腕落下試験

(4) 脳幹の反射

表4.5に示した反射をみる。対光反射、角膜反射のみかたは総論第1章4節参照。頭位変換眼球反射（oculocephalic reflex：OCR）とは、頭部を他動的に左右に回転させたとき、眼球が反対側に動く現象である。前庭神経、脳幹、外転・動眼神経のいずれかに異常があると、片眼あるいは両側の眼球が動かない。

表4.5　脳幹の反射と反射弓

- ■対光反射
  視神経 → 中脳 → 動眼神経
- ■角膜反射
  三叉神経 → 橋 → 顔面神経
- ■頭位変換眼球反射
  （oculocephalic reflex：OCR）
  前庭神経 → 脳幹 → 外転・動眼神経

(5) その他

髄膜刺激症状の存在は、意識障害の原因として、髄膜（脳）炎やくも膜下出血の可能性を示唆する。意識障害に伴う異常な呼吸パターンによって、病変部位を推定できることがある（図 4.6）。

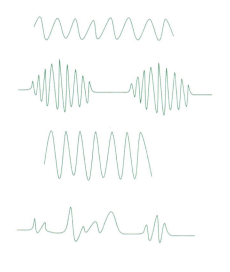

正常パターン

Cheyne-Stokes 呼吸
振幅漸増→漸減→無呼吸のパターン
両側大脳半球、間脳病変

中枢性過呼吸
規則正しい深い呼吸が持続
中脳～橋上部病変

失調性呼吸
不規則な呼吸
延髄病変

→時間

図 4.6　呼吸パターンの異常と病変部位

コラム 1　髄膜刺激症状

髄膜に病変があるときにみられる徴候である。自覚症状として頭痛、悪心・嘔吐、他覚的所見として項部硬直、ケルニッヒ（Kernig）徴候、ブルジンスキー（Brudzinski）徴候がある。項部硬直は、背臥位で、検者が患者の頭の下に手を入れて頭を持ち上げる。抵抗があり、十分屈曲しない（健常者では顎が胸に接する）ときを陽性とする。ケルニッヒ徴候は、背臥位で、検者が下肢をもち、伸展したまま挙上する。膝が屈曲してきて、検者が上から押さえても伸展できないときが陽性である（図 4.7）。痛みではなく下肢筋の硬直によって生ずる〔ラセーグ（Lasègue）徴候との違い〕。ブラジンスキー徴候は、背臥位で検者が患者の頭部を前屈させると、両側の股関節と膝関節が屈曲する現象である。

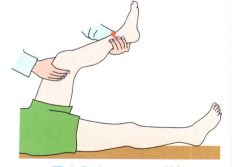

図 4.7　ケルニッヒ徴候

1.4 特殊な意識障害

表4.6に示した3つがある。閉じ込め症候群とは、両側の橋底部病変により、皮質延髄路および皮質脊髄路が障害され、眼球運動以外の随意運動が不可能となり、無動無言、下部脳神経麻痺、四肢麻痺を呈した状態をいう。脳幹被蓋部に異常はないため、意識は清明であり、視力や聴力などの感覚も保たれていることに留意が必要である。

表4.6 特殊な意識障害

- 閉じ込め症候群 (locked-in syndrome)
- 無動性無言症 (akinetic mutism)
- 失外套症候群 (apallic syndrome)

無動性無言症と失外套症候群は、ともに開眼しているが、自発運動も発声もほとんどなく、意志疎通が困難な状態である。両者の違いを表4.7に示す。無動性無言症は、前頭葉内側部病変あるいは間脳、脳幹部病変で、失外套症候群は大脳皮質、白質の広範な病変で生ずる。

表4.7 無動性無言症と失外套症候群

	無動性無言症	失外套症候群
眼球運動	追視、注視する	固定または不規則な動き 追視、注視は少ない
随意運動	ない	ない
逃避反射	ある	ない
嚥下反射	保たれる	保たれる
睡眠・覚醒のリズム	保たれる	不規則
病変部位	・前頭葉内側部 ・視床・視床下部・脳幹	大脳皮質、白質 （両側性、広範
原因疾患	脳血管障害 腫瘍、外傷、脳炎	外傷、中毒 脳血管障害

1.5 検査

意識障害時の検査を表4.8に示す。画像検査、髄液検査、血液検査は意識障害の原因を診断するための検査である。意識障害の重症度の判定には脳波が有用である。

1. 正常：α派が主体で、ときにθ波が混入
2. 軽度異常：θ波が主体で、ときにα波やδ波が混入
3. 中等度異常：持続性のδ波が主体

表4.8 意識障害時のための検査

- ■画像検査
  - X線CT
  - MRI
- ■生理検査
  - 脳波
- ■髄液検査
- ■血液検査

4. 重度異常：低振幅δ波または群発・抑制交代パターン
5. 最重度異常：平坦脳波

意識障害の程度が強くなるに従って、徐波化→低振幅化が起こる。

1.6 原因疾患

主な原因疾患を表4.9に示す。それぞれの疾患については各論を参照。代謝性疾患には、高血糖・低血糖、肝不全、腎不全、呼吸不全、電解質異常、内分泌疾患などがある。急性で持続性の高度の意識障害を呈する疾患には、大脳の大きな出血、くも膜下出血、脳幹出血、頭部外傷（急性硬膜下血腫）などがある。

表4.9　意識障害の原因

- 脳血管障害
- 脳腫瘍
- 頭部外傷
- 中毒
- 代謝性疾患
- 脳炎
- てんかん

コラム2　脳死と植物状態

　脳死とは、大脳、間脳、脳幹、小脳が不可逆的に機能を喪失した状態をいう。これらすべてが機能を失った「全脳死」と、脳幹が機能を失う「脳幹死」とがある。わが国では全脳死を脳死としている。脳死になれば、いかに他臓器への保護手段をとっても心停止に至り、回復することはない。脳死判定の前提条件として、深昏睡であること、原疾患が確実に診断されており回復の見込みがないこと、があげられる。脳死と判定するには、大脳機能の消失（脳波での電気的無活動）、脳幹機能の消失（瞳孔の散大、脳幹反射の消失、など）を確認する。臓器移植を行う場合には、「法的脳死判定」が必要となる。

　一方、植物状態は、脳幹の機能が全部あるいは一部残存し、心肺機能（血圧、呼吸など）が保たれているが、意志疎通がまったく困難な状態である。日本脳神経外科学会が1972年に作成した植物状態の定義を表4.10に示す。これらの項目が3カ月以上持続する場合を植物状態としている。

表4.10　植物状態の定義

- 自力移動が不可能
- 自力摂食が不可能
- 便・尿失禁状態
- 眼球は追視することもあるが認識できない
- 意味のある発語は不可能
- 意思疎通は不可能

日本脳神経外科学会

2 視力・視野障害

2.1 視力・視野障害の診かた

ベッドサイドでの視力、視野の診かたについては総論第1章4節を参照。詳細に評価するには、眼科的検査が必要である。視野検査には動的視野検査（指標を動かして、それがみえる範囲を調べる）と静的視野検査（指標を固定して、それぞれの位置で明るさを変えて感度を調べる）があり、前者にはGoldmann（ゴールドマン）視野計、後者にはHumphrey（ハンフリー）視野計がある。

2.2 病変部位と原因疾患

視覚路の解剖を図4.8に示す。右視野からの視覚情報は、左眼の耳側の網膜と右眼の鼻側の網膜に達する。左視野はその逆である。視神経では、耳側の網膜からの線維は外側、鼻側の網膜からの線維は内側にある。その後、視交叉で、耳側からの線維は同側の視索、鼻側からの線維は交叉して反対側の視索に入る。したがって、右視野からの線維は左視索を、左視野からの線維は右視索を走行する。視索以降（外側膝状体 → 視放線 → 一次視覚野）も同様である。また、視放線は側頭・頭頂葉では広がって走行し、網膜の下側からの線維は背側（頭頂葉）を、上側からの線維は腹側（側頭葉）を通る。

視覚路のどの部位が障害されるかによって、視野障害のタイプ（図4.8）や原因疾患が異なる。

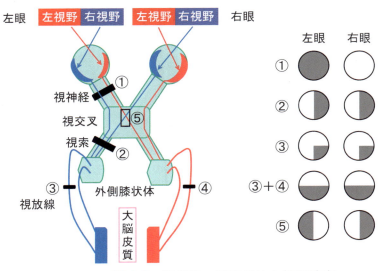

図4.8 視覚路の障害部位と視野障害

(1) 視神経

一側の視神経の障害では、単眼の視野障害が生ずる。例えば、図の①のように、左眼の視神経に横断性の障害が起こると、左眼のみが盲となる。原因として多いのは脱髄性疾患（多発性硬化症、NMO）である。

(2) 視交叉

中央部が障害されると、交叉する線維のみが障害されるため、図の⑤のように、左眼の左視野と右眼の右視野に異常がみられる。これを両耳側半盲という。下垂体腫瘍、頭蓋咽頭腫などで起こる。逆に、視交叉で外側部が両側性に障害されると、交叉しない線維のみが障害され、左眼の右視野と右眼の左視野に異常を来すことになる（両鼻側半盲）が、極めてまれである。

(3) 視索～一次視覚野

右視野からの線維は左側、左視野からの線維は右側を通るため、左側の障害では右視野、右側の障害では左視野に異常がみられる。この部位を走行する線維がすべて障害されると、対側半分の視野すべてに視野障害が出現する。これを同名性半盲という（図の②）。さらに、一側の視放線または一次視覚野の背側のみが障害されると、対側の下四分盲となる（図の③は右下同名性四分盲）。腹側のみの障害ではこの逆である（上同名性四分盲）。両側視放線または両側一次視覚野の背側半分が障害されると、両眼の下半分の視野障害（水平性下半盲）となる（図の③＋④）。腹側半分の障害ではその逆である（水平性上半盲）。両側の視放線あるいは一次視覚野全体が同時に障害されると皮質盲となる。

原因は脳血管障害（特に脳梗塞）が多い。前脈絡叢動脈領域の梗塞で、視索や外側膝状体が障害される。病変の対側の同名性半盲、片麻痺、感覚障害を前脈絡叢動脈症候群とよぶ。中大脳動脈領域の脳梗塞では視放線が障害され、同名性半盲または四分盲が起こる。後大脳動脈領域の脳梗塞では、視放線後部や一次視覚野が障害される。左右両側の梗塞では水平性半盲や皮質盲が生ずる。一次視覚野病変によって同名性半盲を呈した症例のCTを図4.9に示す。

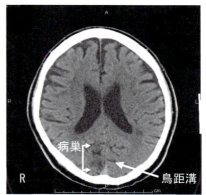

右の鳥距溝とその前後の領域（矢印で囲まれた部位）に脳梗塞による低吸収域を認める。
（左鳥距溝を矢印で示す）

図4.9 視野障害（左同名性半盲）のみ呈した症例のCT

3 複視と眼瞼下垂

3.1 複視

物が二重にダブってみえる現象を複視という。片眼でも二重にみえる単眼性複視と片眼ではダブらないが、両眼でみると二重にみえる両眼性複視がある（図 4.10）。単眼性複視は眼科的疾患〔屈折や透光体（角膜、水晶体、硝子体）の異常〕がほとんどである。本書では、神経・筋の異常による両眼性複視について解説する。

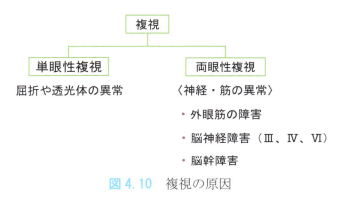

図 4.10 複視の原因

(1) 複視の診かた

まず、上下・左右どちらをみたときに複視が起こるかによって、障害筋を 1 対にしぼる。例えば、右をみたときに水平方向に二重にみえる場合は、右眼の外直筋か左眼の内直筋の障害が考えられる（図 4.11）。右下方を向いたときに垂直方向に二重にみえるときは、右眼の下直筋か左眼の上斜筋の障害である。次に、これらの 2 つの筋のどちらに運動制限があるかをみて、障害筋を決める。

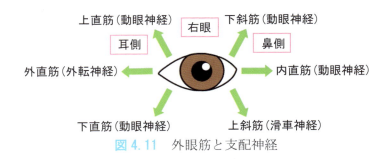

図 4.11 外眼筋と支配神経

(2) 原因

複視は、脳神経（動眼神経、滑車神経、外転神経）、脳幹、外眼筋のいずれかの障害で生ずる。

1) 脳神経麻痺

3つの神経が走行する眼窩先端部から海綿静脈洞にかけての部位で、動脈瘤や腫瘍などによる圧迫、感染など種々の原因で起こる。

2) 脳幹障害

脳幹内の神経核や髄内線維の障害（脳血管障害、腫瘍など）は1)と同様である。特殊なものに、内側縦束症候群がある（図4.12）。左右を注視するには、両眼を同時に動かす必要があるが、これには特殊な神経機構が働いている。例えば、左方向を注視する場合、まず、右前頭葉から指令が出される。指令は中脳で交叉し、対側にある中継地点である傍正中橋網様体（paramedian pontine reticular formation：PPRF）に達する。ここから、さらに2つの指令が出される。ひとつの指令は同側の外転神経核に伝えられ、左眼の外直筋を動かす。もうひとつの指令は、橋下部で交叉して、右の動眼神経核に伝えられ、右眼の内直筋を動かす。これらが同時に働くことによって、左方向の注視が可能となる。このPPRFから動眼神経核までの経路を内側縦束（median longitudinal fasciculus：MLF）という。

もしMLFに障害があると、左眼は外転できるが、右眼の内転は困難となる。これが、内側縦束症候群（MLF症候群）である。表4.11に示した3徴をMLF症候群という。原因は脳血管障害と多発性硬化症が多い。

表4.11 MLF症候群

- 病変側の眼の内転障害
- 対側眼の外転時の眼振
- 輻輳は正常

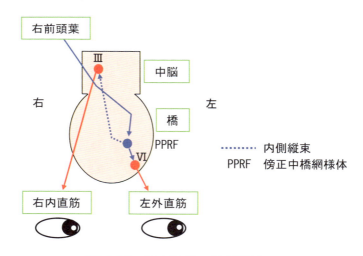

図4.12 側方注視の神経機構

3) 筋疾患

外眼筋麻痺を起こす主な筋疾患には、重症筋無力症、甲状腺眼症、外眼筋炎がある。

3.2 眼瞼下垂

神経筋疾患による場合と、その他の原因（仮性眼瞼下垂）がある。仮性眼瞼下垂には、眼瞼浮腫、老人性眼瞼下垂などがある。神経筋疾患によるものは、動眼神経麻痺、ホルネル症候群、筋疾患の3つである（図4.13）。

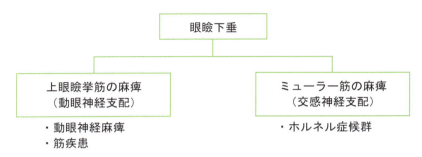

図 4.13 眼瞼下垂の原因

(1) 動眼神経麻痺

動眼神経の支配する上眼瞼挙筋の麻痺による。原因は「脳神経麻痺による複視」の場合と同様である。

(2) ホルネル（Horner）症候群

交感神経によって支配されるミューラー筋の麻痺による。①眼瞼下垂（眼裂狭小化）の他に、同側の②縮瞳、③発汗低下、④皮膚温上昇がみられる。

(3) 筋疾患

眼瞼下垂を起こす主な筋疾患には、重症筋無力症、眼窩筋炎、筋ジストロフィー症、筋強直性ジストロフィー症、ミトコンドリア脳筋症がある。

4 構音障害

4.1 概念と分類

構音障害は、その原因から4つに分類される（表4.12）。器質性とは、口唇口蓋裂、舌小帯、腫瘍など、構音器官（口唇、舌、軟口蓋、咽頭、喉頭など）の形態異常によるものをいう。聴覚性は、聴覚異常のために適切な音が獲得できないことによる構音障害である。機能性とは、原因が明らかでないもので、主に幼児期にみられる。運動障害性は、構音器官を動かす神経・筋の異常によるもので、本書ではこの運動障害性構音障害（以下「構音障害」）について解説する。

表 4.12 構音障害の分類

- 器質性
- 聴覚性
- 機能性
- 運動障害性

構音とは随意運動の一部であり、構音器官を円滑に動かすには上位・下位運動ニューロンの他に、3つの制御系（小脳系、錐体外路系、感覚系）が働く（図 4.14）。このどこかに異常があると構音障害が起こる。したがって、構音障害は表 4.13 のように分類される。下位運動ニューロンとは、顔面神経（口輪筋）、舌下神経（舌）、舌咽・迷走神経（軟口蓋、咽頭、喉頭）をさす。感覚障害（深部感覚障害）でも、構音器官へのフィードバックが障害されるため構音障害が起こり得るが、きわめてまれである。

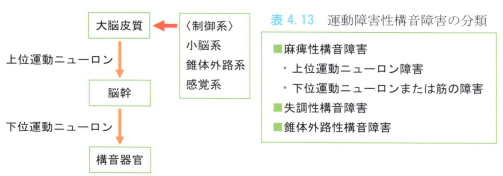

図 4.14　構音に関係する神経機構

表 4.13　運動障害性構音障害の分類
- ■ 麻痺性構音障害
  - ・上位運動ニューロン障害
  - ・下位運動ニューロンまたは筋の障害
- ■ 失調性構音障害
- ■ 錐体外路性構音障害

4.2 構音障害の診かた

(1) 自発話

評価するポイントは声（大きさ、性質）、構音（音の明瞭さ）、韻律（速度、リズム）の3点である。患者の発話が少ないときは、文章を音読させてもよい。

(2) 負荷テスト

以下のテストをして、上記の3点を評価する。

1) 単音節の繰り返し

「パパパ・・・」、「タタタ・・・」「カカカ・・・」と繰り返させる。

2) 3音節の繰り返し

「パタカ、パタカ・・・」と繰り返させる。

3) 文章の復唱

例えば「るりもはりもてらせばひかる（瑠璃も玻璃も照らせば光る）」を復唱させる。

4.3 各タイプの構音障害の特徴と原因疾患

(1) 麻痺性構音障害（図 4.15 B）

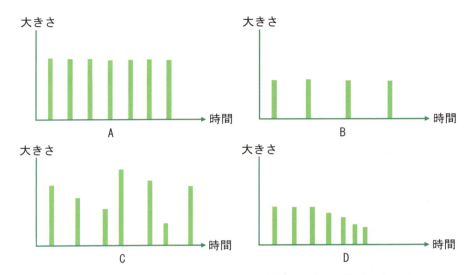

3音節を繰り返したときの音の大きさ（縦軸）と時間（横軸）を示す。

A：正常パターン　　B：麻痺性構音障害〈声が小さく、速度が遅い〉
C：失調性構音障害〈声の大きさや間隔が不規則に変動する〉
D：錐体外路性構音障害〈声の加速化と減衰がみられる〉

図4.15　各タイプの構音障害の特徴

1）上位運動ニューロンの障害（痙性構音障害）

声は開鼻性（軟口蓋麻痺のため声が鼻に抜ける）で粗造性（ガラガラ声）である。構音は不明瞭となり、発話速度が低下する。多発性脳梗塞でよくみられる。

2）下位運動ニューロンまたは筋の障害（弛緩性構音障害）

声は開鼻性、粗造性、無力性（弱々しい）で、声量が低下する。構音の不明瞭さ、発話速度の低下も著明である。代表的な原因疾患には、延髄の血管障害、筋委縮性側索硬化症、重症筋無力症などの筋疾患がある。

上位運動ニューロンの障害（偽性球麻痺）か、下位運動ニューロンの障害（球麻痺）かは、他の神経症状も参考にする。

(2) 失調性構音障害（図4.15 C）

声の大きさやリズムが不規則に変動するのが特徴である。爆発性発話、断綴性発話、不明瞭発話などといわれる。原因は脊髄小脳変性症、小脳の血管障害などである。

(3) 錐体外路性構音障害（図4.15 D）

声は小さく、気息性（かすれる）がみられる。発話が加速したり、減衰したりすることが特徴である。パーキンソン病での発話が典型的である。

コラム3　球麻痺と偽性球麻痺

球とは延髄のことである。球麻痺とは、延髄の運動神経核または運動神経（下位運動ニューロン）の両側性麻痺をいう。広義には筋疾患による麻痺も含める。偽性球麻痺は、延髄より上位の皮質延髄路（上位運動ニューロン）の両側性障害による。ともに症状は、構音障害と嚥下障害である。両者の症候を表4.14に示す。舌萎縮は球麻痺のみ、下顎反射の亢進と強制泣き・笑いは偽性球麻痺のみでみられる。

表4.14　球麻痺と偽性球麻痺

	球麻痺	偽性球麻痺
舌、軟口蓋咽頭、喉頭麻痺	＋	＋
舌萎縮	＋	－
軟口蓋反射	－	－
咽頭反射	－	－
下顎反射	－	亢進
強制泣き・笑い	－	＋のことあり

5　嚥下障害

5.1　総論

嚥下は3期からなる（表4.15）。

(1) 口腔期

食物を咀嚼し、咽頭に送る。ここで、主に働くのは咀嚼筋（咬筋、側頭筋、翼突筋：三叉神経支配）と舌（舌下神経支配）である。三叉神経に障害があると、固形物の咀嚼が困難となり、舌下神経に麻痺があると食物を咽頭まで送れなくなる。

表4.15　嚥下過程の分類

| 第1相：口腔期 |
| 第2相：咽頭期 |
| 第3相：食道期 |

(2) 咽頭期

咽頭まできた飲食物を食道に送り込む反射的運動（嚥下反射）である。軟口蓋反射により軟口蓋が挙上し、鼻咽頭部を閉鎖することにより、食物が鼻腔に入るのを防ぐ。また、食物の刺激で起こる咽頭反射によって、咽頭収縮筋が収縮し、飲食物が下方へ移動する。同時に迷走神経が働き、喉頭を前上方に挙上し、声門を閉じて、食物が気管に入るのを防ぐ。咽頭期に障害があると、食物を飲み込みにくい状態が生じ、食事中のムセや咳が多くなる。

(3) 食道期

食道の蠕動によって飲食物を食道から胃まで送る。蠕動運動は迷走神経支配であり、その障害により蠕動不全が生ずる。また、下部食道括約筋の弛緩不全によって食物の通過が妨げられる「食道アカラシア」にも迷走神経障害が関係するとの説がある。

5.2 嚥下障害の評価

(1) 神経学的評価

嚥下に関係する舌、軟口蓋、咽頭の動きや反射をみる。すなわち球麻痺、偽性球麻痺（コラム 3 参照）の有無をみる。診察法については総論第 1 章 4 節参照。

(2) 嚥下障害の検査

ベッドサイドで施行可能な簡易検査と X 線を使ったビデオ嚥下造影検査がある（表 4.16）。簡易検査の具体的方法、評価法を図 4.16〜18 に示す。ビデオ嚥下造影検査では、造影剤を嚥下させて、口腔、咽頭、食道の形態や、それぞれの期の嚥下機能を録画して評価する。

表 4.16 嚥下障害の検査

■簡易検査
- 反復唾液嚥下テスト
- 改訂水飲みテスト
- 食物テスト（フードテスト）

■ビデオ嚥下造影検査（videofluorography：VF）

患者に空嚥下を反復してもらう

〈評価〉
30 秒間に 3 回以上できれば良好
30 秒間に 2 回以下なら不良

図 4.16 反復唾液嚥下テスト

---

3 mL の冷水を嚥下してもらい、むせ、呼吸の変化、嗄声の有無をみる

〈評価〉
1 点　嚥下なし、むせまたは呼吸変化を伴う
2 点　嚥下あり、呼吸変化を伴う
3 点　嚥下あり、呼吸変化はないが、むせあるいは嗄声を伴う
4 点　嚥下あり、呼吸変化、むせ、嗄声なし
5 点　4 点に加え、空嚥下が 30 秒以内に 2 回以上可能

図 4.17 改訂水飲みテスト

ティースプーン 1 杯（3〜4 g）のプリンを嚥下させて、その状態を観察する

〈評価〉
1 点　嚥下なし、むせまたは呼吸変化を伴う
2 点　嚥下あり、呼吸変化を伴う
3 点　嚥下あり、呼吸変化はないが、むせあるいは嗄声や口腔内残留を伴う
4 点　嚥下あり、呼吸変化、むせ、嗄声なし、追加嚥下で口腔内残留物は消失
5 点　4 点に加え、空嚥下が 30 秒以内に 2 回以上可能

図 4.18 食物テスト

5.3 嚥下障害の原因（図4.19）

嚥下障害の原因を、大きく口腔・嚥下期と食道期に分ける。口腔・嚥下期の原因疾患には、耳鼻科的疾患（咽頭炎、扁桃肥大、咽頭腫瘍など）以外に、球麻痺や偽性球麻痺を呈する多くの神経筋疾患がある。嚥下障害を起こすことの多い代表的疾患を表4.17に示す。

食道期の原因疾患には、食道がん、逆流性食道炎などの消化器疾患が多いが、前述の迷走神経障害による蠕動不全や食道アカラシア、大動脈瘤などの外部からの圧迫による通過障害がある。

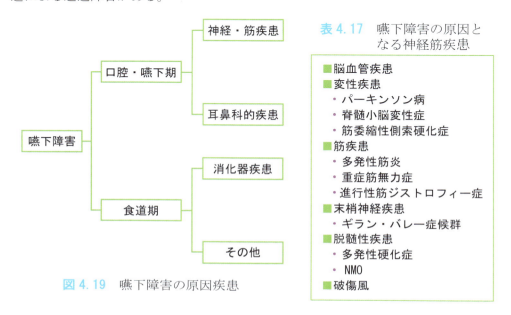

図4.19 嚥下障害の原因疾患

表4.17 嚥下障害の原因となる神経筋疾患

- ■ 脳血管疾患
- ■ 変性疾患
  - ・パーキンソン病
  - ・脊髄小脳変性症
  - ・筋委縮性側索硬化症
- ■ 筋疾患
  - ・多発性筋炎
  - ・重症筋無力症
  - ・進行性筋ジストロフィー症
- ■ 末梢神経疾患
  - ・ギラン・バレー症候群
- ■ 脱髄性疾患
  - ・多発性硬化症
  - ・NMO
- ■ 破傷風

6 錐体路症候と錐体外路症候

6.1 錐体路症候

(1) 錐体路(pyramidal tract)とは

随意運動は大脳皮質の運動野に由来する指令が運動ニューロンにより伝達され、運動に必要な筋肉を収縮させることで行われる。この過程には2段階の運動ニューロンが存在し、それぞれ上位運動ニューロンと下位運動ニューロンとよばれる。上位運動ニューロンは大脳皮質の運動野に存在するベッツの巨細胞に始まり、支配する筋肉の髄節高位（例、顔面筋では橋、上肢筋では頸髄、下肢筋では腰〜仙髄）まで下降する。脳幹(中脳、橋、延髄)の運動神経核あるいは各髄節の脊髄前角で、筋収縮の指令は上位運動ニューロンから下位運動ニューロンに伝達され、下位運動ニュ

ーロンが筋肉に至り筋肉を収縮させる。

　上位運動ニューロンのうち、脊髄まで下降するニューロンを錐体路とよぶ。延髄の錐体を通ることから錐体路と名づけられている。錐体路は延髄の錐体で反対側に交叉し（錐体交叉）、支配髄節まで下降する（図 4.20）。錐体交叉より上位の錐体路が障害されると障害側とは反対側に、錐体交叉より下位で錐体路が障害されると障害側と同側に、上位運動ニューロン症候、すなわち錐体路症候が出現する。

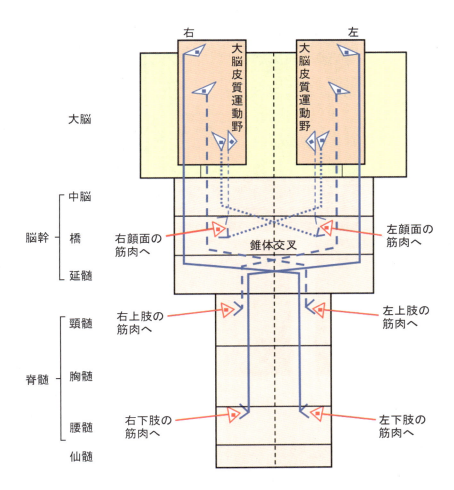

　上位運動ニューロンを青の実線や点線で、下位運動ニューロンを赤で示す。上下肢の筋肉は上位運動ニューロン（錐体路）が延髄の錐体で左右交叉するため、反対側の大脳皮質運動野が支配している。顔面筋のうち、額の筋肉は左右交差する上位運動ニューロン（太い点線）と左右交叉しない（細い点線）上位運動ニューロンの両者の支配を受ける。そのため、片側の大脳病変では麻痺を来さない。下位運動ニューロンの障害では同側の額に麻痺を来す。下部顔面の筋肉は交差する上位運動ニューロン（細い点線）に支配されるため、片側の大脳病変では反対側の顔面麻痺を呈する。

　　図 4.20　顔面、四肢の筋肉を支配する運動ニューロンのモデル図

(2) 錐体路に関係する脳部位

図 4.21 に大脳皮質運動野に起始する錐体路が走行する部位を MRI 上に示す。大脳皮質運動野を出発後、半卵円中心、放線冠、内包、中脳の大脳脚、橋の底部を経て、延髄の錐体に達する。錐体にて左右交叉し、脊髄の側索を支配する筋肉の髄節レベルまで下降する。この経路上のいずれかの部位に病変が生じると支配する筋肉に麻痺が生じる。

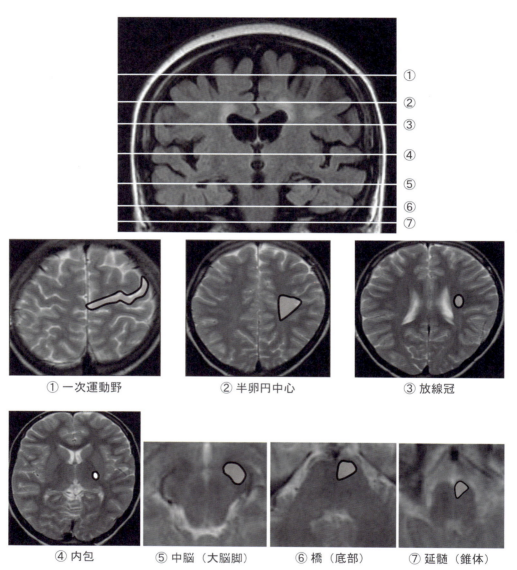

① 一次運動野　② 半卵円中心　③ 放線冠

④ 内包　⑤ 中脳（大脳脚）　⑥ 橋（底部）　⑦ 延髄（錐体）

錐体路の走行する部位を MRI 上に示す。前額断での①〜⑦の断面が、下の水平断のそれぞれの番号に対応している。

図 4.21　錐体路の走行部位

(3) 錐体路症候

最も前景に立つ症状は運動麻痺である。以下のような分布パターンをとる。

1) 片麻痺 (hemiplegia)

片側の上下肢の麻痺で、大脳皮質から頸髄に至るまでの錐体路の障害で生じる。

2) 対麻痺 (paraplegia)

両下肢の麻痺で、胸髄以下の両側にまたがる脊髄病変で生じる。

3) 四肢麻痺 (tetraplegia)

両側上下肢の麻痺で、両側性の大脳病変、左右にまたがる脳幹や頸髄の病変で生じる。

4) 単麻痺 (monoplegia)

片側の上肢または下肢の1肢の麻痺である。片側の大脳皮質あるいは白質、または脊髄で片側の上肢または下肢に限局する範囲を支配するニューロンを含む病変で生じる。一方、下位運動ニューロンである脊髄神経根、脊髄神経叢の障害によっても単麻痺を生じることがある。

その他、筋緊張は亢進し、痙縮を呈する。腱反射は亢進し、病的反射（Babinski反射、Hoffmann反射など）が陽性となる。

症候の診かたについては、総論第1章第5節参照。

(4) 主な原因疾患

脳梗塞、脳出血、脊髄梗塞や出血、多発性硬化症など、各種の疾患で錐体路症候がみられる。

6.2 錐体外路症候

(1) 錐体外路 (extrapyramidal tract) とは

大脳の深部には灰白質である尾状核、被殻、淡蒼球（内節、外節）、視床下核が存在し、大脳基底核とよばれている。これらの大脳基底核と中脳の黒質（網様部、緻密部）（臨床的に患者の症状を理解するうえでは黒質も大脳基底核に含める場合がある）が神経回路網を形成し運動の調整を行っているが、この機能を総称して錐体外路とよぶ。錐体外路は運動に際し、運動の速度や大きさ、量、筋肉同士の力関係を調整し、運動の開始や停止のきっかけをつくる。

(2) 錐体外路に関連する脳部位

図4.22 に現在想定されている錐体外路の神経回路のひとつを提示するが、ドパミン D_1 受容体を介する直接路が作用すると運動を促進するアクセルの機能を、ドパミン D_2 受容体を介する間接路が作用すると運動を抑制するブレーキの機能を担う。両

者が拮抗して運動を制御している。そのため、錐体外路の障害では筋が麻痺するわけではないが、うまく動かすことができない。

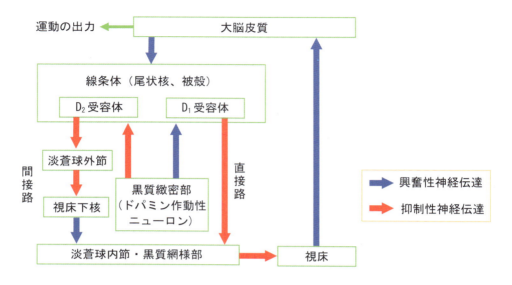

図 4.22 錐体外路の神経回路モデル

(3) 錐体外路症候(extrapyramidal sign)の診かた

錐体外路の障害で生じる症状には、1) 無動、2) 筋強剛、3) 姿勢保持障害、4) 不随意運動などがある。不随意運動については、本章8節にて解説されるため、ここではその他の錐体外路症候について記す。

1) 無動 (akinesia)・寡動 (brradykinesia)

無動・寡動はパーキンソン病の運動症状の最も中核となる症状である。動作の開始時になかなか動き始められないことが無動である。これらは、動作が乏しくあるいは小さくなる運動減少 (hypokinesia)、運動が遅くなる (bradykinesia)、動作開始時のすくみ (freezing) などの現象を含む。これらの現象は患者が動作を行っている様子を観察することで捉えられる。パーキンソン病などの錐体外路が障害される疾患の患者では歩行開始時にすくみ足がみられ、歩行開始後も歩幅が狭い小幅歩行を呈し、歩行速度が遅く、手の振りが少ない。字を書く際には、だんだん字が小さくなる小字症もみられる。顔面筋に注目すると、顔面筋の運動の減少を反映して表情の変化が乏しく仮面様顔貌で、眼の瞬きも少ない。話す声は小さく、抑揚が乏しく単調である。

2) 筋強剛 (rigidity)

患者が受動的に関節を屈伸される際に、検者は動かしている間を通して一様な抵

抗を感じる。この抵抗には、がくがくとした歯車を回すような抵抗（歯車様筋強剛）と鉛管を曲げるときのような一様な抵抗（鉛管様筋強剛）がある。筋強剛も錐体路徴候の痙縮も他動的に関節を屈伸したときの抵抗であるが、痙縮は途中で抵抗が消失する折りたたみナイフ現象を呈するが、筋強剛では伸張の開始から最後まで持続的に抵抗が出現する。

3) 姿勢保持障害 (postural instability)

立位の患者を前後左右などの各方向へ引いたり押したりした際に、患者が立ち直ることができず、倒れてしまう現象である。力を加えられた方向へ足がすたすたと突進した後に倒れる場合や、足が出ることもなくそのままの場所で棒のように倒れてしまう場合がある。

4) 不随意運動 (involuntary movement)

各種の不随意運動も錐体外路の障害に起因すると考えられているが、詳細は8節を参照されたい。

(4) 主な原因疾患

パーキンソン病、進行性核上性麻痺、皮質基底核変性症、ハンチントン病などの神経変性疾患、大脳基底核の血管病変による脳血管性パーキンソニズムなど、パーキンソン病の鑑別疾患となる疾患でみられる。

7 運動失調と平衡障害

7.1 運動失調

運動失調には、小脳性運動失調と深部感覚障害性（後索性）運動失調がある。具体的症状は、構音障害、起立・歩行障害、四肢の運動失調である（「診かた」は総論第1章5節参照）。

(1) 小脳性運動失調の病変部位と原因疾患

小脳と大脳皮質とは図4.23に示すような神経回路を形成している。入力は、大脳皮質（中心前・後回を中心とする部位）から橋核に至り、ここでニューロンを変えて中小脳脚を通り小脳皮質に達する。出力は小脳核から上小脳脚を通り、赤核、視床を経て大脳皮質に至る。この神経回路のどこに病変が生じても、小脳性運動失調が起こる。橋核と中小脳脚間（橋）、上小脳脚と赤核間（中脳）で、線維が交叉していることに注意が必要である。このため、中小脳脚 → 小脳 → 上小脳脚に病変があると、病変と同側の上下肢に運動失調がみられる。一方、赤核 → 視床 → 大脳皮質 → 橋核に病変があると病変と対側に症状が発現する。

原因疾患は、小脳限局病変を呈する疾患には、脳血管障害（小脳梗塞・出血）、多発性硬化症、小脳炎、腫瘍などがある。他の神経路の障害は、脳血管障害が多い。

(2) 深部感覚障害性運動失調の病変部位と原因疾患

深部感覚の経路を図4.24に示す。末梢神経から脊髄に入り、そのまま同側の後索を上行し、延髄でニューロンを変える。その後左右交叉し、内側毛帯を通り、視床を経て大脳皮質（中心後回）に達する。この経路のどこが障害されても深部感覚障害性運動失調が起こる。原因疾患は、末梢神経では多発性神経症、脊髄では血管障害（後脊髄動脈症候群）、多発性硬化症、脊椎疾患などがある。脳幹～頭頂葉は脳血管障害によることが多い。

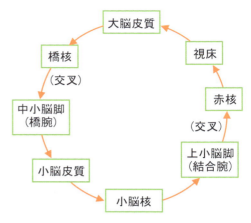

図4.23　小脳の神経回路

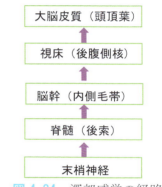

図4.24　深部感覚の経路

7.2 平衡障害

平衡障害は起立・歩行におけるふらつき、動揺である。四肢の運動障害はない。

(1) 平衡障害の診かた

表4.18に主な診察法を示す。腕偏倚試験、ロンベルグ（Romberg）試験、閉眼足踏み試験については、総論第1章4節参照。Mann試験は、両足を前後にずらして、片方の足の踵と、もう一方の足のつま先が接するように立たせ、落ち着いたところで閉眼させる。平衡障害があると、障害側に体が傾く。Romberg試験よりも負荷が大きく、軽度の平衡障害も検出できる。

表4.18　平衡障害の診かた

- 腕偏倚試験（arm deviation test）
- Romberg試験
- 閉眼足踏み試験
- Mann試験

(2) 平衡障害の病変部位と原因疾患

平衡機能に関係する脳部位を図4.25に示す。内耳にある半規管と前庭（卵形嚢、球形嚢）から入力した感覚は、前庭神経を通り脳幹にある前庭神経核に達する。前

庭神経核からは、視床 → 大脳皮質、小脳、脊髄（前庭脊髄路）への経路があるが、臨床的に平衡障害に最も関係するのは小脳への経路である。

内耳〜前庭神経核の障害で、病変側の平衡障害（前庭症状）が起こる。小脳病変では、運動失調による起立・歩行障害と平衡障害によるそれとを明確に区別するのは難しい。

原因として頻度の高いものに、前庭神経炎、脳幹の血管障害（Wallenberg症候群など）がある。

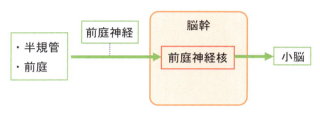

図 4.25　平衡障害を起こす部位

8 不随意運動 (Involuntary movements)

8.1 総論
(1) 概念

不随意運動の症候学における確立過程は、錐体外路症候の概念形成と重なり合っている。錐体外路症候はそれが確立する以前にすでに舞踏病、振戦、片側バリズム、アテトーゼ、ジストニー、筋強剛など錐体路症候（運動麻痺、痙縮）とは異なった種類の運動症状が記載されていた。その後、錐体外路疾患と病理学的対応について検討がなされ、舞踏病には線条体の変性が、Parkinson病には中脳黒質の変性が、片側バリズムには視床下核（ルイ体）の障害が指摘され、さらにアテトーゼには淡蒼球と尾状核が、ジストニーには視床腹外側核と淡蒼球の障害が、筋強剛には淡蒼球または黒質との対応が報告された。

20世紀初頭に肝レンズ核変性症（Wilson病）における線条体障害の症候が報告され、同時期に両側アテトーゼにおいて線条体の大理石状態が報告された。それにより、大脳基底核の障害による錐体外路症候が明確にされた。具体的には、無動、筋緊張異常（低下、亢進）、不随意運動（舞踏運動、アテトーゼ、片側バリズム、ジストニー、振戦など）がその中軸とされた。現在、錐体外路系に関する神経伝達物質が解明されて不随意運動に対し、薬理学的、外科的治療が行われている。

(2) 大脳基底核の解剖（図 4.26）

　大脳基底核は大脳基底部の諸核の総称で、basal ganglia の日本語用語である。大脳基底核を構成するのは線条体（corpus striatum）（尾状核；ncl.caudatus と被殻；putamen）と淡蒼球（pallidum）である。これらはMRIの前額断、水平断で明瞭にみることができる。線条体は発生の過程で内包によって尾状核（上内方）と被殻（外下方）に分離・分断された。かつてこの被殻とその内側に接する淡蒼球をあわせてレンズ核（ncl.lentiformis）と称したが、両者は発生学的に異なる（被殻は終脳由来、淡蒼球は間脳由来）。なお淡蒼球は内節と外節に分かれ、機能は異なるが、通常のMRIでは明確には区別し難い。大脳基底核は、間脳に属する視床下核、中脳の赤核、黒質とともに錐体外路系の中心的存在をなしている。

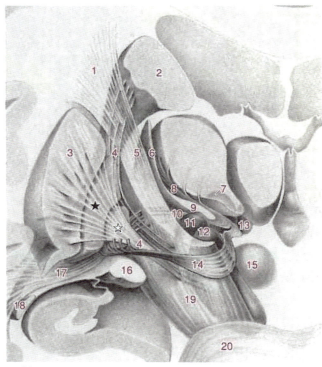

1. 放線冠、2. 尾状核（体部）、3. 被殻、4. 線条体黒質線維、5. 内包（後脚）、6. 視床網様体核、7. 視床正中中心核、8. 視床束、9. 不確帯、10. レンズ核束、11. 視床下核（ルイ体）、12. 黒質、13. 束傍核、14. レンズ核わな、15. 赤核、16. 視束、17. 内包（下レンズ核部）、18. 尾状核（尾部）、19. 大脳脚、20. 橋、★ 淡蒼球（外節）、☆ 淡蒼球（内節）

出典）Nieuwenhuys R, Voogd J. van Huijzen Chr (1988). The Human Central Nervous System—A synopsis and atlas. 3 rd ed. Springer-Verlag. Berlin, p251.

図 4.26　大脳基底核部諸核

(3) 不随意運動の定義と種類 [1), 2)]

　不随意運動は、本人の意思とは無関係に、本来生ずべきでない筋収縮または肢節運動である。その代表的なものとして振戦（tremor）、舞踏運動（chorea）、バリズム—舞踏病（ballism-chorea）、アテトーゼ（athetosis）、ジストニー（dystonia）、

片側バリズム（hemiballism）が中軸をなす。加えてミオクローヌス（myoclonus）、チック（tic）、ジスキネジー（dyskinesia）、ミオキミー（myokimia）、線維束性攣縮（fasciculation）、攣縮（スパズム；spasm）、有痛性攣縮（クランプ；cramp）などがある。本節では振戦から片側バリズムまでを記載する。

8.2 振戦（tremor）

振戦は罹患筋群の運動の状態により3つに分類される。すなわち静止時振戦、姿勢時振戦および動作時振戦である。

静止時振戦はリラックスした状態で、手足に随意的収縮がまったくない状態で出現する。この振戦は運動の遂行または姿勢の維持のために随意的に筋が収縮すると直ちに消失する。

姿勢時振戦はある筋群が等尺性に収縮する状態で出現する。多くの場合、それは四肢を固定する近位筋の筋群に認められる。この振戦は一定の姿勢にのみ観察される。すなわち、(1)上肢全体をまっすぐ水平に突き出す姿勢、(2)両肘を外転させ、左右の示指と示指が対立し合うように前腕を屈曲させる姿勢で出現する

動作時振戦は小脳性振戦と企図振戦とに分けられる。小脳性振戦は随意運動時に出現し一連の断続的な動きに変わり、運動時に動揺がみられ手は目標に達し終末動揺を伴うことも伴わないこともある。これは小脳性運動失調による小脳性振戦である。企図振戦は、水の入ったコップを口にもってゆこうとすると手と前腕が振えコップが口に近付くほど震えが強くなる。目的に達すると水が飛び散るほど震えが強くなる。

静止時振戦はほぼ例外なくParkinson病（症候群）にみられ、姿勢時振戦は、本態性振戦の一般的徴候である。動作時振戦には小脳系が関与している。

(1) Parkinson病振戦

Parkinson病振戦はParkinson病が呈する症候のひとつである。それに無動（動作緩慢）、筋強剛、姿勢反射障害を加えて四症候（四徴；tetrad）とすることもある。

1) 症候

静止時振戦で、周波数は4〜7Hz（中心は5〜6Hz）の規則的な律動性を有する。示指の指頭と拇指の掌側面をこすりあわせるような"丸薬丸め様振戦"（pill rolling tremor）が典型的である。振戦はその肢節を動かすと途端に消失し、静止して数秒すると再び出現してくる。心理的緊張で振戦は速くなり、睡眠中は消失する。

2) 病変部位

大脳基底核[*1]。

3）病因

Parkinson病、Parkinson症候群[*2]。

4）治療

抗コリン薬、ドパミン作動薬が有効である。薬物治療が不十分の場合、脳深部刺激（視床下核または淡蒼球内節）が推奨される。

(2) 本態性振戦 (essential tremor)

姿勢時振戦を呈する代表的疾患である。

1）症候

家族性に発症し、若年者から40〜50歳代以降に発症する。患者は頭部の震え、書字時の字の震え、声の震えを訴える。坐位で水平挙上の上肢に細かく速い姿勢時振戦（7〜11Hz）を呈する。精神的緊張で増強し、飲酒で軽減する。

2）治療

β-遮断薬のアロチノール塩酸塩、プロプラノロールが有効である。

(3) 小脳性振戦 (Cerebellar tremor)

1）症候

運動時にみられる動揺性の振戦である。小脳性運動失調患者にみられる。指鼻試験を行うと手指は動揺性に動きながら目標に進む。精神的緊張による影響はなく、動作を繰り返すと習熟する。

2）病変部位

小脳。

3）病因

脳血管障害、悪性腫瘍、変性疾患など。

4）治療

クロナゼパムなど。

(4) 企図振戦 (intention tremor)

小脳性振戦と企図振戦とを同義に用いる誤りが多い。小脳性振戦は心理的影響を受けず、目的に達すると動揺はなくなり、姿勢時振戦を伴わない。しかもその動揺は心理的影響を受けることなく、明らかに企図振戦と区別される。

[*1] **大脳基底核**：Parkinson病の病変の主座は中脳黒質にあるが、病態・薬理学的には線条体を中心とする大脳基底核（群）と密接な関係を有する。したがって、これらが侵されるParkinson症候群ではParkinson症候が出現し得る。

[*2] **Parkinson症候群**：Parkinson症候群には、線条体系を侵す変性疾患（線条体黒質変性症、オリーブ橋小脳萎縮症、Shy-Drager症候群、進行性核上性麻痺など）と、薬剤性、脳血管性、脳炎後、正常圧水頭症、脳腫瘍、外傷性が原因でParkinson症候を呈するものがある。

1) 症候

水を満たしたコップを口に持ってゆくときに、コップが口に近づくほど上肢の震えは激しくなり、水をこぼすほど震えが激しくなる。動作が企図的であるほど一層際立つ。自動的動作では軽い。筋肉が完全に休止した状態で消失する。

2) 病変部位

赤核、上小脳脚。

3) 病因

多発性硬化症、脳血管障害。

4) 治療

クロナゼパムが有効。不十分な場合は、視床（中間腹側核）の定位的破壊術が推奨される。

8.3 舞踏運動（chorea）

日本では症候のときは舞踏運動とし、病名のときは舞踏病として区別している。舞踏病の記載は、古くはSydenham（シデナム）舞踏病（1684）の記述がなされ、その後Huntington（ハンチントン）舞踏病（1872）、老年性舞踏病（1889）が記述された。

(1) 症候

自発的、唐突で予期しない瞬発的な、無秩序で不規則な不随意運動で、動きは速くて、小さい。手指、上肢、顔面・頸部、体幹、下肢のいずれにも生じ得る。身体の一部に留まるもの、広範囲にわたるものがある。常同性（stereotype）[*3]がない。筋緊張は低下する。

(2) 病変部位

尾状核・被殻（線条体）。

(3) 病因

Sydenham（シデナム）舞踏病（小舞踏病）、脳炎、妊娠初期、一酸化炭素中毒、脳血管障害（片側バリズム；hemiballismからの移行）、Huntington（ハンチントン）舞踏病、老年性舞踏病。

(4) 治療

ドパミンの作用を遮断する薬物であるフルフェナジン、ハロペリドール、リスペリドン、レセルピンなどが有用である。

[*3] **常同性**（stereotype）：ひとつひとつの動きは大、小、間隔が不規則であるが、似たような動きの繰返しをいう。

8.4 バリズム-舞踏運動 (ballism-chorea)

古くから知られている視床下核（ルイ体）の血管性病変による片側バリズム (hemiballism) に対し、近年、糖尿病患者や脳血管障害で、レンズ核病変によるバリズムと舞踏運動との中間的な混合を思わせる異常運動（バリズム-舞踏運動）が認められている。

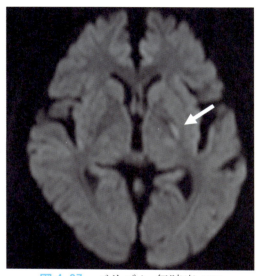

71歳女性、朝から右手が勝手に動き始めたことを主訴に受診、診察上、右上下肢にバリズム-舞踏運動がみられ筋緊張は低下している。
MRI：左淡蒼球に梗塞を認める。

図4.27 バリズム-舞踏病 MRI

(1) 症候

バリズムで始まるものと、舞踏運動で始まるものがある。レンズ核病変によるバリズムは視床下核（ルイ体）病変によるものほどには激しくなく、バリズムと舞踏運動の中間あるいは両者の混在を思わせる。舞踏運動に常同性[*3] (stereotype) の要素がみられる。

背景に糖尿病があり、高血糖時にバリズムが発現する。

(2) 病変部位

被殻＞尾状核＞淡蒼球（図4.27）。

(3) 病因

糖尿病（高血糖）での血管性病変、脳血管障害。

(4) 治療

不随意運動にはチアプリド、スルピリドなどドパミン受容体拮抗薬が有効である同時に糖尿病、脳卒中の治療を行う。

8.5 アテトーゼ（athetosis）（図4.28）

アテトーゼ（athetosis）とはHammond（1871）がwithout fixed position（固定指の指位を維持できない）「異常運動」として名づけたものである。臥位、坐位、また立位でもみられる。

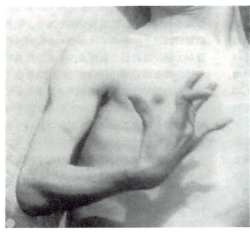 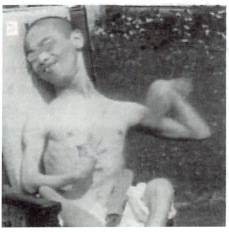

脳性麻痺による両側アテトーゼ患者で会話中にみられたシーン（坐位時）
a. 手指の異常運動は指基節（2～3指）の軽い屈曲、中節の過伸展、末節の軽い屈曲が各指に不揃いに生ずるとともに各指が開扇位の指位をとる。
b. しかみ顔、頸の回旋、両上肢の異常運動（左手には小刻みな震え）、左下肢の三重屈曲運動がみられる。これらに比べ体軸の異常運動、捻転は軽微である。

出典）平山 惠造、岡本 保（1995）．アテトーゼとジストニーの定義と症候学（付：舞踏アテトーゼ）．神経進歩 39：377-390

図4.28 アテトーゼ運動

(1) 症候

四肢、頸部に発現する緩慢な異常運動である。四肢の動きはタコが這うときの脚に喩えられる。運動が緩慢なため、一見「姿勢」にみえることがある。他人からの声かけ、能動動作、受動運動など、心身への（僅かな）刺激で誘発される。患者の意図する動作が、異常運動のために妨げられて円滑に行えない。主動筋とその拮抗筋が同時に収縮（隆起）し、両筋を硬く触れる。発語筋に及べば断綴性、爆発性の発語になる。長く経過すると、指・趾・肢節の変形を来たす（まむし指、銃剣指、凹み手、Babinski 趾位など）。

(2) 病変部位

線条体（被殻、尾状核）が主要病変である。淡蒼球、視床下核、視床なども検討対象となる。

(3) 病因

出生時無酸素症（大理石状態）、核黄疸（後遺症）、肝レンズ核変性症（Wilson病）、成人での脳血管障害（視床病変）。

(4) 治療

アテトーゼに伴う筋緊張亢進への治療として、ダントロレン、トリヘキシフェニジル、ジアゼパムが有効である。

8.6 ジストニー（dystonia）

ジストニーは臥位ではみられず（消失し）、立位、歩行時に発現する「異常姿勢」に用いられる（Destarac 1901、Oppenheim 1911）。

(1) 症候

安静臥位では異常は認められない。坐位、立位あるいは四肢のある姿勢（肢位）をとると、体軸（頸部・体幹）や肢節に異常姿勢が生じる—これがジストニーの原義である。捻転ジストニーという言葉があるように捻転性の要素が目立つ。同じ体位、肢位をとると、毎回、同じ異常姿勢が生じる。心理的緊張により増悪する。患者の皮膚に触れると改善する場合がしばしばある（矯正手技）。

異常姿勢が広汎な「全身性ジストニー」と、身体の一部に限局する「局所性ジストニー」とがある。局所性ジストニーによるものとして、攣縮性斜頸（痙性斜頸；spasmodic torticollis）、書痙（writer's cramp）、演奏家攣縮（musician cramp）などがある（図4.29）。

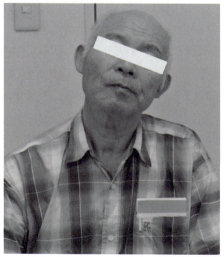

側屈位に捻転要素がみられる。

図4.29　ジストニー、攣縮性斜頸（自験例）

(2) 病変部位

症候性ジストニーでは線条体（特に被殻）、淡蒼球、視床、中脳が注目されている。

(3) 病因

症候性のものは脳血管障害、脳炎、代謝障害（無酸素症、核黄疸、一酸化炭素中毒、肝レンズ核変性症（Wilson病））。

(4) 治療

ジストニーに対する薬物治療としてトリヘキシフェニジル、クロナゼパム、ジアゼパムが用いられる。筋緊張緩和としてはボトックス治療（コラム5参照）が行われている。バイオ・フィードバックなどの心理療法も有効な場合がある。

8.7 片側バリズム（hemiballism）

視床下核（ルイ体）（図4.26）は大脳前額断では視床と内包・大脳脚の間にあり、レンズ形を呈する。ルイ体と淡蒼球とは最も線維連絡が密であるが、線条体（被殻、尾状核）とは直接の連絡はない。ルイ体の中には体性機能局在（somatotopy）があり、吻側極が顔面、中央部が上肢、尾方部が下肢といわれている。

(1) 症候

片側の上肢、下肢をそのつけ根から全体を投げ飛ばすような激しい異常運動である。急に発現し、常同性（stereotype）の繰り返し運動を呈する。頸部、顔面、舌に広がることもある（頸の捻転、しかめ顔、口中で舌が踊る）。覚醒中は絶えず休みなく動く。睡眠中は消失する。心理的状況で増強、減弱する。皮膚刺激や知的作業で増強する。筋緊張は低下する。病変の広がりにより随伴症候として、視床症候（感覚鈍麻）、不全片麻痺、Horner症候群（病変と同側性）を呈する。

(2) 病変部位

視床下核（ルイ体）。

(3) 病因

脳血管障害（出血＞梗塞）。脳腫瘍（まれ）。

(4) 治療

薬物治療としては、ハロペリドール、クロールプロマジン、チアプリド、スルピリドなどのドパミン受容体拮抗薬、バルプロ酸などのGABA系増強薬が用いられる。

コラム4　偽性アテトーゼ

いわゆる位置覚（深部感覚）障害がある患者が、宙で、ある肢（指）位をとってから閉眼すると、その肢（指）が徐々に動くのがみられる。病変部位はさまざまである（末梢神経、後根・後索、視床、頭頂葉）。

コラム5　ボツリヌス治療

ボツリヌス症（botulinus）の原因毒素であるボツリヌス毒素（botulinus toxin）を、目標とする筋へ注射する治療法である。

・作用機序

神経筋接合部で運動神経終末に作用する場合、アセチルコリン放出を阻害して神経筋伝達を遮断し、骨格筋麻痺を来す。それに加えて、自律神経の神経終末にも働き、腺分泌の抑制作用をもつ。2018年現在、わが国で承認されている製剤はA型毒素ボトックス®である。

・適応症

眼瞼痙縮、片側顔面痙縮、痙性斜頸、2歳以上の小児脳性麻痺患者における下肢痙縮に伴う尖足、上肢痙縮・下肢痙縮、重度の原発性腋窩多汗症、斜視である。

・効果

治療数日後に現れ、数カ月間持続する。必要に応じて治療を反復する。

・有効率

眼瞼痙攣、片側顔面痙攣では80～90％と高く、痙性斜頸は50～60％である。痙縮の治療では、リハビリテーションが必須で、ボツリヌス治療はその補助療法として用いられている。

引用・参考文献

1) 平山惠造：神経症候学。改訂第二版第Ⅱ巻 2010、東京、文光堂。P 591-809.

2) Rondot P, Bathien N, Ziegler M (1988). Les mouvements anormaux. Masson, Paris. [→平山・間野（訳）（1990）]

3) Nieuwenhuys R, Voogd J. van Huijzen Chr (1988). The Human Central Nervous System—A synopsis and atlas. 3 rd ed. Springer-Verlag. Berlin, p251.

4) 平山 惠造、岡本 保（1995）. アテトーゼとジストニーの定義と症候学(付：舞踏アテトーゼ)。神経進歩 39：377-390。

総論 第5章

神経学的検査法

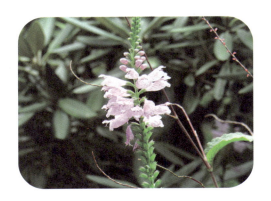

1 画像検査

1.1 MRI と MRA

　磁気共鳴画像（magnetic resonance imaging：MRI）は、強い磁場のなかにある生体組織に特定の電磁波をかけると、生体の状態に応じた電磁波が戻る、という核磁気共鳴現象（nuclear magnetic resonance）を利用して、身体の断層像を得る方法である。開発者の Paul C. Lauterbur と Peter Mansfield は 2003 年のノーベル医学生理学賞を受賞している。X 線 CT では、これまで水平断面の一方向のみで病変の評価をすることが多く、また義歯などによるアーチファクトが生じやすい後頭蓋窩や脳幹などの微細構造内の病変を検出しにくい、などの問題点があった。MRI はこれらの問題点を解決し、X 線 CT 以上の情報量を提供してくれる検査手法である。

　MRI は種々の撮像条件が設定でき、臨床現場では目的に応じて使い分けている。日常的に使用されているのは T1 強調画像、T2 強調画像、FLAIR 画像、拡散強調画像（diffusion weighted image）であり、出血性病変では T2*（T2 スター）画像も用いられている。それぞれの画像を図 5.1 に示す。

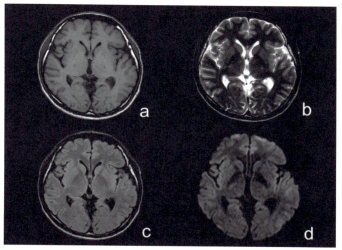

　図 5.1　T1 強調画像、T2 強調画像、FLAIR 画像、拡散強調画像

(1) T1 強調画像（図 5.1a）

　T1 強調画像は脳実質を等信号（灰色系）、髄液を低信号（黒色）で示す。解剖学的な構造が同定しやすく、脳萎縮の程度を観察するのに適している。一方で急性期の脳梗塞や炎症性、脱髄性病変は、脳実質との区別がしにくい灰色系の色で表され

るため、これらの病変の描出には向いていない。脳梗塞慢性期には低信号（黒色）を呈するため、同定することは可能である。また脳出血の場合には亜急性期に高信号（白色）となる。

(2) T2強調画像（図5.1b）

T2強調画像は脳実質を低～等信号（黒色ないし灰色系）、髄液を高信号（白色）で示す。白黒のコントラストがはっきりしているため、脳実質内の病変の検出に適している。例えば、脳梗塞は急性期から高信号病変で示され、慢性期でも（程度の差はあるが）基本的には高信号のままで観察される。脳梗塞の他に、炎症性病変や脱髄性病変、腫瘍性病変も明瞭に描出される。T2強調画像は脳幹や皮質下白質・基底核領域の病変の描出に優れているが、脳表面上の病巣、もしくは脳表に接するように存在する病巣については、隣接する髄液の高信号が支障となり、同定が困難となることが多い。この点を改良したのが、次に示すFLAIR画像である。

(3) FLAIR画像（Fluid Attenuated Inversion Recovery Image）（図5.1c）

FLAIR画像は、解剖学的な構造をT1強調画像と同程度の精度で示し、かつ病変をT2強調画像と同程度の明瞭度で示す、という手法である。脳表面における病変を検出する際に有用である。急性期から亜急性期にかけての病巣は高信号（白色）で、慢性期の病巣は低信号（黒色）で、それぞれ描出される。

(4) 拡散強調画像（Diffusion Weighted Image）（図5.1d）

拡散強調画像は、細胞内における水素分子のブラウン運動を三次元的に捉え、これが減衰している部位を病変として表現する方法である。急性期の梗塞病変を検出するのに優れた方法として日常臨床の現場でも急速に普及した。多発性脳梗塞の場合、従来のT2強調画像のみでは新たに出現した梗塞病変を正確に決定することは難しかったが、拡散強調画像の登場により、急性期の病変（発症直後から約2週間ないし4週間とされる）を容易に鑑別できるようになった。血管障害のみでなく、血管炎などの炎症性病変や多発性硬化症などの脱髄性病変、膿瘍などの感染性病変、さらに近年ではCreutzfeldt-Jakob病の診断にも有用であることが示されている。拡散強調画像では、見かけ上の拡散係数（apparent diffusion coefficient：ADC）を計測することにより、病変の性状（細胞障害性浮腫であるのか、血管原性浮腫であるのか、などについて）を詳しく知ることができる。脳梗塞急性期のMRI拡散強調画像の例は図5.28に呈示する。

その他の特殊な撮像方法として、血管の状態を描出し、血管の閉塞や狭窄、動脈瘤などの評価に有用なMRアンギオグラフィー（MR angiography：MRA）、拡散強調画像と組み合わせて超早期の虚血性病変の評価に用いるperfusion MR、主要な白質路

の可視化・評価に用いることができるMR diffusion tensor imaging（DTI）などがある。このなかで、MRAについては脳血管の解剖と対応しており、臨床的にも頻用されているので、正常像を解剖アトラスとともに呈示する（図5.2）。

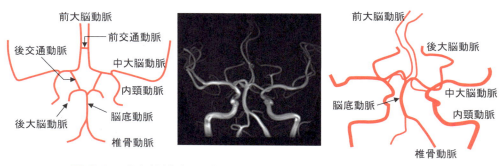

図5.2　脳血管模式図（左）とMRA（中）、MRA模式図（右）

症例　右内頸動脈閉塞

理学療法士・作業療法士国家試験問題（以下、国試と記載）に出題された右内頸動脈閉塞のMRA画像である（2014年PT）。図5.2と比較・対照されたい。

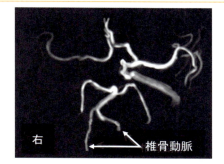

図5.3　右内頸動脈閉塞のMRA画像

以上の撮像方法（シーケンス）とは別に、MRIでは切断面を自由に設定できるので、X線CTと同様な水平断の他に、冠状断、矢状断の画像を組み合わせて、脳を三次元的に評価することができる。冠状断は側脳室の拡大や辺縁系の病変を評価するのに適しており、矢状断は脳梁や帯状回など、大脳の中心部の病変や、脳幹・小脳の萎縮を評価するのに適する。

コラム　CTも重要です

X線CTは、非侵襲的に頭蓋内の詳細な構造を可視化した最初の検査手法であり、開発者のAllan M. CormackとGodfrey N. Haunsfieldは1979年のノーベル医学生理学賞を受賞した。X線CTの発明により、それまでは髄液検査により診断されていた脳梗塞と脳出血、さらにクモ膜下出血の鑑別が一目で可能となり、臨床への貢献は計り知れない。脳梗塞病変は脳実質内の低吸収域（黒色系）とし

て、急性期の脳出血病変は脳実質内の高吸収域（白色系）として、それぞれ描出される（出血の症例は図5.4を参照）。クモ膜下出血はクモ膜下腔の高吸収域として描出される。脳血管障害急性期の診断にMRIが用いられることが多くなった現在でも、X線CTが最初に施行されるべき必須の検査であることには変わりがない。また硬膜外/硬膜下血腫（図5.4）や外傷性クモ膜下出血、頭蓋骨骨折など、外傷性脳損傷に伴う疾患でも、X線CTは病変を描出するのに優れており、救急の場では第一に選択されるべき検査方法である。

さらに、心臓ペースメーカーや金属が体内に挿入されている場合には、MRIを施行することができないため、X線CTにて病変を評価することになる。現在は水平断のみならず、冠状断、矢状断の画像を得ることもできるようになり、MRIに劣らぬ診断情報を提供してくれる。

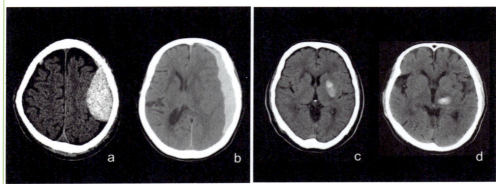

a：急性硬膜外血腫、b：慢性硬膜下血腫、c：左被殻出血、d：左視床出血

出典）a：2014年PT/OT、b：2013年PT、c：2017年PT/OT、d：2015年PT/OT 国試より

図5.4　X線CT画像

1.2 MRIにおける脳部位の同定

MRIで脳部位を同定するためには脳解剖の基礎知識が必要となる。

(1) 脳葉、脳溝、脳回

脳葉とは大脳皮質を外表から形態的に区分した構成単位であり、大脳の機能分化とも概ね対応している。外表からは、前頭葉、側頭葉、頭頂葉、後頭葉の4つに分けられる。これらの脳葉の境界となる指標は、前頭葉と頭頂葉では中心溝、前頭葉と側頭葉および頭頂葉と側頭葉ではシルビウス裂であり見た目にも明らかである。頭頂葉と後頭葉、側頭葉と後頭葉の間には、明白な解剖学的な構造は存在せず、頭頂葉と後頭葉の境界は頭頂後頭溝が外側に回り込んだ部位、側頭葉と後頭葉の境界は後頭前切痕であるとされる（図5.5左）。

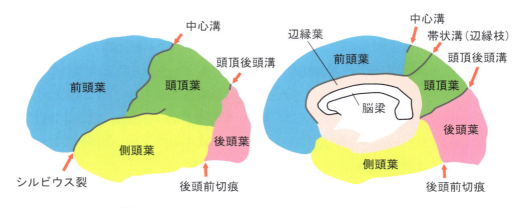

図 5.5　脳葉の区分（左：外表面、右：内表面）

内側面では外表ほど、明白な境界が存在するわけではない。前頭葉と頭頂葉の境界となる中心溝も、半球内側面では脳梁まで達することなく、途中で終わっている。一方で、外表では明らかな指標のない頭頂葉と後頭葉の境界は、頭頂後頭溝という明瞭な構造である。また左右の大脳半球を結ぶ神経線維の集合体である脳梁の周囲には辺縁葉（大脳辺縁系に含まれる帯状回、海馬傍回など）が存在する（図 5.5 右）。

(2) 脳溝と脳回

大脳表面に走る溝が脳溝であり、脳溝と脳溝の間に存在する大脳皮質の隆起が脳回である（図 5.6）。すべての脳回と脳溝に名称が付されている（図 5.7 に表面から見える脳回と主な脳溝の名称を示す）。

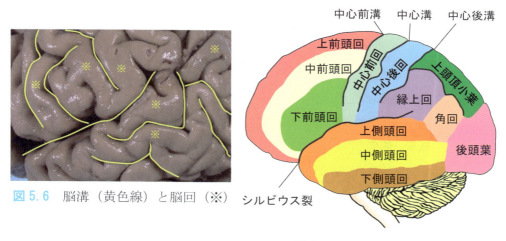

図 5.6　脳溝（黄色線）と脳回（※）

図 5.7　脳溝と脳回の名称

これらの名称は系統的なものであり、例えば前頭葉では脳回が上から上前頭回、中前頭回、下前頭葉回、の順に存在しそれらの間に上前頭溝、下前頭溝が存在する。

また中心溝の前方を中心前回、その前方の上下に走る脳溝は中心前溝とよばれる。上・中・下などの接頭語を付された脳回や脳溝は、位置を想起しやすいが、他に、海馬傍回や縁上回も、その名称から位置を想像できる。すなわち、海馬の外側に位置し、脳溝（側副溝）を隔てて側頭葉新皮質と隣接するのが海馬傍回である。またシルビウス裂の上後端を取り囲むように存在するのが縁上回（縁は溝と同義）である。一方、名称だけでは位置を想起しにくい脳回としては、角回、直回、紡錘状回、舌状回（海馬傍回の後方）などがあげられる。これらはいずれも形態的な特徴から命名されている。角回は縁上回の後方に存在し、紡錘状回は海馬傍回の外側に位置する。

(3) MRI画像の読影にあたって

読影にあたっては、どのシークエンスで撮像されているのか（T1・T2・FLAIR・拡散強調）、どの切断面であるのか（水平断・冠状断・矢状断）を確認し、さらに中枢神経系のどの部分か、大まかに把握する。各断面における上下、左右、前後の方向について、図5.8に示す。

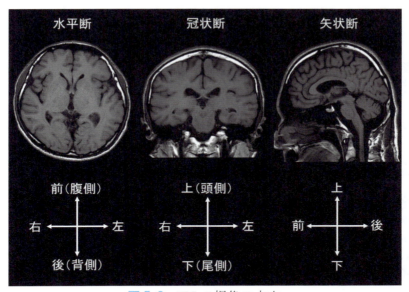

図5.8　MRIの撮像の方向

(4) 脳幹・小脳

脳幹（中脳・橋・延髄）・小脳は水平断、矢状断で同定しやすい。大脳・脊髄も含めた中枢神経系の全体構造は図5.9のようになっており、脳幹は大脳と脊髄の間に、小脳は脳幹の背側に、それぞれ位置することから、矢状断のMRI画像では図5.10のように、それぞれ同定できる。

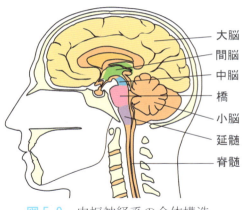
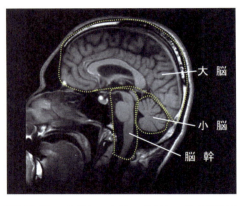

図 5.9　中枢神経系の全体構造　　　図 5.10　大脳・小脳・脳幹の位置関係

水平断では脳幹は図 5.11 のように、小脳は図 5.12 のように、それぞれ同定できる。

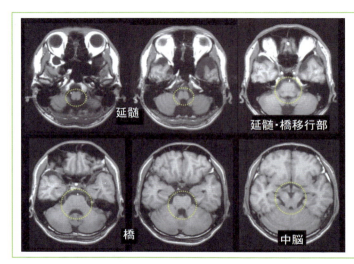

図 5.11　脳幹の同定

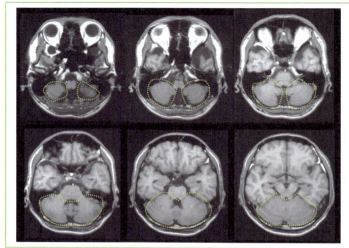

図 5.12　小脳の同定

> **症例　小脳の萎縮**
>
> 矢状断で出題された国試の脳幹・脊髄のMRI画像である（2016年PT、小脳の萎縮により運動失調を呈する症例）。図5.10と比較されたい。
>
>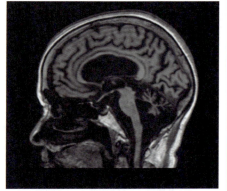
>
> 図5.13　小脳萎縮のMRI画像

（5）大脳

水平断を中心に、大脳縦裂、シルビウス裂、前頭葉、側頭葉、側脳室、側脳室下角、海馬・扁桃体、中心溝、頭頂葉、錐体路の同定方法について解説する。

1）大脳縦裂

大脳縦裂（あるいは大脳半球間裂）は左右の大脳半球の正中に存在する裂隙であるから、水平断面では画像の中心に上下に走る1本の筋として描出される。左右の大脳半球を連絡する脳梁よりも上面のすべてのスライスでみられる画像の中心に存在する縦方向の溝、と覚えておけば容易に同定できる（図5.14a）。脳梁よりも下方の断面でも、左右の前頭葉あるいは後頭葉の間に同定できる（図5.14b）。

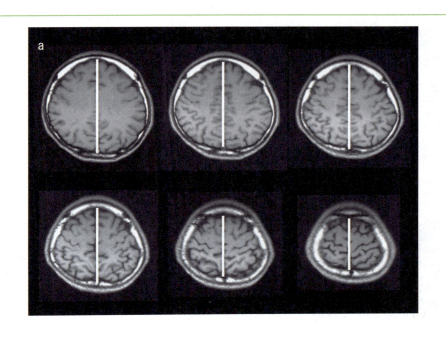

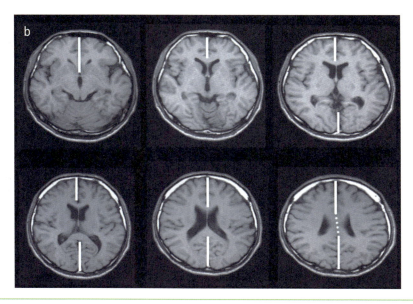

図 5.14　大脳縦裂の同定

2）シルビウス裂

　シルビウス裂は前頭葉と側頭葉を区分する脳溝であり、水平断で最も大きな溝として描出される。下前方から上後方に向かって走行する（図 5.5 参照）ため、下方のスライスでは前方に、上方のスライスでは後方に存在する（図 5.15）。

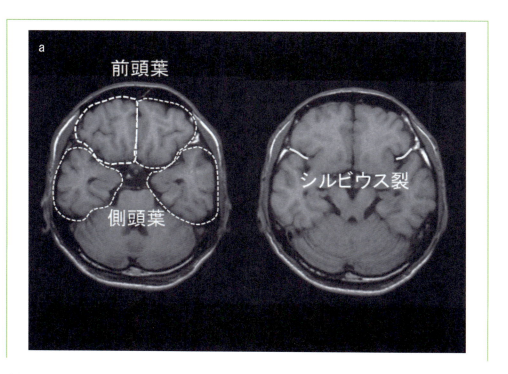

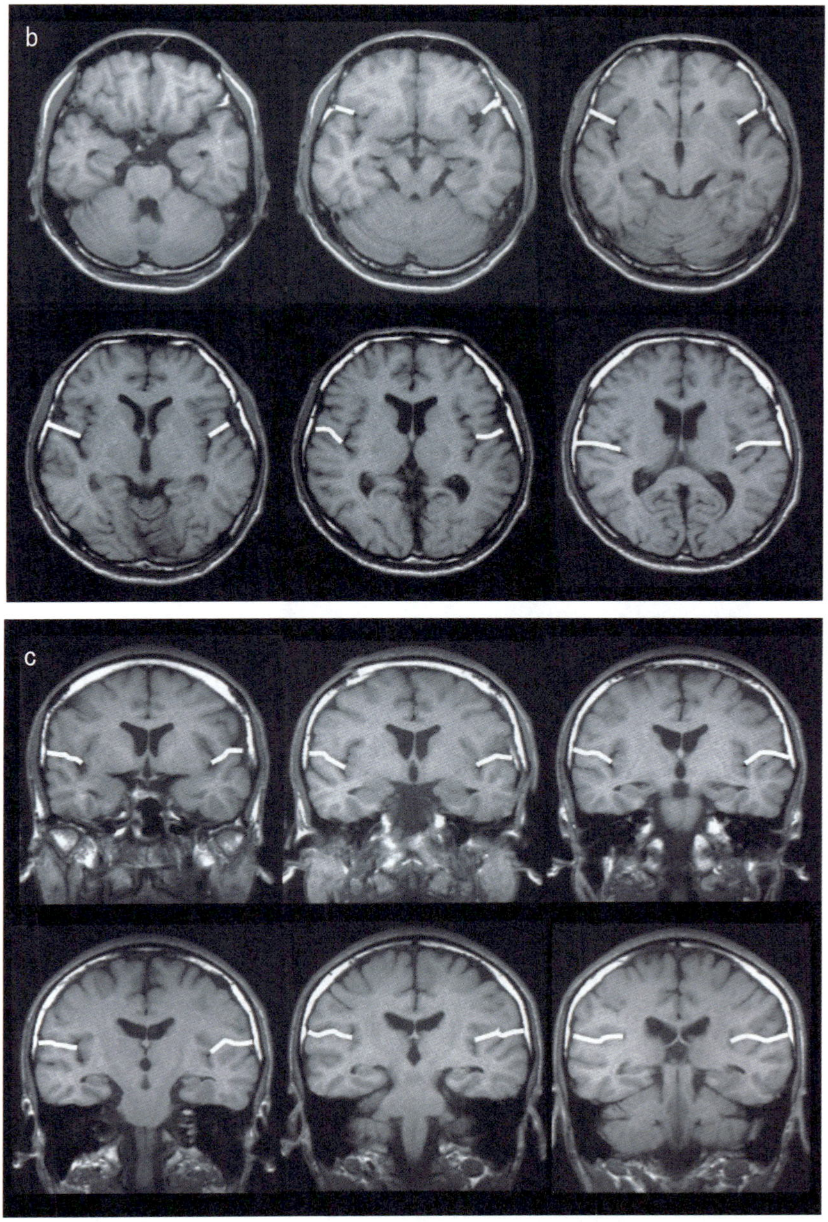

図 5.15　シルビウス裂の同定

3）前頭葉・側頭葉

　脳幹と大脳の両者がみられる断面（図 5.15 a）では、前頭葉および側頭葉が明瞭に区分して観察される。脳幹の外側が側頭葉、前方が前頭葉であり、これらは容易に同定できる。側頭葉は最も前方の側頭極を主体に、前下方の構造が描出される。その他の断面における前頭葉（図 5.16）、側頭葉（図 5.17）の範囲を示す。

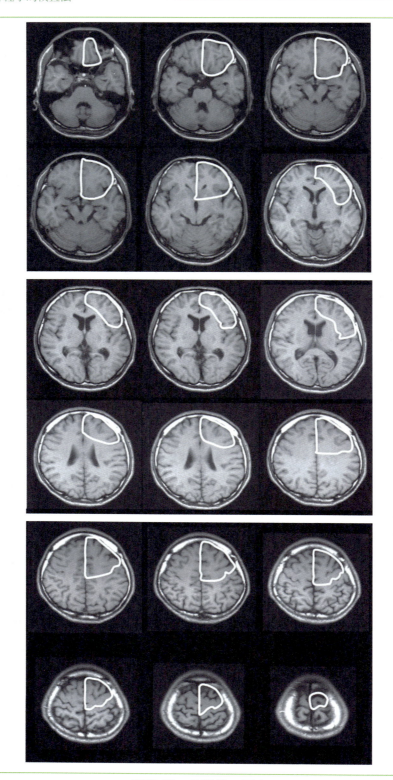

図 5.16 前頭葉の同定

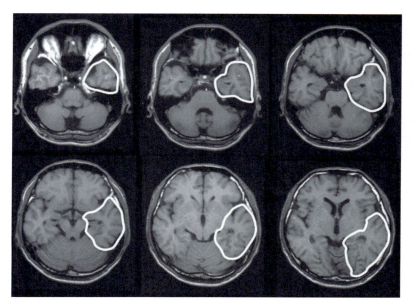

図 5.17　側頭葉（側頭後頭葉を含む）の同定

4）側脳室

　脳室内には脳脊髄液が存在するため、T1 強調画像およびFLAIR 画像では低信号（黒色系）に、T2 強調画像では高信号（白色系）に描出される。脳実質との信号強度の違いが明らかであり、色の違いから同定することができる構造である（図 5.18）。側脳室は前角、下角、後角、三角部、体部に分けられる。

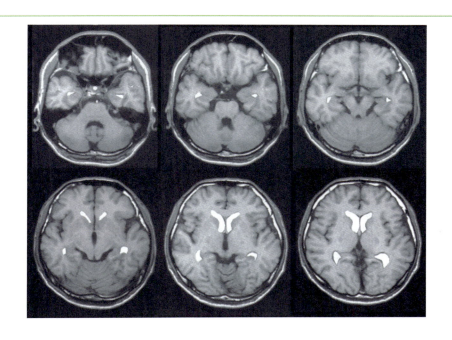

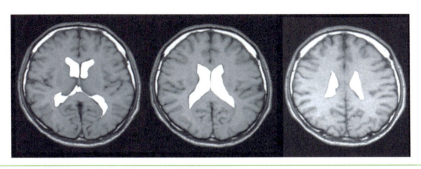

図 5.18　側脳室の同定

5）側脳室下角

　水平断では側頭葉の内部で脳幹（点線円）を中心として、ほぼ左右対称に「ハ」の字型に認められることが多い（図 5.19 上段）。冠状断では脳幹（点線円）の上外方の、左右対称に認められる（図 5.19 下段）

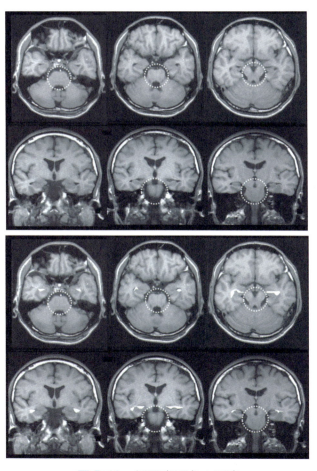

図 5.19　側脳室下角の同定

6) 海馬・扁桃体

　海馬は側脳室下角の外側に接して同定できる。また海馬が確認できれば、その外前方に位置するのが扁桃体である（図 5.20）。これら側頭葉内側の構造は、MRI 冠状断でより正確かつ容易に同定し得るが、水平断の X 線 CT でも同定できる。

　冠状断では、側脳室下角が同定できれば、その外側に存在する独特の形状が海馬である（図 5.21）。ここから後方へ、順次海馬の後方への広がりを同定することができる。

　扁桃体は海馬の前外方に位置する。したがって、冠状断でも海馬の最前部よりも前方で、扁桃体を同定できる。

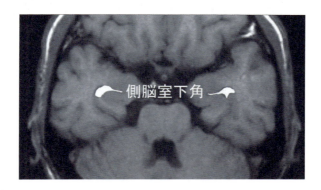

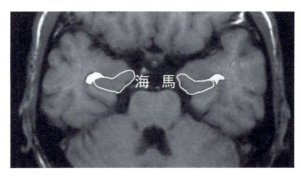

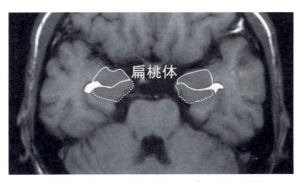

図 5.20　海馬・扁桃体の同定（水平断）

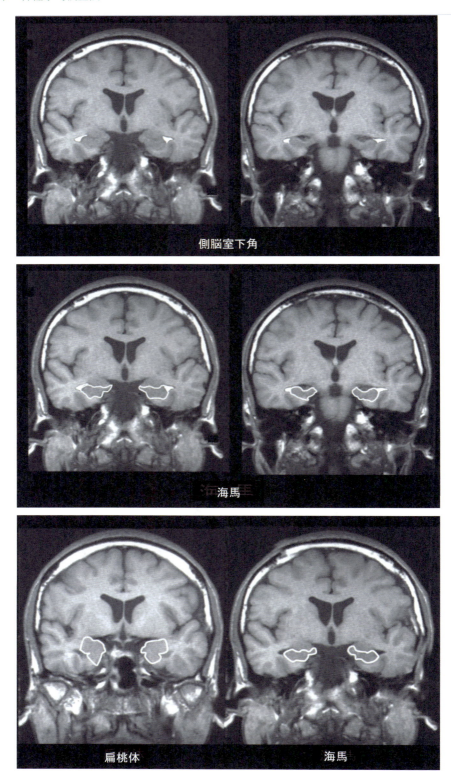

図 5.21 海馬・扁桃体の同定（冠状断）

7) 中心溝

中心溝は前頭葉と頭頂葉の境界となる脳溝である。中心溝を同定するには大きく3つの方法がある。これらを組み合わせれば、多くの症例で中心溝を同定できる。

〈その1〉大脳縦裂を前方から後方へたどり、内側から最初に交わる脳溝が帯状溝辺縁枝（図5.5参照）である。これを前外方へ延長し、脳回をはさんでぶつかるY字型あるいはU字型の脳溝が中心後溝、その1本前の脳溝が中心溝である（図5.22）。

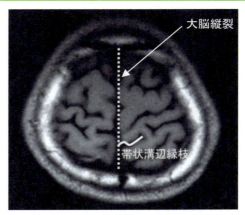
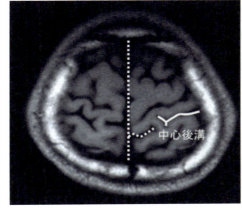
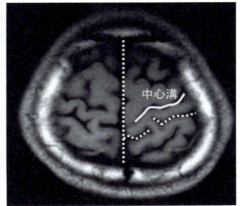

図5.22　中心溝の同定　その1

〈その2〉大脳縦裂に接して、その外側に位置するのが上前頭回である。上前頭回を前方から後方へたどり、これと斜め方向に交わる最初の脳溝が中心溝である（図5.23）。

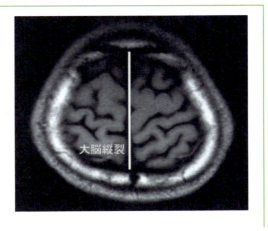

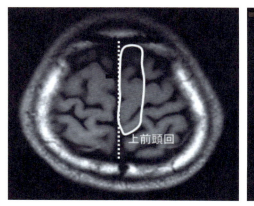
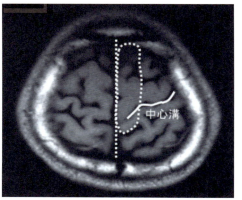

図 5.23　中心溝の同定　その 2

〈その3〉上方の断面で「Ω」の字を上下逆にした脳溝をみつける（点線円）。これが中心溝である（図 5.24）。逆Ω字型の部位は「precentral knob」とよばれ、手の運動領域に相当する部分とされている。

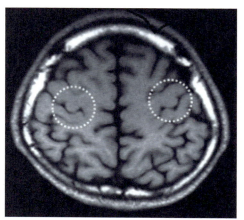

逆Ω字型の脳溝をみつける

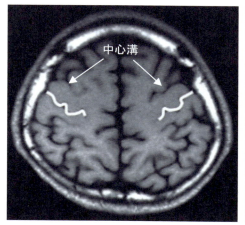
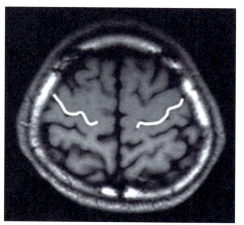

上方の断面でも中心溝を同定

図 5.24　中心溝の同定　その 3

8）頭頂葉

7)の〈その1〉で中心後溝が同定できれば、その後方に上頭頂小葉が同定でき、さらにそこから頭頂間溝を介して、下外方に下頭頂小葉（その前方が縁上回、後方が角回）を同定できる（図5.25）。

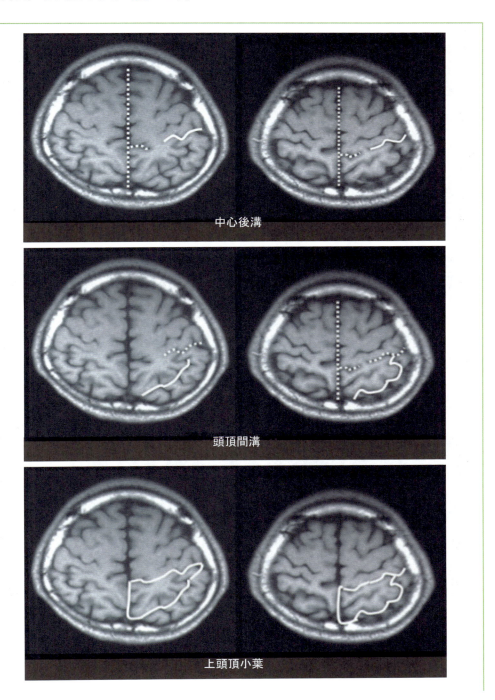

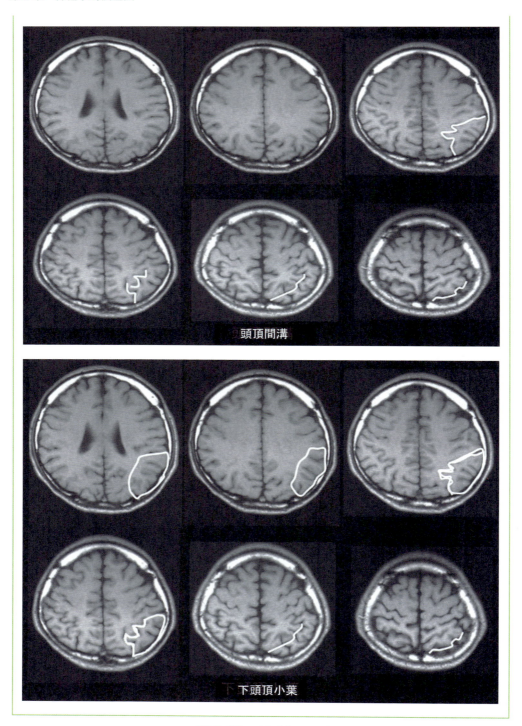

図 5.25　頭頂葉の同定

> **症例　頭頂葉病変**
> a：左下頭頂小葉病変で観念性失行を呈する（2017年PT）。b：右下頭頂小葉病変で左半側空間無視を呈する（2015年PT）。c：右上頭頂小葉病変で左半側空間無視を呈する（2016年OT）。d：左下頭頂小葉病変で左右失認を呈する（2017年OT）。図5.25と比較対照されたい。
>
>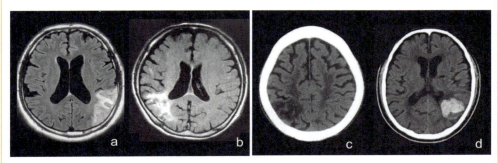
>
> 図5.26　頭頂葉病変の症例の画像

9）錐体路

中心前回を始点として、放線冠・内包後脚・大脳脚・橋底部・延髄錐体の順に脊髄へ下降する。水平断でのおおよその位置を示すと、図5.27のようになる。

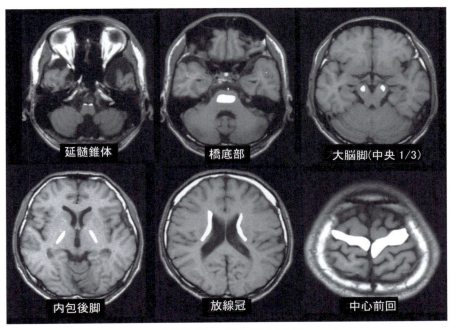

図5.27　錐体路の同定

第5章 神経学的検査法

症例　右放線冠の脳梗塞

右放線冠の脳梗塞により突然の左片麻痺を呈した症例のMRI拡散強調画像（2016年PT/OT）。

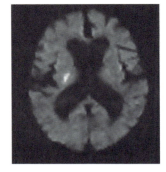

図5.28　MRI拡散強調画像

(6) 脊髄のMRI

脊髄・脊椎の病変を評価する際にもMRIは有用である。日常臨床で接することが多いのは頸部および腰部の脊柱管狭窄症、椎間板ヘルニアであり、これらはT2強調画像矢状断で評価することが多い。図5.29は頸椎MRIの健常例である。

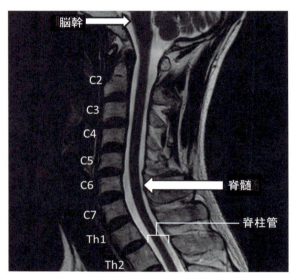

図5.29　頸椎MRIの正常対照例

症例　椎間板後方突出

a：第4頸椎・第5頸椎間で最も強い椎間板後方突出（2017年OT）。

b：第5頸椎・第6頸椎間の椎間板後方突出（2014年PT）。

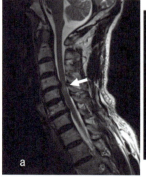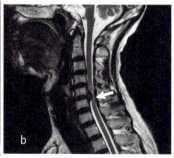

図5.30　椎間板後方突出のMRI

> **コラム　VSRAD**
>
> 　VSRAD (Voxel-based Specific Regional Analysis System for Alzheimer's Disease：ボクセルごとに特定領域を解析し、アルツハイマー型認知症（AD）の診断を支援するシステム）は、早期ADに特徴的にみられる内側側頭部（海馬・扁桃体・嗅内野の大部分）の萎縮の形態情報を解析し、診断支援情報に変換するシステムである。MRIの画像診断において、目視では難しかった早期AD診断を支援する情報提供のために開発された。前駆期を含む早期ADにおいて、健常高齢者との比較で80〜90%以上の識別率（正診率）となることが確認されている。
>
> 　ただし、VSRADの結果のみで早期ADと診断することはできない。環境にもよるが、AD早期において偽陽性・偽陰性はあわせて15〜25%程度と想定されている。検査の対象は50歳以上である。

1.3 核医学検査（SPECT PET）

　SPECT (single photon emission computed tomography) は日常臨床で頻用されている代表的な脳機能画像である。^{99m}Tc-ECD (^{99m}Tc-ethyl cysteinate dimer) や^{123}I-IMP (N-isopropyl-p-[^{123}I] iodoamphetamine)、^{99m}Tc-HMPAO (^{99m}Tc-hexamethyl-propyleneaine oxime) などの放射性同位元素を含む薬剤を体内に注入し、その分布を計測することにより、脳における局所的な血流量を評価することができる。特に脳血管障害で実際の病変よりも広範な機能低下が存在する場合や、認知症などの神経変性疾患における血流低下の分布のパターンを把握する際に有用な検査方法である。

　以前はMRIと同様に水平断、冠状断、矢状断の三次元で血流分布を画像化していたが、近年では3D-SSPやe-ZISなど、統計処理した画像によって、脳全体を鳥瞰的に表現し、血流が低下している部位をみやすく表示することが可能となっている。アルツハイマー型認知症の発症早期における後部帯状回や楔前部の血流低下などは、矢状断面で可視化することにより容易に確認できる（図5.31）。

　近年では、^{123}I-meta-iodobenzylguanidine (MIBG) を用いた心筋MIBGシンチグラフィーにより節後性心臓交感神経の障害を評価、また^{123}I-FP-CITイオフルパンを用いたドパミントランスポータースキャン（DAT scan）によりドパミン系節前線維の機能を評価することにより、パーキンソン病やレビー小体型認知症の臨床診断に有用な情報が提供されるようになった（図5.32に心筋MIBGシンチ画像を示す。早期、後期ともに心筋への集積が低下しており、心臓交感神経節後線維の脱落が示唆される）。

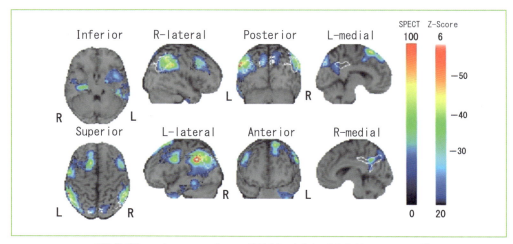

図5.31 アルツハイマー型認知症例の脳血流 SPECT 画像

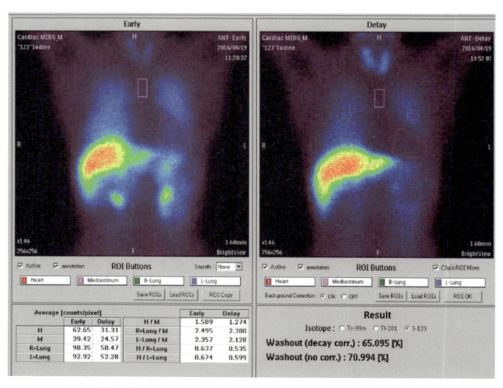

図5.32 パーキンソン病例の MIBG 心筋シンチ画像

　PET（positron emission tomography）も機能画像であるが、放射性同位元素で標識したブドウ糖を体内に注入し、脳における局所的な分布を調べることで、血流の程度を評価、可視化する診断方法である。SPECT が地域の中核病院でも一般的に施行されているのに対し、神経疾患における PET 検査は普及度がいまだ高いとはいえ

ず、大学病院や研究施設に限定されている。これは半減期の短い放射性同位元素を施設内で生成する必要がある、という技術的な問題も関係している。

1.4 超音波検査（頸動脈エコー）

　頸動脈エコーは、簡便に動脈硬化や狭窄・閉塞の診断を行うことができる検査方法である。総頸動脈・内頸動脈・椎骨動脈の状態を評価することができる。評価項目としては B モードで内中膜複合体（intima-media thickness：IMT）の計測、プラークの有無と性状（エコー輝度、均一性、表面性状、可動性、潰瘍病変の有無）、狭窄・閉塞病変の有無と性状、解離の有無と性状があげられる。虚血性脳血管障害の超急性期（血栓溶解療法を施行する前）にも、救急のベッドサイドで施行される。図 5.33 に健常対照例の頸動脈エコー B モード画像を示す。

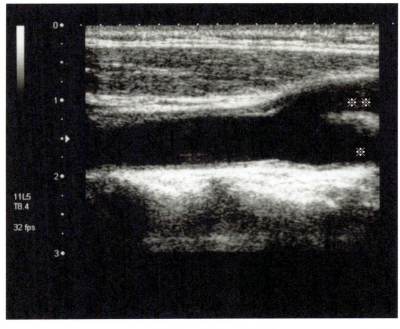

図 5.33　健常対照例の頸動脈エコー B モード画像

　図 5.34 に右内頸動脈閉塞により脳梗塞を呈した症例の頸動脈エコーの画像、MRA 画像を呈示する。図の左側が頸動脈エコー（上段が B モード、下段がカラードップラー）、図の右側が MRA 画像である。MRA では右内頸動脈が描出されていないことが示されており、頸動脈エコーの結果を裏付ける所見である。図 5.33 と対照されたい。

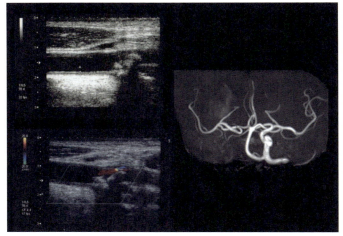

図 5.34　右内頸動脈閉塞症例の画像

2　生理検査（電気生理学的検査）

2.1　神経伝導検査

(1)　基本事項

　神経伝導検査は運動あるいは感覚神経を経皮的に刺激し、その支配筋で誘発される活動電位（compound muscle action potential：CMAP）と感覚神経の活動電位（sensory nerve action potential：SNAP）を記録することにより、末梢神経の機能を調べる検査である。この運動・感覚神経伝導検査は、振幅、伝導速度、遠位（終末）潜時の測定により定量的に評価される。さらに検者により活動電位の形状も評価できる。

(2)　検査法

　1948 年、Hode らは神経伝導検査を用いた症例報告を初めて行ったが、近年でもその手技は大きく変わっていない。運動神経伝導検査を行う対象の神経を経皮的に電気刺激し、その神経内のすべての神経線維を活動させるほどの十分な電気刺激を与え、これによって生じた筋活動電位が、筋上の皮膚に置いた電極により記録される。この手技は臨床の現場で最も頻繁に行われるもので、主な特徴について以下に記載する。

1)　遠位潜時、伝導時間と伝導速度

　まず遠位部で刺激する。刺激電極から遠位部の筋を通して記録される伝導時間は、ミリ秒単位で刺激アーチファクトから CMAP の立ち上がりまでとピークまでの潜時で測定され、それぞれ遠位潜時とピーク運動潜時とよぶ。遠位潜時はルーチン検査

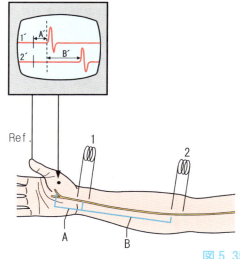

モニターの縦軸は電位、横軸は時間である。1で電気刺激を与えた際、筋活動電位が電極で記録されひとつの波となる。次に2でも電気刺激を与え、同様に筋活動電位が記録される。
刺激点1と2の間の距離（B）を1と2の筋活動電位の立ち上がりの時間差（B´）で割ると、刺激点1と2の間の伝導速度（m/s）が計算される。

図5.35　検査の実際

で伝導時間を反映するものとして、最もよく使用されるもののひとつである。次に神経の近位部で刺激する。2つの刺激点の距離を伝導時間の差で割ると、伝導速度が計算される。健常人の伝導速度は最小40〜45 m/secから最大65〜70 m/secまでと変動し、検査する神経により基準値は異なるが、通常、下肢は上肢より遅い。乳児の神経伝導速度は遅く、2〜4歳までに大人の数値に達し、成年後は加齢とともにわずかずつ低下する。伝導速度は、寒冷曝露によっても低下し、患者の皮膚温が冷たいときは、速度低下の重要な因子となる。そのため、神経伝導検査が行われる際は、皮膚温度はルーチンに測定される。

2）伝導ブロック

遠位潜時と伝導速度の測定に加え、CMAPの振幅も末梢神経障害の診断に有益な情報をもたらす。CMAPの振幅は、最大刺激に対して反応する神経線維の評価法である。

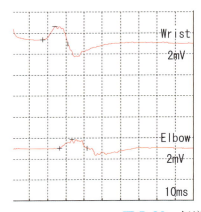

伝導ブロック：近位部刺激と遠位部刺激による筋活動電位（M波）の比較で、近位部刺激の筋活動電位の持続時間の延長が15％以下であり、かつ陰性部分の面積値あるいは頂点間振幅が遠位部刺激の筋活動電位の20％以上の低下をいう。

時間的分散：潜時の延長、持続時間延長、振幅低下をさし、比較的慢性の経過を示唆する。

図5.36　伝導ブロックと時間的分散

運動あるいは感覚神経の振幅の減少は、伝導速度の低下や遠位潜時の延長よりも特異的で、軸索障害の鋭敏な指標となる。一方、伝導ブロック、時間的分散、遠位潜時の延長、伝導速度の低下は脱髄性疾患の特徴である。

手技的には、運動神経の走行内で、遠位部から刺激していき、刺激を2cmずつ近位部へずらしていき（インチング）、ある部位での刺激で誘発されるCMAPの振幅が低下することにより伝導ブロックが示される。一般に40%から50%の振幅低下をもって伝導ブロックとする。伝導ブロックの出現する代表的疾患は、GBS（Guillain Barré syndrome）やCIDP（慢性炎症性脱髄性多発神経症）、GM1ガングリオシド抗陽性多巣性運動ニューロパチーなどである。

(3) 評価法
1) 基準値
感覚神経伝導検査でも同様に基準値が示されている。
2) 代表的疾患
伝導速度の低下（脱髄型）ではCIDP（慢性炎症性脱髄性多発神経症）など、振幅の低下（軸索型）ではアルコールや抗癌剤による中毒性、ビタミン不足などの栄養障害がある。

シャルコー―マリー―トゥース病やギラン―バレー症候群には脱髄型と軸索型がある。表5.1に主な運動神経の神経伝導検査の基準値を示す。

表5.1　運動神経伝導検査の基準値

神経	遠位潜時（ミリ秒）	振幅（mV）	伝導速度（m/秒）
正中神経	<4.2	>4.4	>49
尺骨神経	<3.4	>6.0	>49
腓骨神経	<5.8	>2.0	>42
脛骨神経	<6.5	>3.0	>41

2.2 針筋電図

(1) 基本事項

針筋電図検査は、同心状の針電極を筋肉に直接刺入し、筋の収縮により発生する電気活動を記録するものである。針を用いる検査で、患者はほとんど一様に不快に感じるため、事前に十分な説明が必要である。

ひとつの下位運動ニューロンとそれに支配される筋線維をあわせて運動単位（motor unit）という。例えば、ひとつの下位運動ニューロンが発火すると、それに支配さ

れる筋線維はほぼ同時に皆発火する。これら筋線維の活動電位が針電極によって記録されたものをMUP（Motor Unit Potential：運動単位電位）という。

電気的インパルスが、筋表面を記録電極に向かってくるとき、陽性電位が記録される。これは、慣習的に下向きに記録される。脱分極するとした領域が記録電極に動くとき、相対的に陰性となり上向きになる。脱分極した領域が筋細胞膜を記録電極から離れるように動き続け、電流が細胞膜を通過して外向きに流れ始ると、記録電位は再び相対的に陽性となり、やがて、静止電位となる。最終的な形状は、三相性電位となる（図5.37）。しかし、典型的には三相性だが、正常なMUPでも10%以上は四相あるいはそれ以上の多相性も含まれる。しかし、多相性電位が多いのはやはり病的である。

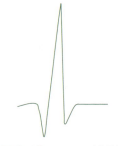

図5.37　MUPの波影

(2) 検査法

初めに筋に力を入れてもらい、刺す部位を同定する。次に完全に力を抜いてもらった状態にし、目的の筋に針を刺入する（図5.38）。当初はまったく力を入れない状態、すなわち静止状態を観察する。静止状態は電気的にも静止状態であるため、何らかの病的状態があると、この段階で異常が発見されやすい。

次に軽く力を入れてもらい、個々のMUPの形態を観察する。力の入れ具合を微妙に調整し、また針電極の先端の位置を少しずらすことで、個々のMUPを分離させる。個々のMUPが分離できたら、振幅、持続時間、相数を評価する（図5.39）。最後に最大限に収縮してもらう。個々のMUPは既に区別できなくなる（干渉波という）。

(3) 評価法

(1) 静止時の異常自発活動、(2) ひとつのMUPの振幅、持続時間、形態的異常、(3) 干渉波の評価の順に評価していく。

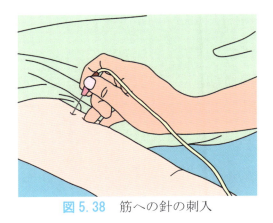

図5.38　筋への針の刺入

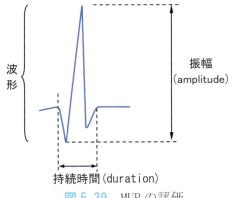

図5.39　MUPの評価

1) 静止時の異常自発活動
i) 線維自発電位 (fibrillation potential)
筋の脱神経状態を示し、主に神経原性の所見であるが、多発性筋炎の筋疾患でもみられることがある（図5.40）。

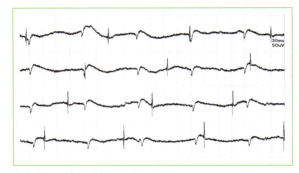

図5.40　線維自発電位 (fibrillation potential)

ii) 陽性鋭波 (positive sharp wave)
急峻な陽性の振れの後、緩徐な陰性波をもち、これも脱神経を示す所見である（図5.41）。

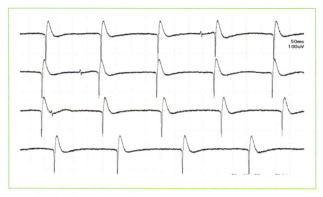

図5.41　陽性鋭波 (positive sharp wave)

2) 神経原性変化
神経原性疾患のMUPは、振幅が高く持続時間も長い。これは下位運動ニューロンの変性後、再生の段階で再支配が生じ、ひとつの運動単位に属する筋線維の数が増えるためである。

3) 筋原性変化
筋原性疾患のMUPは、低振幅で持続時間も短い。

4) ミオトニー放電（myotonic discharge）

針の刺入などにより誘発され、特徴的な音が急降下爆撃音と例えられる。筋強直性ジストロフィーなどでみられる。

2.3 脳波
(1) 基本事項

脳波は、すべての大脳疾患の診察において、長年標準的な検査であった。現在、病変の局在診断という目的では、CTやMRIに役目を譲っている。しかし、てんかん患者あるいは、てんかんが疑われる患者の評価では、いまだ本質的な検査であり続けており、脳死の判定や睡眠の診察では中核をなす。多くの内科的代謝性疾患の大脳に対する影響を評価する目的や、手術中の麻酔患者の大脳活動をモニターするためにも使用される。亜急性海綿状脳症（プリオン病）など疾患によっては、有益な診断的検査でもある。

脳波は主に大脳皮質が発生する自発的な電気活動を記録するものである。大脳皮質にある神経細胞が活動すると、微弱な電流が脳内に流れ、その流れた経路での抵抗と電流との積から電圧が発生する。これを頭皮に装着した電極で導出したものが脳波である。発生したマイクロボルト（μV）単位の微弱な電圧を、増幅器によって100万倍から200万倍にまで増幅させ記録する。また、大脳皮質神経細胞の活動は、皮質下の構造、特に視床や脳幹網様体に強く影響される。この皮質下からの上行性インパルスが、大脳皮質神経細胞に流入し、特徴的な脳波リズム（アルファ波、睡眠スピンドル）に影響を及ぼす。

(2) 検査法
1) 電極

直径1cmの銀あるいは塩化銀の円板状の電極を伝導性の電極糊で頭皮に装着する。頭皮上に取りつける電極の位置は、国際10-20法によるのが一般的である。これは合計19個の電極を図5.42に示すように両側大脳半球にほぼ等間隔に装着するものである。取りつけた電極から導出された電気信号は、増幅器で100万倍以上に増幅される。1秒間に3cmの速さで横にスライドするディスプレイあるいは紙上に0.5～30Hzの脳の活動波形として記録される。

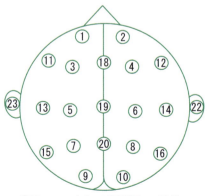

⑰はアースとして前額部につける。

図5.42　国際10-20法

現在は、コンピューターによる記録が普及している。

通常、椅子あるいはベッドで安静になり閉眼した状態で検査を行う、というのは増幅器を用いる検査のため、アーチファクトが問題となってくるためである。このため静かな場所、そして電気的ノイズの少ない場所で行われなければならない。

2) 賦活法

安静時記録に加え、賦活法とよばれるものもルーチン検査として行われる。1分間に20回の深呼吸を3分間行う過呼吸賦活法がある。この賦活法は、特徴的な痙攣パターンやその他の異常を賦活させやすい。

次に光賦活法がある。これは強力なストロボライトを眼前約40 cmに置き、開眼した状態と閉眼した状態で1 Hzから20 Hzの頻度でライトをフラッシュする。健常者では後頭部に相当する電極で記録される部分が、光のフラッシュに一致した波形を示し、ドライビングという。

患者が自然にあるいはときに鎮静薬を使用し眠りについた後、記録する睡眠賦活法もある。浅い睡眠状態や、睡眠ステージが移行する際に異常がみられやすい。睡眠に関連した多くの異常波は、24時間持続脳波モニタリングでさらにはっきりとする可能性が高い。ビデオ映像で記録された痙攣発作は、脳波のてんかん波と同期するので診断的価値が高い。小型のデジタルデバイスも最近では使用され、自由に動く歩行中の患者も記録でき、てんかんが疑われる症例では、鑑別に有効である。

3) 評価法

脳波の適切な理解・解釈は、いくつかの特徴的な正常パターンや異常パターン、および背景のリズムを把握し、左右非対称、リズム周期の変化を検出することが重要であるが、最も重要なのは、本物の異常波とアーチファクトとの鑑別である。代表的な異常波とアーチファクトを例示する。

(i) 棘・徐波複合 (spike and slow wave complex)（図5.43）

棘波の後に徐波が続くと、てんかん性異常波の特異度が上昇する（各論第6章参照）。

(ii) 周期性同期性放電 (Periodic Synchronized Discharge：PSD)（図5.44）

一定の周期で規則的に反復する左右同期性の突発性異常波で、突発波の内容は問わない。代表的疾患はクロイツフェルト・ヤコブ病、亜急性硬化性全脳炎である。

(iii) 心電図のアーチファクト

脳波を検査する際、必ず心電図も同時に実施される。それ程に心電図はアーチファクトになりやすい。

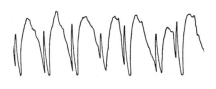

図 5.43　棘徐波複合

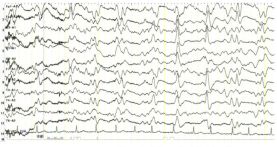

図 5.44　PSD（周期性同期性放電）

3　脳脊髄液検査

3.1　脳脊髄液検査の実際

(1) 基本事項

　脳脊髄液検査によって、各種疾患、特に感染症や炎症性疾患、くも膜下出血の診断に決定的な情報が得られ、また、髄液圧の測定も可能である。特に、感染症では、脳脊髄液の所見でさらなる詳細な情報が得られるため、必須の検査といえる。

(2) 検査法

　特別なテクニックは必要なく、特に重要なのは、患者に適切な姿位を取ってもらうことである（図 5.45）。腰椎穿刺は、穿刺部を消毒し、局所麻酔を行う。手で麻酔薬を温めることで、皮膚に浸潤させる際の熱い不快感を減らせる。患者の姿位は、術者が右利きであれば左側臥位が好ましいが、状

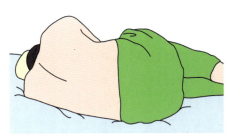

図 5.45　腰椎穿刺の際の姿位

況により取れない場合もあるため、各姿位で取れるようにしなければならない。殿部と膝を屈曲させ、できる限り頭と膝を近づける。患者の殿部を地面に対し垂直にし、背中はベッドの端の近くで真っ直ぐ、枕を耳の下に置く。穿刺は多くの場合、腸骨稜の高さに一致する L3〜L4 の間、あるいはそれ以下の椎間で行う。これより頭側では、脊髄を傷つける可能性があるため行わない。一度、脳脊髄液の流出が得られれば、吸引は行わずに自然な流出を待つのみである（図 5.46）。乳児や幼児では、脊髄が L3〜L4 の椎間レベル

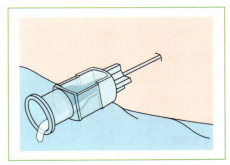

図 5.46　脳脊髄液の流出

まで延びている可能性があり、より尾側の高さが好ましい。

2、3回の施行でも挿入できない場合、坐位で穿刺することもある。このとき、髄液圧の測定は、側臥位に戻してから行う。

(3) 合併症

腰椎穿刺の最も多い合併症は頭痛で、1/3の患者で生じると推定される。遷延する腰椎穿刺後頭痛は、片頭痛の既往がある患者でリスクが高い。痛みは、恐らく穿刺部で脳脊髄液が漏出することにより脳脊髄液圧が下がることにより生じる。

腰椎穿刺後の髄膜あるいは硬膜外腔への出血は抗凝固薬を内服中（PT INR＞1.4）の患者や、血小板5万以下の患者、アルコールや尿毒症により血小板機能が低下した患者でリスクが高い。

(4) 評価法

1) 圧

側臥位の患者で脳脊髄液圧は、針にとりつけられたマノメーターを用いて測定される。健常成人では、初圧は100〜180 mmH$_2$O である。小児では 30〜60 mmH$_2$O である。200 mmH$_2$O 以上の髄液圧は頭蓋内圧亢進を示唆する。成人で50 mmH$_2$O 以下は、脳脊髄液の漏出、あるいは脱水による低髄液圧を示唆する。マノメーター内の液体は、脈拍や呼吸で数mm変動し、さらに咳、頸静脈や腹部の圧迫で上昇する。

2) 肉眼的所見と色

正常では、脳脊髄液は無色透明である。わずかな色調変化は背景を白くし、光をあてて評価する。この場合、蛍光灯よりも日光がよいとされる。赤血球が 200/mm^3 以上混入すると、脳脊髄液はかすんでくるとされ、1,000〜6,000/mm^3 ではかすかなピンクから赤色となる。

3) 細胞数、蛋白、糖、その他

各種髄膜炎で、異常となるパターンがある程度決まっているため、表5.2に示す。

表5.2 各種髄膜炎における髄液の評価

疾患	髄液圧	細胞数	蛋白	糖	特徴的所見
細菌性髄膜炎	上昇	上昇（1000以上）	100〜250	著明低下	細菌培養
ウイルス性髄膜炎	上昇	軽度上昇（10〜1000）	50〜200	正常	ウイルス抗体価陽性
真菌性髄膜炎	上昇	軽度上昇	50〜200	軽度低下	墨汁染色
結核性髄膜炎	上昇	軽度上昇	100〜1000	軽度低下	
癌性髄膜炎	上昇	軽度上昇（10〜100）	上昇	正常	腫瘍細胞
多発性硬化症	正常	正常	正常〜上昇	正常	オリゴクローナルバンド

4 筋生検

4.1 基本事項（原理）

筋疾患の診断では筋病理診断が中心的役割を担っている。

(1) 筋生検の適応

筋疾患が疑われた症例が適応となる。表現型と遺伝子型の相関が確立されている遺伝性筋疾患の一部では、筋生検より先に遺伝子検査を行う。これには、遺伝子変異スクリーニングをまず行うべき疾患（例：Duchenne 型/Becker 型筋ジストロフィー、福山型先天性筋ジストロフィーなど）、特異的な筋病理所見に乏しい疾患（例：筋強直性ジストロフィー、顔面肩甲上腕型筋ジストロフィーなど）が含まれる。

(2) 筋生検のタイミング

できる限り早く行う。筋萎縮、脂肪置換が進行すると、診断に必要な病理所見が得られにくくなるだけでなく、治療可能な疾患でも治療反応性が乏しくなるためである。慢性経過の筋疾患のなかにも Pompe 病や免疫介在性壊死性筋症などの治療可能な疾患が含まれていることがあるため、早期に行うことが望ましい。筋炎では免疫治療導入後に所見が消失することがあるため、治療前に行う。

(3) 採取部位の選択

MMT4 程度の筋が適切である。MMT3 以下の筋では筋萎縮や脂肪置換のため十分な情報が得られにくくなる。次に、針筋電図で生検候補筋の筋原性変化を確認する。この際、針によるアーチファクトを避けるため、生検候補筋の反対側か異なる筋束に針を刺入する。筋炎の場合、同一筋内でも病変がまだらに存在することがあるため、筋 MRI で異常信号を認める部位を狙って生検する。

一般に上腕二頭筋や大腿四頭筋（大腿直筋や外側広筋）から生検することが多い。これは、正常対照が判明しており、筋線維の 1、2A、2B タイプが 1/3 ずつ均等に分布しているため、分布異常の判定がしやすいからである。上腕二頭筋は、その他に皮下脂肪が少なく筋に到達しやすい、腱成分がほとんどなく筋線維の走行が分かりやすい、生検後に早期離床しやすい、筋腹に高頻度に筋紡錘、末梢神経、神経筋接合部が含まれるなどの利点がある。

(4) 筋生検の合併症

局所麻酔薬によるショック、感染、出血、術創離開などがあるが、頻度は低い。抗血栓薬の内服中は止血しにくくなるため、可能であれば一時中止を検討する。

4.2 検査法

筋の新鮮凍結固定を行い、凍結筋検体を用いた組織化学染色を行う。検体の固定と移動の際に最もアーチファクトが生じやすいため、検体を絶対に溶解させないよう十分注意する。

(1) 筋生検の手技

成人は局所麻酔で、小児は全身麻酔で行う。以降、成人の方法を記載する。

前投薬として鎮痛・鎮静薬を投与する。ショックなどの合併症に備え、静脈路を確保する。消毒、局所麻酔の後、皮膚を筋線維の走行に沿い数cm切開する。局所麻酔薬が筋に触れると筋の変性や壊死を起こすので、筋内には絶対に投与しない。真皮を切開した後、結合組織を鈍的に剥離し、筋膜を十分露出する。次に筋膜を切開し、左右の筋膜にペアン鉗子を数カ所ずつかけ、左右に引くと筋が露出する。ペアン鉗子の先を筋内に入れ、成人では鉛筆の太さ、1〜1.5cm長程度を採取する。このとき筋線維を強く引っ張ったり、糸で縛ったり、電気メスで焼いたりしてはならない。筋を切離する際、片側のみを完全に切断すると筋が収縮してしまうので、近位側と遠位側を少しずつ交互に切る。筋検体を摘出後、止血を確認し、筋膜を吸収糸で縫合、皮膚をナイロン糸などで縫合して筋生検を終了する。凍結固定までの間に筋が乾燥しないよう、生理食塩水に浸して固く絞ったガーゼで包みシャーレに入れておく。ガーゼを固く絞らないと筋線維が膨化しアーチファクトが生じるので注意する。

(2) 筋の凍結固定

1) 準備する道具

トラガカントゴム、コルク栓を輪切りにしたもの、イソペンタン（2-メチルブタン）、液体窒素、ドライアイス、紐などを取り付けた100 mLのビーカー、長いピンセット、密閉可能な検体容器。

2) 方法

凍結にはイソペンタン、液体窒素を用いる。トラガカントゴムを盛り付けたコルク片に筋検体を垂直に立てる。70〜80 mLのイソペンタンを入れたビーカーを液体窒素の中に沈め、イソペンタンをピンセットで攪拌する。ビーカーの底が凍り始めたら凝固点（−160 ℃）に達したサインなので、ピンセットでコルク片を持ち、イソペンタンの中に入れて1分間以上攪拌し続けながら凍結させる。次にドライアイス上にすばやく載せて数分放置し、予め冷却しておいた密閉容器に入れる。検体を保存する場合、−80 ℃のディープフリーザーで保存する。ドライアイスへの移動時、容器へ移す際、常温に触れないようすばやく行う。

4.3 評価法

(1) 正常の筋線維の構造

凍結切片の横断面像で、多角形で大小不同はほとんどなく、筋線維径は 60～80 μm であり、核は周辺部に存在する。筋線維は数十本単位でまとまり、筋束を形成する。筋束と筋束の間の間質を周鞘（perimysium）、筋束内の筋線維と筋線維の間の間質を内鞘（endomysium）という。正常では、内鞘には線維組織を認めない。

(2) 組織化学染色の種類・評価

組織学染色は多く種類があるが、ヘマトキシリン・エオジン染色（hematoxylin and eosin：H&E）、Gomori トリクローム変法（modified Gomori trichrome：mGT）、NADH-テトラゾリウム還元酵素（NADH-tetrazolium reductase：NADH-TR）が特に重要である。

H&E では、全体の構築の変化、筋線維の大小不同、筋線維の壊死・再生、核の変化、細胞浸潤、内鞘線維化などを評価する。筋線維の壊死・再生は、筋ジストロフィー、壊死性筋症の主要な所見である。壊死線維は細胞質の溶解を反映して薄ピンクに、再生線維は豊富なリボソームを反映して好塩基性に染色される（図 5.47）。再生線維は大型の核やしばしば核小体を伴う。細胞浸潤は周鞘でみられる場合は非特異的とみなし、内鞘で非壊死線維を取り囲むときや、筋線維内部まで侵入する像がみられるときに細胞浸潤があると判定する（図 5.48）。これは多発筋炎、封入体筋炎でみられる。

正常筋で筋線維の 1、2A、2B タイプが 1/3 ずつほぼ均等に分布しているが、神経原性変化では、神経再支配により同一の筋線維タイプがまとまって存在するようになる。これを筋線維タイプ群化（fiber type grouping）という。神経再支配を受けた筋線維にさらに脱神経が起こると、その末梢神経の支配領域の筋線維がまとまって小角化する。これを小群集萎縮（small group atrophy）という。

mGT では、筋線維は青緑染し、ミトコンドリアやライソゾームは赤染される。ネマリン小体、縁取り空胞（rimmed vacuole）、赤色ぼろ線維（ragged red fiber）、cytoplasmic body などの特殊な構造物を見出すことができる。縁取り空胞は、自己貪食空胞が縁に残り赤染されたもので、封入体筋炎、縁取り空胞を伴う遠位型ミオパチー、顔咽頭型筋ジストロフィー、顔咽頭遠位型ミオパチーなどでみられる（図 5.49）。赤色ぼろ線維は、ミトコンドリアの増加を反映して筋線維内が不均一に赤染されたもので、ミトコンドリア病の特徴的所見であるが（図 5.50）、加齢性変化でも生じる。ネマリン小体はネマリンミオパチーなど、cytoplasmic body は筋原線維性ミオパチー（myofibrillar myopathy）などでみられる。末梢神経の髄鞘も赤染す

るので、筋内神経束内の有髄神経の評価も可能である（図 5.51）。また、線維組織が緑染するため、内鞘線維化をH＆Eよりもはっきりと確認しやすい。

NADH-TRでは、筋線維タイプを分別する他、筋原線維間網を評価できる。代表的な所見には、筋原線維性ミオパチーの筋原線維間網の乱れ（図 5.52）、セントラルコア病のコア構造などがある。

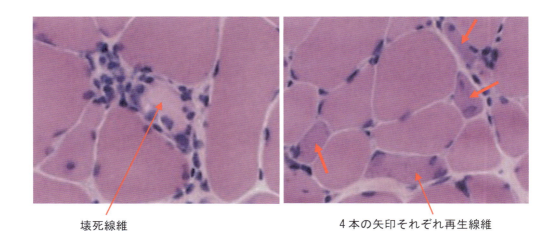

壊死線維

4本の矢印それぞれ再生線維

壊死線維（左）と再生線維（右）。壊死線維周囲には反応性のリンパ球浸潤を認める。（免疫介在性壊死性筋症、H＆E）

図 5.47

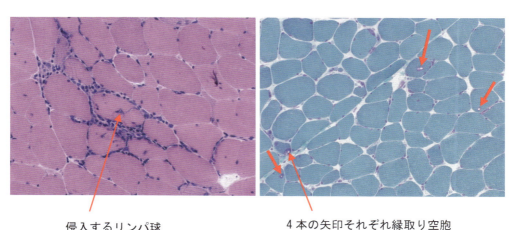

侵入するリンパ球

4本の矢印それぞれ縁取り空胞

非壊死線維周囲を取り囲み、非壊死線維内に侵入するリンパ球（多発筋炎、H＆E）

図 5.48

縁取り空胞を伴う筋線維が散在している（縁取り空胞を伴う遠位型ミオパチー、mGT）

図 5.49

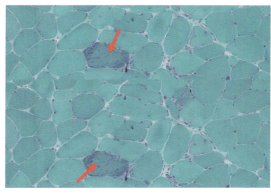

赤色ぼろ線維（矢印）を認める（ミトコンドリア病（MELAS）、mGT）

図 5.50

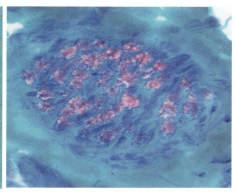

筋内有髄神経（mGT）

図 5.51

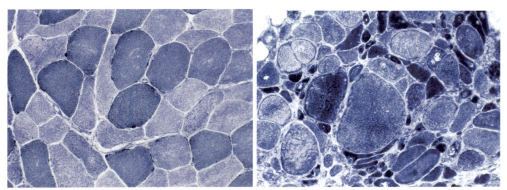

通常、筋原線維間網は均一であるが（左）、筋原線維性ミオパチーでは筋原線維間網が乱れている（右）（NADH-TR）

図 5.52

参考文献

第1節

1) 水野美邦 編「神経内科ハンドブック 鑑別診断と治療 第5版」医学書院 2016 pp417-484
2) 峰松一夫 監修「脳卒中レジデントマニュアル 第2版」中外医学社 2013 pp219-223
3) 「高次脳機能障害マエストロシリーズ2 画像の見かた・使いかた」医歯薬出版 2006
4) Adams and Victors Principles of Neurology
5) 大熊輝雄「臨床脳波学 第4版」医学書院
6) M.S.Ellenby, K.T.Tegtmeyer, S.Lai et al. Lumbar Puncture. The New England Journal of Medicine. e12, 2006

第2節

1) Adams and Victor Principles of Neurology
2) 臨床脳波学 第4版. 大熊輝雄. 医学書院.
3) M.S.Ellenby, K.T.Tegtmeyer, S.Lai et al. Lumbar Puncture. The New England Journal of Medicine. e12, 2006

各 論

第1章

脳血管障害

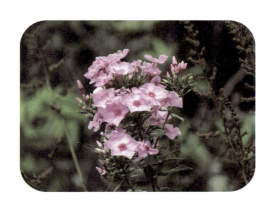

1 総論

1.1 脳卒中（脳血管障害、脳血管疾患）とは

　脳卒中とは脳血管の狭窄・閉塞あるいは破綻により、脳組織が突然傷害されて頭痛・頸部痛、めまい、意識障害、運動感覚障害、言語障害、視力視野障害などの神経症状が急に生じる疾患である。ひとたび脳卒中に罹患すると、重篤な後遺症を残したり認知症を起こしたりして社会復帰が困難となることがあり、高齢者の寝たきりの原因で最も頻度が高い疾病である（日本脳卒中学会）。

1.2 脳卒中の動向

　1951年に脳血管疾患が結核に入れ替わってわが国の死因の第1位になった。1981年にがんと入れ替わり第2位、1985年に心疾患と入れ替わり第3位、2011年に肺炎と入れ替わり第4位、2017年には再び第3位になった（図1.1）。死亡率の低下は高血圧対策が進み、致死的な脳出血が減ったことによるが、脳梗塞の死亡率は低下していない。脳卒中に含まれる各疾患の発症率は、脳梗塞約6〜7割、脳出血約2〜3割、くも膜下出血約1割である。また脳血管疾患は要介護となる最大の原因でもある（図1.2）。脳卒中についてまとめると、①日本人の死因の第3位と上位を占める、②生存者にもしばしば重篤な後遺症が残る、③重い要介護状態の原因の第1位を占める、④認知症の原因の3〜4割を占める、⑤人口の高齢化とともにさらに患者数の増加が予想される、⑥年間約1.8兆円の医療費と約1.9兆円の介護費を費やす、という正にわが国の国民病である。

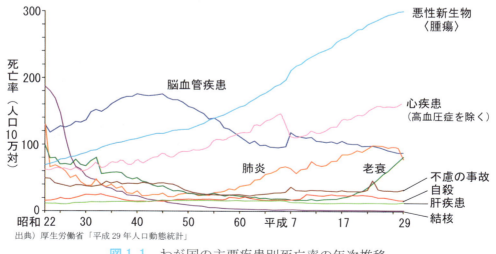

出典）厚生労働省「平成29年人口動態統計」

図1.1　わが国の主要疾患別死亡率の年次推移

1　総論

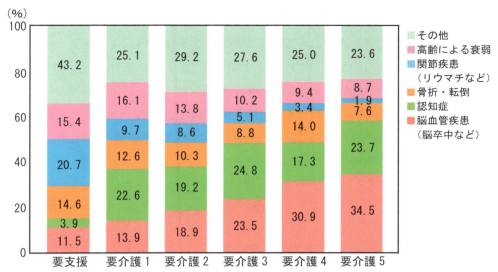

- 脳卒中は、介護が必要となった原因の第1位である。
- 要介護度が高くなるほど脳卒中の割合が増加し、寝たきりを含む重い介護を要する原因の約3割を占める。患者のQOLや社会的負担の面からも、脳卒中の予防と治療は重大な課題である。

出典）厚生労働省「平成25年国民生活基礎調査」

図1.2　要介護の原因疾患

1.3 脳血管障害の分類

1990年の米国のNational Institute of Neurological Disorders and Stroke（NINDS；国立神経疾患脳卒中研究所）が提案した脳血管障害の分類第Ⅲ版を表1.1に示す。

表1.1　脳血管障害の分類（NINDS）[1]

■1 無症候性
■2 局在脳機能障害
2.1 一過性脳虚血発作（Transient Ischemic Attacks：TIAs）
　（1）頸動脈系　（2）椎骨脳底動脈系　（3）両者　（4）部位不明　（5）一過性脳虚血発作疑い
2.2 脳卒中
　（1）時間側面　　1）改善　2）悪化　3）安定
　（2）病型　　1）脳出血　2）くも膜下出血（SAH）　3）脳動静脈奇形（AVM）からの頭蓋内出血
　　　　　　　4）脳梗塞
　　　ⅰ）機序　　①血栓性　②塞栓性　③血行力学性
　　　ⅱ）臨床カテゴリー　　①アテローム血栓性脳梗塞　②心原性脳塞栓症　③ラクナ梗塞
　　　　　　　　　　　　　④その他の脳梗塞
　　　ⅲ）部位（灌流）による症候　　①内頸動脈　②中大脳動脈　③前大脳動脈
　　　　　　　　　　　　　　　　　④椎骨脳底動脈系　（a）椎骨動脈　（b）脳底動脈　（c）後大脳動脈
■3 血管性認知症
■4 高血圧性脳症

第1章　脳血管障害

　神経症候をもった患者の救急医療では、脳卒中か、脳卒中以外かの鑑別を行い、脳卒中を疑えば、症候と画像診断で、①脳梗塞、②脳出血、③くも膜下出血、④動静脈奇形による頭蓋内出血のいずれかに診断する（図1.3）。脳梗塞では、①ラクナ梗塞、②アテローム血栓性脳梗塞、③心原性脳塞栓症、④その他の脳梗塞（特殊な原因による脳梗塞）、⑤潜因性脳梗塞（原因不明・部類不能の脳梗塞）に診断する。24時間以内に症候が消失して、MRIなどの画像診断で急性期脳梗塞の所見がなければ一過性脳虚血発作と診断される。

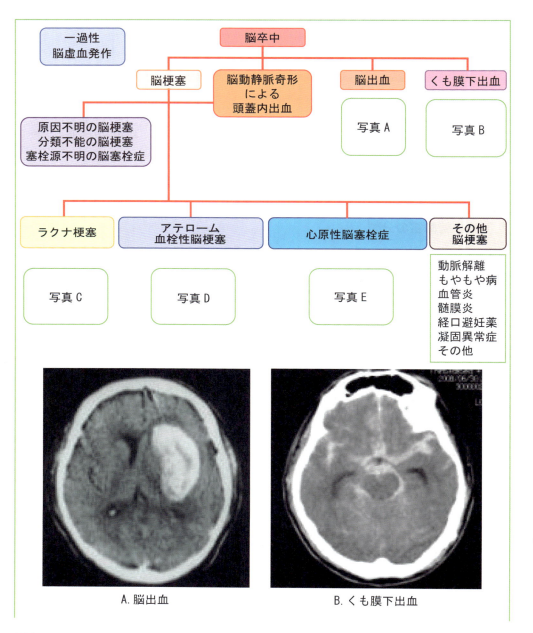

A. 脳出血　　　　　　　　　　　　B. くも膜下出血

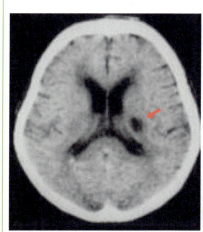
C. ラクナ梗塞

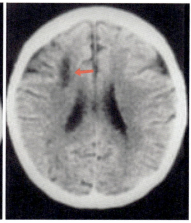
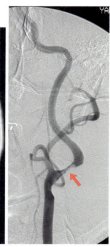
D. アテローム血栓性脳梗塞

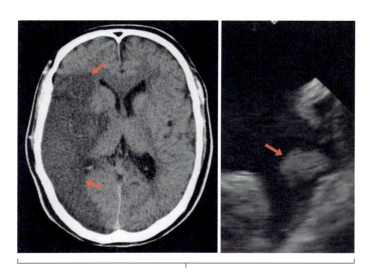
E. 心原性脳塞栓症

脳卒中の病型分類
- 脳卒中には、血管が詰まって起こる脳梗塞と、血管が破れて起こる脳出血およびくも膜下出血がある。
- 脳梗塞は、さらに4つのタイプに分けられる（3つの大きな病型とその他の脳梗塞）。
- 脳の穿通動脈が詰まって起こるラクナ梗塞、比較的太い血管が動脈硬化（アテローム、粥腫）が原因で詰まったり細くなって起こるアテローム血栓性脳梗塞、塞栓源心疾患に伴い心臓から血栓が流れてきて脳動脈が詰まって起こる心原性脳塞栓症が3大臨床病型だが、さらに他の原因で起こるその他の脳梗塞もある。
- 心原性脳塞栓症は重症例が多く、塞栓源心疾患の約8割が心房細動である。

図1.3　脳卒中の病型診断・鑑別診断

1.4 脳血管

脳の重量は体重の約 2% に過ぎないが、心拍出量の約 15% の血液が脳に運ばれ、全身の酸素消費量の約 20% が脳で消費される。

(1) 内頸動脈

心臓から上行大動脈に流れた血液は、右鎖骨下動脈（右総頸動脈と右椎骨動脈が分岐）、左総頸動脈、左鎖骨下動脈（左椎骨動脈が分岐）を経由して脳へ供給される（図 1.4）。総頸動脈は頸部で内頸動脈と外頸動脈に分かれ、内頸動脈は頭蓋内で前脈絡叢動脈を分岐後に、前大脳動脈と中大脳動脈になる。

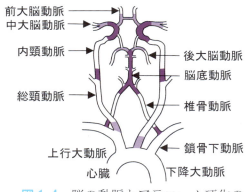

図 1.4　脳の動脈とアテローム硬化の好発部位

(2) 前大脳動脈

前大脳動脈は内頸動脈から分岐する血管で、前頭葉や頭頂葉の内側部、脳梁（吻、膝、幹、なお膨大部は後大脳動脈）を灌流している。通常、左右 1 対あり、前交通動脈によってつながっている。

前大脳動脈は、前交通動脈によって連結した後は、大脳縦裂の間に入り、大脳の内側面を上方に向かい、続いて脳梁の背側面を後方に向かう。図 1.5 に前大脳動脈の分岐を示す。前大脳動脈が 1 本しかない場合、一側の内頸動脈から両側の前大脳動脈が分岐する場合もある。

1：脳梁周囲動脈
2：眼窩前頭動脈
3：脳梁辺縁動脈
4：前頭極動脈
5：前内側前頭動脈
6：中内側前頭動脈
7：後内側前頭動脈
8：傍中心動脈
9：上内側頭頂動脈
10：下内側頭頂動脈

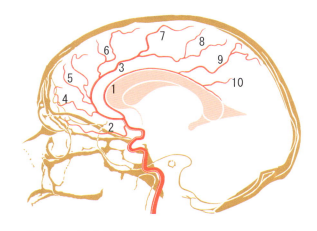

図 1.5　前大脳動脈[3]

(3) 中大脳動脈

中大脳動脈は内頸動脈から分岐し、前頭葉や頭頂葉の外側部、側頭葉、大脳基底核や大脳白質部を灌流する。図1.6に脳血管撮影の正面像を示す。中大脳動脈の水平部（horizontal segment）はM1とよばれ、数本の外側線条体動脈（レンズ核線条体動脈）が分岐し、尾状核の頭部や体部、内包前脚の上部、内包膝部、内包後脚の前部、放線冠、被殻、淡蒼球外側部、外包、前障を灌流する[1]。M2は島皮質を上行していく部分、M3は弁蓋部を通る部分で、M4は皮質部あるいは終末部とよばれている。中大脳動脈の主要な分枝は二分岐する場合と三分岐する場合があるが、図1.7に二分岐する場合の皮質部の血管を示す。

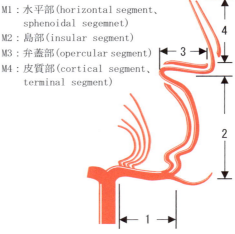

M1：水平部（horizontal segment、sphenoidal segemnet）
M2：島部（insular segment）
M3：弁蓋部（opercular segment）
M4：皮質部（cortical segment、terminal segment）

図1.6 中大脳動脈（正面像）のM1～M4[3]

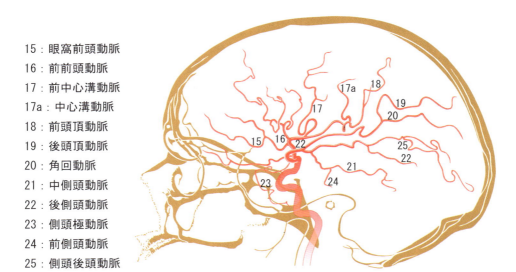

15：眼窩前頭動脈
16：前前頭動脈
17：前中心溝動脈
17a：中心溝動脈
18：前頭頂動脈
19：後頭頂動脈
20：角回動脈
21：中側頭動脈
22：後側頭動脈
23：側頭極動脈
24：前側頭動脈
25：側頭後頭動脈

図1.7 中大脳動脈（側面像）[3]

(4) 椎骨動脈と脳底動脈

両側の椎骨動脈は後下小脳動脈を分岐後に頭蓋内で合流して脳底動脈となり、前下小脳動脈、上小脳動脈を分岐した後に2本の後大脳動脈となる。

(5) 小脳動脈

小脳下部の後部を灌流するのが後下小脳動脈、下部の前部を灌流するのが前下小脳動脈、小脳の上部を灌流するのが上小脳動脈である。

(6) 後大脳動脈

脳底動脈は中脳の高さで2本の後大脳動脈に分岐する（図1.8）。一部は内頸動脈から分岐する後交通動脈がそのまま後大脳動脈となることがある（胎児型）。脳底動脈から分岐して後交通動脈と合流するまでの部分からは中脳や視床正中部への穿通動脈（視床穿通動脈）が分岐している。後交通動脈からは視床前部を灌流する視床灰白隆起動脈（tuberothalamic artery）が分岐している。中脳を取り巻くように走行する部分からは視床膝状体動脈（thelamogeniculate artery）が分岐、その後、後脈絡叢動脈（内側と外側）が分岐する。後大脳動脈の皮質枝は側頭葉の内側部や後頭葉を灌流する。

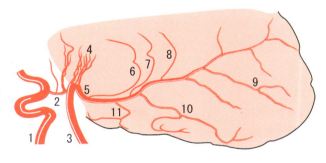

1：内頸動脈
2：後交通動脈
3：脳底動脈
4：後視床穿通動脈
5：後大脳動脈
6：内側後脈絡叢動脈
7：外側後脈絡叢動脈
8：後脳梁周囲動脈
9：鳥距動脈
10：後頭側頭動脈
11：前側頭枝

図1.8　後大脳動脈[3]

1.5 原因

もやもや病、大動脈炎症候群、脳動静脈奇形などの特殊な原因、あるいは心原性脳塞栓症の一部を除けば、脳卒中の多くは生活習慣病と考えられている。

生活習慣病の進展と対策について図1.9に示す。ステージ1は不適切な食生活、運動不足、多量飲酒、喫煙などの不適切な生活習慣、ステージ2は肥満、血圧高値、血糖高値、脂質異常などの境界領域、ステージ3は肥満症、高血圧症、糖尿病、脂質異常症などの危険因子としての生活習慣病、ステージ4は脳卒中や心疾患などの疾病としての生活習慣病、ステージ5は寝たきりや認知症の要介護状態である。

脳卒中を発症した場合は、再発予防のための抗血栓療法などとともに生活習慣の修正、危険因子対策を同時に行わなければならない。

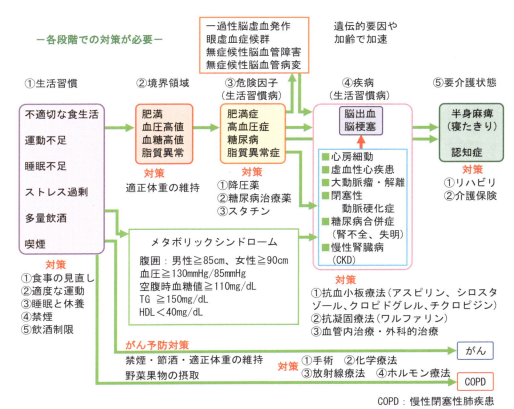

図1.9 生活習慣病の進展と対策

2 脳梗塞

2.1 分類

1990年にNINDS (National Institute of Neurological Disorders and Stroke) は、①発症機序による分類、②臨床カテゴリー（臨床病型）、③部位（灌流）による症候、により脳梗塞を診断するように提唱した（表1.2）。特に臨床病型、すなわちアテローム血栓性脳梗塞、心原性脳塞栓症、ラクナ梗塞、その他の脳梗塞に分類することがわが国でも行われるようになった。

(1) 各病型の診断

1) ラクナ梗塞

意識障害や高次脳機能障害がなく、CTやMRIで基底核や深部白質に長径15mm（～20mm）未満の梗塞を来し、責任血管に病変がなく、明らかな塞栓源心疾患がない場合に診断できる。

表1.2 NINDSによる脳梗塞の分類（1990年）[4]

A. 発症機序による分類 Mechanisms	1) 血栓性（thrombotic） 2) 塞栓性（embolic） 3) 血行力学性（hemodynamic）
B. 臨床カテゴリー（臨床病型） clinical categories	1) アテローム血栓性脳梗塞（atherothrombotic） 2) 心原性脳塞栓症（cardioembolic） 3) ラクナ梗塞（lacunar） 4) その他の脳梗塞（other）
C. 部位（灌流）による症候 symptoms and signs by site (distribution)	1) 内頸動脈（internal carotid artery） 2) 中大脳動脈（middle cerebral artery） 3) 前大脳動脈（anterior cerebral artery） 4) 椎骨脳底動脈（vertebrobasilar system） 　a) 椎骨動脈（vertebral artery） 　b) 脳底動脈（basilar artery） 　c) 後大脳動脈（posterior cerebral artery）

2) アテローム血栓性脳梗塞

責任血管に50％以上の狭窄を示すアテローム硬化性脳動脈病変が認められる場合に診断できる。

3) 心原性脳塞栓症

突然発症で塞栓源心疾患が確認される。

4) その他の脳梗塞

もやもや病、大動脈炎症候群、膠原病などの他の明らかな原因疾患がある脳梗塞である。
（原因不明の脳梗塞で、塞栓性のものは塞栓源不明脳塞栓症（embolic stroke of undermined sources：ESUS）という。）

2.2 症候

脳卒中診療は、患者が訴える症状（symptom）と診察で捉えることのできる徴候（sign）、すなわち症候により脳卒中を疑うことから始まる。脳卒中急性期において

神経症候を評価することの意義は、①脳卒中であるか否か、②責任病巣（脳損傷範囲）の推定、③脳梗塞では動脈病変部位（閉塞血管）、臨床カテゴリー（臨床病型）、発症機序などの推定、④脳機能のモニタリング：治療効果の判定（改善・悪化）、⑤画像診断を中心とする補助検査の適切な選択、⑥画像診断との対比：症候と画像の一致あるいは乖離、⑦予後の推測、などである。

図1.10に血管支配領域とその部位の脳梗塞における神経症候を示す。

(1) 前大脳動脈

前大脳動脈の閉塞（図1.11）では、対側下肢の単麻痺や感覚障害、下肢に強い片麻痺や感覚障害、両側の閉塞で対麻痺（両下肢の麻痺）、無動性無言、超皮質性運動性失語、意欲自発性低下、把握反射、歩行失行、左手の失行（観念運動性失行）・失書・触覚性呼称障害、拮抗性失行、道具の強迫的使用、他人の手徴候（alien hand sign）、吃音などを来す[4]。

(2) 中大脳動脈

脳梗塞では中大脳動脈領域の梗塞（図1.12）が多く、血管閉塞の部位や穿通動脈領域か、皮質動脈領域かによって症候も多彩である。広範であれば意識障害、高次脳機能障害を来すし、多くは麻痺や感覚障害を伴う。

中大脳動脈が二分岐する場合、前方領域の梗塞を来すと優位半球では運動性失語と右片麻痺を呈する。後方領域の梗塞では麻痺はなく、感覚性失語（同名半盲などを伴う）を呈する。

(3) 内頸動脈

前大脳動脈や中大脳動脈の症候とともに、同側のホルネル症候群を来すことがある。

(4) 後大脳動脈

後大脳動脈領域梗塞（図1.13）では、視力・視野障害や高次脳機能障害（純粋失読、画像失認、物体失認、相貌失認、半側空間失認、地誌的失見当など）を呈する。

(5) 脳底動脈

脳幹の梗塞や小脳梗塞を起こし意識障害、眼球運動障害、運動障害（片麻痺、四肢麻痺）、感覚障害、嚥下障害、構音障害などを呈する。

(6) 椎骨動脈

脳幹の梗塞〔Wallenberg症候群（延髄外側症候群、表1.3）など〕や小脳梗塞（図1.14）、脊髄梗塞を来す。

第1章 脳血管障害

前大脳動脈
- 下肢に強い片麻痺
- 感覚障害
- 無言・失語
- 無動性無言（両側）

後大脳動脈
- 同名半盲
- 純粋失読（優位側）
- 半側空間無視（劣位側）
- 相貌失認（劣位または両側）

中大脳動脈
- 対側の高度片麻痺
- 感覚障害
- 意識障害
- 失語（優位側）
- 半側空間無視（劣位側）
- 病態失認（劣位側）
- 着衣失行（劣位側）

前脈絡叢動脈
- 片麻痺
- 半側感覚障害
- 半盲

図1.10　血管支配領域とその部位の脳梗塞における神経症候

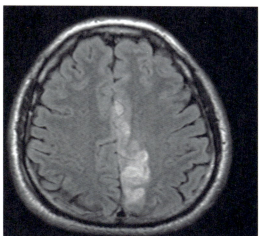

図1.11　左前大脳動脈領域梗塞

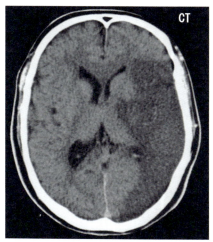

図1.12　中大脳動脈領域梗塞

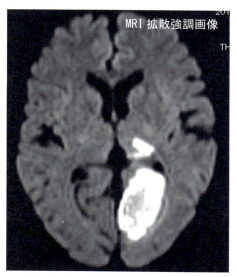

図1.13　後大脳動脈領域梗塞

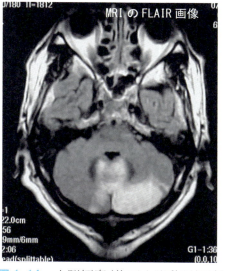

図1.14　小脳梗塞（後下小脳動脈領域）

表1.3　延髄外側梗塞の症候

1. 解離性感覚障害（表在感覚障害）：病変側の顔面と対側の体幹・上下肢
2. 小脳性運動失調：病変側
3. 嚥下障害
4. 嗄声
5. ホルネル症候群：病変側
6. めまい、悪心

コラム1　病院前の脳卒中評価スケール

地域住民向けの評価スケールに「FAST」（Face、Arm、Speech、Time）がある（表1.4）。

表1.4　FAST

FACE（顔）	Ask the person to smile. Does one side of the face drop?	一側の顔面麻痺
ARMS（腕）	Ask the person to raise both arms. Does one arm drift downward?	上肢のバレー徴候
SPEECH（言葉）	Ask the person to repeat a simple sentence.「you can't teach an old dog new tricks」Are the words slurred? Can he/she repeat the sentence correctly?	「生き字引」 「瑠璃も玻璃も照らせば光る」 「ラリルレロ」
TIME（時間）	If the person shows any of these symptoms, time is important. Call 911 or get to the hospital fast.	救急車を呼ぶか、救急病院へ "顔・腕・言葉で、すぐ受診"

2.3 検査所見

(1) X線CT、MRI

発症直後の脳出血などの他の疾患の除外診断とともに、X線CTによるearly CT sign（脳梗塞急性期におけるCT上の初期変化）の検出、MRI（拡散強調画像）による早期の虚血性病変の検出のために行う（図1.15）。

第1章 脳血管障害

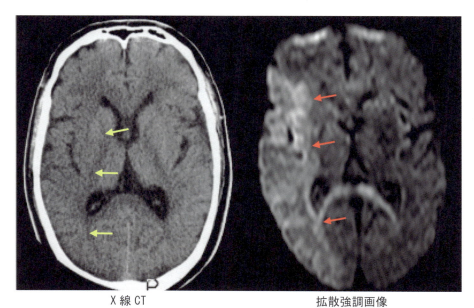

X線CT　　　　　　　　　拡散強調画像
図1.15　脳梗塞急性期の病巣（矢印）

（2）心血管の評価（図1.16）

超急性期には超音波検査やMRA、脳血管撮影により血管の評価を行う。

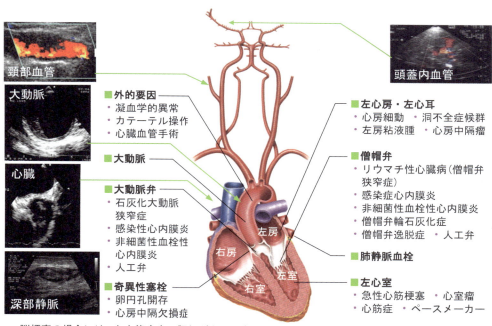

脳梗塞の場合には、心血管病変の評価が必須である。頸部や頭蓋内血管の評価を超音波やMRAで行い、さらに心電図、経胸壁心エコーで心疾患の有無を評価する。必要に応じて経食道心エコーにより大動脈や心臓の評価、さらにbubble studyで卵円孔開存の有無をチェックする。奇異性脳塞栓症が疑われる場合には下肢静脈エコーで深部静脈血栓（特にひらめ筋内の血栓）をチェックする。

図1.16　心血管病変の評価

コラム2 出血性梗塞（図1.17）

　閉塞した血管が再開通したときに、血管が破綻して出血を起こすことをいう。アテローム血栓性脳梗塞でも塞栓性脳梗塞でも起こる。心原性脳塞栓症ではCT上の出血性梗塞は全体の40%程度である。多くは症候の変化を伴わないが、悪化を伴う血腫型のものも5〜10%程度存在する。高齢者や大梗塞で頻度が高い。

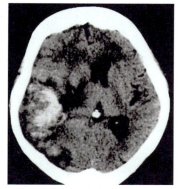

図1.17　出血性梗塞のCT

コラム3 脳の側副血行路

　頭蓋内・外の動脈が閉塞したときに脳への血流が低下しないように、表1.5に示した多くの側副血行路が存在する（図1.18、図1.19、図1.20）。特にウイルス動脈輪の形成状態は重要で、急激に発生した閉塞性脳血管障害の予後に影響する重大な因子となる。

表1.5　脳の側副血行路

1 頭蓋内型
①ウイルス動脈輪を介するもの
　a) 前交通動脈（A-com）：両側内頸動脈系をつなぐ。
　b) 後交通動脈（P-com）：内頸動脈系と椎骨脳底動脈系をつなぐ。

②皮質枝間吻合（leptomeningeal anastomosis）を介するもの
　　各軟膜動脈の末梢をつなぐ側副血行路
　　　　　　　中大脳動脈
　　　　　　　↓↑　　↓↑
　　　　前大脳動脈←→後大脳動脈

③穿通動脈と皮質穿通動脈との吻合（もやもや血管）

2 頭蓋外型
①頭蓋外・頭蓋内動脈の吻合
　a) 外頸動脈と内頸動脈 petrous, cavernous, supraclinoid (ophthalmic) segment との吻合
　　ⅰ) 外頸動脈の internal maxillary artery、facial artery, middle meningeal artery から眼動脈を介する側副血行
　　ⅱ) その他
　b) transdural anastomosis（rete mirabile）：硬膜動脈と軟膜動脈の吻合

②頭蓋外の動脈間吻合
　a) 外頸動脈の occipital artery や ascending pharyngeal artery と椎骨動脈の筋肉枝との吻合
　b) costocervical trunk や thyrocervical trunk
　c) 椎骨動脈と前脊髄動脈

第1章 脳血管障害

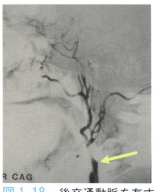
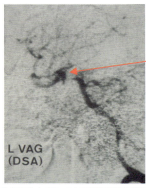

図1.18　後交通動脈を有する側副血行（内頸動脈閉塞）

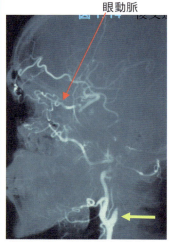

図1.19　眼動脈を逆行する側副血行（同側内頸動脈閉塞）

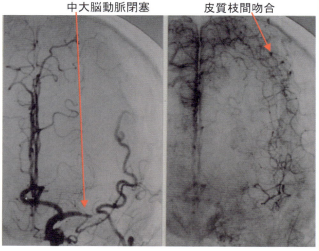

図1.20　中大脳動脈閉塞における皮質枝間吻合

コラム4　境界域梗塞（borderzone infarction）

　内頸動脈の閉塞や高度狭窄があり、ウイルス動脈輪による側副血行が比較的よい場合に、灌流圧が低下したときに血行力学的に脆弱な部位に梗塞をつくる。これを境界域梗塞とよぶ（図1.21）。分水嶺梗塞と終末領域梗塞がある。この領域に梗塞がある場合には主幹脳動脈病変があることを念頭におく必要がある。

①分水嶺梗塞（watershed infarction）：cortical borderzone
　　前大脳動脈・中大脳動脈・後大脳動脈の境界領域にできる梗塞をいう。
②終末領域梗塞（terminal zone infarction）：deep borderzone
　　穿通動脈（外側線条体動脈）と中大脳動脈の軟膜動脈からの髄質動脈の境界領域にできる梗塞をさす。

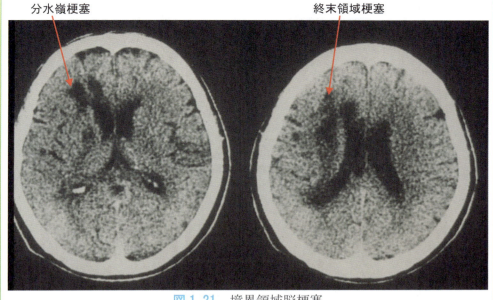

図1.21　境界領域脳梗塞

コラム5　branch atheromatous disease（BAD）

　1本の穿通動脈の閉塞によるものがラクナ梗塞である。主幹動脈のアテローム硬化による穿通動脈入口部の分枝粥腫（*in situ* atheroma at the mouth of the penetrating vessel）により、ラクナ梗塞より大きな梗塞（15 mm以上）を来す場合をbranch atheromatous disease（BAD）とよんでいる。

コラム6　奇異性脳塞栓症（図1.22）

　奇異性脳塞栓症とは、静脈側に存在する血栓が心臓や肺で右心系から左心系への右左シャントにより動脈側に進入することによって引き起こされる脳梗塞である。通常、静脈側に血栓が存在しても動脈側に流入することはない。右左シャントが存在することにより血栓が動脈側に流入し奇異性脳塞栓症が発症する。右左シャントを来す疾患としては、卵円孔開存、心房中隔欠損症、肺動静脈瘻がある。頻度が高いのは卵円孔開存である。経食堂心エコー検査で卵円孔開存を確認する。

　再発予防では抗凝固療法と抗血小板療法で差がないという結果が出ており、下肢静脈血栓がない場合は抗血小板薬を選択することが多い。欧米ではカテーテルで卵円孔開存を閉鎖する治療が始まっている。

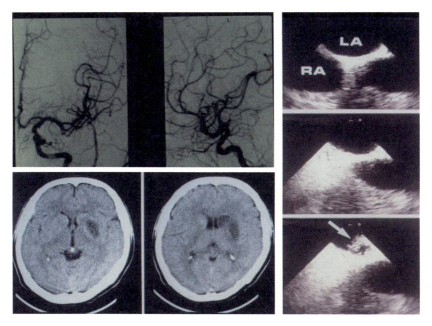

発症から5時間後の脳血管撮影（左上）では閉塞血管はなく、すでに再開通していると判断された。発症翌日のX線CT（左下）では左線条体内包梗塞を呈しており、発症直後は左中大脳動脈主幹部が閉塞していたと考えられる。経食道心エコーでは、3回目に卵円孔を介する右左シャントが確認されたが、右図は発症から1年後に行ったときのbubble studyで、右左シャント（卵円孔開存）を示している。

図1.22 奇異性脳塞栓症

2.4 治療

脳梗塞の急性期治療は、脳保護薬のエダラボンや遺伝子組み換え型組織プラスミノゲンアクチベータ（recombinant tissue plasminogen activator：rt-PA）は病型に関わりなく投与できるが、他の薬剤は病型に応じて使用する。

(1) rt-PA 静注療法

2005年10月より、わが国でもrt-PAの静注療法が可能となった。3時間（現在は4.5時間）以内に治療を開始しなければならなくなったために病院前からの連携、すなわち①Detection（発見）、②Dispatch（出動）、③Delivery（搬送）、④Door（来院）、⑤Data（情報）、⑥Decision（方針決定）、⑦Drugs（治療開始）の"7つのD"がスムーズにつながらなければならない（図1.23）。

rt-PA静注療法の適応を決める指標としてNational Institutes of Health Stroke Scale（NIHSS）が用いられている。NIHSSは脳卒中急性期の機能障害の総合評価スケールである。

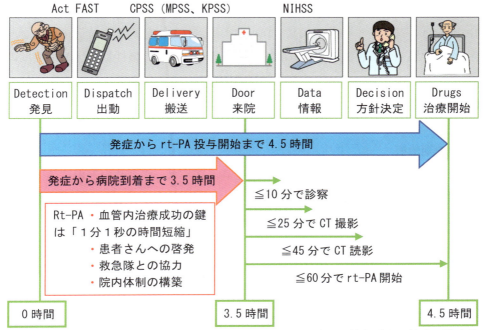

図 1.23　rt-PA 治療・血管内治療時代の脳卒中診療

(2) 血栓回収療法

　原則として発症 8 時間以内（2018 年より一定の条件を満たせば 24 時間以内に拡大）の急性期脳梗塞において、rt-PA の経静脈投与が適応外、または rt-PA の経静脈投与により血流再開が得られなかった患者を対象として、脳動脈を閉塞している血栓回収を行う。

(3) 脳保護療法

　エダラボンを発症 24 時間以内の脳梗塞に投与する。

(4) 抗凝固療法

　アテローム血栓性脳梗塞では発症後 48 時間以内にアルガトロバンを投与する。進行型のラクナ梗塞やアテローム血栓性脳梗塞、さらに心原性脳塞栓症にはヘパリンが投与されるが、欧米のガイドラインでは推奨されていない。心原性脳塞栓症には発症早期よりワルファリンや直接作用型経口抗凝固薬（ダビガトランエテキシラート、リバーロキサバン、アピキサバン、エドキサバン）を投与することが多くなってきている。

(5) 抗血小板療法

　アテローム血栓性脳梗塞やラクナ梗塞の急性期、特に 48 時間以内にアスピリンを

投与するが、アスピリン不耐症などで使えない場合、あるいは再発のハイリスク症例にはシロスタゾールやクロピドグレルが選択される。急性期の抗血小板薬2剤併用の有効性が示され、2剤併用が積極的に行われている。慢性期の2剤併用は再発への効果に差がなく、頭蓋内出血などが増加するため、単剤療法にする。

(6) 抗脳浮腫療法

脳浮腫で頭蓋内圧が亢進するような症例で使用する。

(7) 慢性期治療

高血圧、糖尿病、脂質異常症、喫煙、肥満、アルコール多飲などの危険因子の管理とともに、抗凝固療法や抗血小板療法などの薬物療法を中心に、一部の症例では外科治療（頸動脈内膜剥離術など）や血管内治療（内頸動脈ステント留置術など）を行う。

2.5 経過と予後

脳梗塞を発症すると1年で約10％、10年間で約50％が再発すると報告されている。

3 脳出血

3.1 概念と分類

脳出血とは、脳実質内にある細動脈が破綻して出血を起こす病態である。脳実質内出血の約60％は高血圧が原因である。日本人の脳出血の発症率は、欧米人の2～3倍と多い。近年、高血圧症の早期発見、早期治療が普及したため、その数は有意に減少している。その他、高齢者に多いアミロイドアンギオパチーによる脳出血、血液凝固異常や抗血栓薬使用に伴う脳出血、脳血管奇形による脳出血、脳腫瘍に合併する脳出血などがある。

3.2 症候

出血の部位により、さまざまな症状を呈する。代表的な出血部位と症状を提示する（表1.6）。

被殻出血では、近接する内包や視床、側頭葉にまで出血が及ぶと重度の運動麻痺や感覚障害、意識障害、失語などが現れる。脳出血の約40％と最も頻度が多い。

視床出血では感覚障害が強く現れる。内包が近いために、運動麻痺も生ずる。また脳室内に出血が穿破すると頭痛や発熱、意識障害を伴うことがある。最も死亡率が高く、一命を取り留めても重度の運動、感覚障害を残す。出血後しばらくたって

表 1.6　脳出血の部位と主な症状

被殻出血	視床出血	小脳出血	脳幹出血
反対側の片麻痺	反対側の感覚障害	頭痛、めまい、悪心	急激な意識障害
反対側の感覚障害	反対側の不全片麻痺	病側の運動失調	四肢麻痺
病側への共同偏視	垂直方向の注視麻痺（パリノー徴候）		呼吸障害
意識障害			縮瞳
（優位半球）失語	（優位半球）流暢性失語		
（劣位半球）失行、失認			

から「視床痛」という半身の激しい痛みを起こすことがある。脳出血のなかでは被殻出血の次に多く約 30％を占める。

　皮質下出血では、大脳の表面付近の皮質下に出血が起こる。高血圧性とは別にアミロイドアンギオパチーや脳血管奇形、血液凝固異常が原因のこともある。出血部位により症状は異なる。痙攣を伴うことがあり、時間が経過した後に遅発性てんかんの原因となることもある。他の脳出血と比較して症状が軽く、治療後の経過もよいことが多い。

　脳幹出血は、中脳、橋、延髄に起こる出血である。突然の激しい頭痛で発症し、眼球運動などの脳神経麻痺、しびれ、意識障害、発熱などの症状が起こる。手術できないことが多く、重度の後遺症が残る。脳幹のなかでも橋に最も出血が起こりやすい。

　小脳出血では、回転性めまいや悪心、激しい頭痛、歩行障害、起立障害などが起こる。小脳は、後頭蓋窩に囲まれた狭い部分にあり、小脳出血により脳幹を圧迫すると生命に関わる。

3.3 検査所見

　診断には、頭部 CT が最も有用である（図 1.24）。

3.4 治療

(1) 急性期治療

　発症から 6 時間以内が最も出血が拡大しやすいため、できるだけ早期に収縮期血圧 140 mmHg 未満に降下させる。

　止血剤（血管強化剤、抗プラスミン薬）の点滴を行うこともある。血小板や血液凝固系の異常を合併し出血傾向が認められる場合は、病態に応じて、血小板輸血、

第1章 脳血管障害

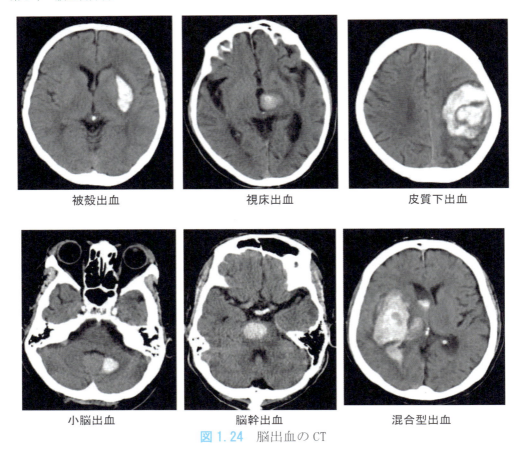

被殻出血　　　　　　視床出血　　　　　　皮質下出血

小脳出血　　　　　　脳幹出血　　　　　　混合型出血

図 1.24　脳出血の CT

プロトロンビン複合体、新鮮凍結血漿などの血液製剤の点滴を行う。

脳浮腫を伴う大きな血腫に対する治療として、高張グリセロール静脈内投与を行う。頭蓋内圧亢進症状が進行するときには、マンニトール点滴を行う。

頭蓋内圧亢進に対して、ベッドアップにより上半身を 15 度〜30 度挙上する。

(2) 脳出血の合併症治療

1) 上部消化管管理

脳出血患者の約 27%に消化管出血が起こる。特に高齢者、重症例、消化性潰瘍の既往のある者に多い。ストレス性潰瘍からの消化管出血を防ぐために、プロトンポンプ阻害剤 (proton pomp inhibitor：PPI) やH2受容体拮抗薬 (H2 receptor antagonist：H2RA) を予防的に投与する。

2) 深部静脈血栓症、肺塞栓症の予防

脳出血で麻痺を伴う場合、深部静脈血栓症、肺塞栓症を起こしやすい。予防措置として早期離床や積極的な運動、弾性ストッキング着用、間歇的空気圧迫などが行われる。抗凝固療法も考慮されるが、出血の急性期には使用しにくい。

3) 感染（誤嚥性肺炎、尿路感染）の予防

頭蓋内圧亢進による悪心、嘔吐を伴う場合や意識障害、嚥下障害を伴う場合には誤嚥性肺炎のリスクが高い。口腔ケアや言語聴覚士による早期リハビリテーションを行い、予防に努める。

また、長期の尿道バルーン留置が必要な場合、それに伴う尿路感染症を合併しやすく、注意が必要である。

4) 痙攣対策

脳出血では4〜18％に痙攣発作を合併する。特に皮質下出血や開頭手術例に多く、痙攣の合併を認めた場合には抗てんかん薬を使用する。予防的な使用は一般的ではない。脳出血の遅発性痙攣（発症2週間以降）の場合には、痙攣の再発が認められることが多いため、抗てんかん薬の投与を考慮する。

5) 再出血の予防

脳出血の再発は多くはないが、血圧コントロール不良例、微小出血（microbleeds）合併例、アミロイドアンギオパチーに合併した出血、抗血小板薬使用例などでは再発を起こすことがある。130/80 mmHg 未満を目標とした厳格な血圧コントロールが重要である。

(3) 手術治療（図 1.25）

脳出血量が 10 mL 未満の小出血や、神経学的所見が軽度の場合には、手術を行わず保存的治療を行う。ただし、発症から6時間以内は出血増大が起こりやすく、神経症状の厳重な観察を行う。通常は、翌日に頭部 CT を行い、出血拡大がないか確認する。また、意識レベルが JCS300 の深昏睡の症例も手術適応はない。以下、出血部位と手術適応を示す。

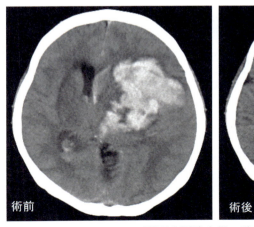
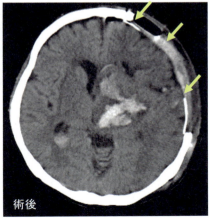

開頭血腫除去術・外減圧術

第1章 脳血管障害

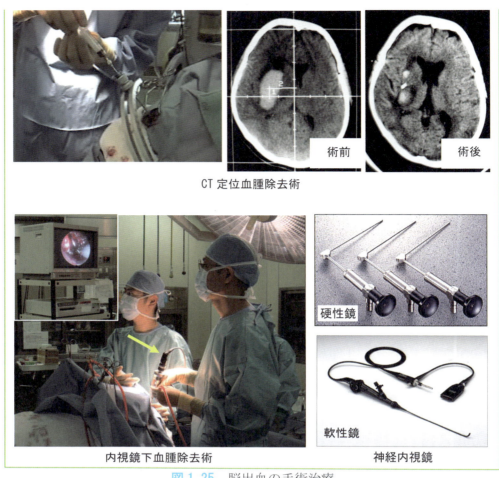

図1.25 脳出血の手術治療

1）被殻出血

　神経学的所見が中程度、血腫量が30 mL以上で血腫の圧迫が高度の症例では手術適応を考慮する。定位的脳内血腫除去術、内視鏡下血腫除去術、開頭血腫除去術が行われる。

2）視床出血

　通常、血腫除去術は行われない。血腫の脳室内穿破を伴いやすく、閉塞性水頭症を来す場合には、脳室ドレナージ術が考慮される。

3）皮質下出血

　血腫量が30 mL以上で、頭痛、痙攣、意識障害、麻痺の原因となる場合には、内視鏡下血腫除去術、開頭血腫除去術が考慮される。

4）小脳出血

　最大径が3 cm以上で、神経症候が増悪している場合、または出血が脳幹を圧迫し

脳室閉塞による水頭症を来している場合には、内視鏡下血腫除去術、開頭血腫除去術や脳室ドレナージ術が行われる。

5) 脳幹出血

手術適応はない。脳幹出血が軽度で、意識障害の原因が脳室穿破による水頭症の場合には、脳室ドレナージ術のみ考慮する。

3.5 経過と予後

脳出血の予後は、出血部位と出血量、出血の進展方向、年齢によりさまざまである。一般的に、意識レベルは生命予後とよく相関する。

4 くも膜下出血

4.1 概念と分類

脳は、外側から硬膜、くも膜、軟膜の3重の膜で覆われており、「くも膜の下に出血が広がった病態」をくも膜下出血とよぶ（図1.26）。外傷性と非外傷性に分けられる。非外傷性くも膜下出血の原因は、脳動脈瘤破裂が最も多い。その他の原因としては、脳動静脈奇形、もやもや病、硬膜動静脈瘻、脳動脈解離、脳腫瘍、静脈洞血栓症、全身性疾患（血液凝固異常、肝機能障害など）などがある。

脳動脈瘤は脳底部の血管分岐部にできることが多い。前交通動脈（30%）、内頸動脈・後交通動脈分岐部（25%）の順で多い。

くも膜下出血の発生頻度には明らかな地域格差があり、日本では、年間人口10万人当たり約20人と諸外国と比較して多い。男女比は1：2と女性に多い。好発年齢

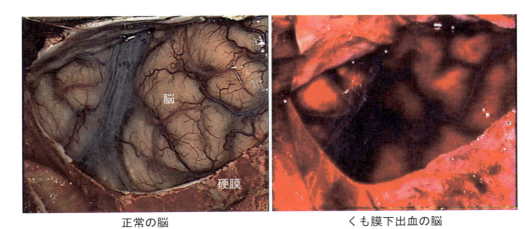

正常の脳　　　　　　くも膜下出血の脳

図1.26　正常の脳とくも膜下出血の脳表写真

は40～60歳台に多く、働き盛りの者に多いことから重大な社会問題となる。また、高齢化に伴い、脳血管障害全体に占める割合は近年増加している。

4.2 症候
(1) 頭蓋内症状

動脈瘤破裂による出血の程度によって症状の強さはさまざまである。出血が、漏出する程度の軽症例から、大量に出血した血液のジェット流により脳組織が破壊される重症例までいろいろある。

一般的には、動脈瘤破裂による突然の頭痛発作は、今までに経験したことのない激しい痛みで、「人生最大の・・」、「後頭部をハンマーで殴られたような・・」、「頭に雷が落ちたような・・」などと表現される。発症時の記憶がある場合も多いが、一過性に意識消失を伴うこともある。非常に軽いものでは、軽度の髄膜刺激症状（頭痛、悪心、嘔吐など）のみの場合もある。

くも膜下出血を起こす以前に、小さい出血が数時間、数日または数週間前に起こることがあり、minor leak（警告頭痛、warning headache）とよばれる。警告頭痛は同側の片側頭痛、眼窩周囲痛が特徴である。動脈瘤が再破裂すると死亡する可能性もあるため、見逃さないことがきわめて大切である。頭部CTのみでは確実な診断ができないことがあり、その場合は、腰椎穿刺での血性髄液の証明が必要になる。

動脈瘤の部位によっては、頭痛以外の症状を来す場合もある。例えば、内頸動脈－後交通動脈分岐部動脈瘤の破裂では、動眼神経が近くを走行するため、同側の動眼神経麻痺（瞳孔散大、眼瞼下垂、対光反射低下）が出現することがある。動脈瘤が脳内に埋没しており、脳内血腫を伴う場合には、見当識障害、失語、片麻痺などで発症する場合もある。出血が大量の場合には、発症直後に死亡する（約30％）。くも膜下出血の死亡のほとんどが初回出血時である。

(2) 頭蓋外症状

著明な交感神経系の興奮により、不整脈（洞性頻脈、心室性頻拍など）や、心電図上QT間隔の延長、T波異常、ST上昇などを来すことがある。冠動脈狭窄を伴わないにもかかわらず、心電図上重篤な心筋虚血所見を呈し、心臓超音波検査では、左室心尖部の収縮低下を認める、いわゆる「たこつぼ型心筋症（カテコラミン心筋症）」とよばれる病態を示すことがある。

くも膜下出血後、網膜出血や硝子体出血による視力低下を来す場合がある（図1.27）。重症なくも膜下出血に併発することが多く、急激な頭蓋内圧の上昇が原因と考えられている。

4.3 検査所見

　頭部CTで脳底槽に特徴的な形状の出血を認める（図1.28）。5角形をしているため、「ペンタゴン」とよばれる。ただし、破裂した動脈瘤の部位によっては、この形状をとらない。出血の分布から、破裂した脳動脈瘤の位置を推測する。次に、脳血管撮影や3DCTアンギオグラフィーを行い、脳動脈瘤の有無、位置、サイズ、形状などを把握する。最近は脳血管撮影を省略し、3DCTアンギオグラフィーのみで診断する施設も増えてきている。

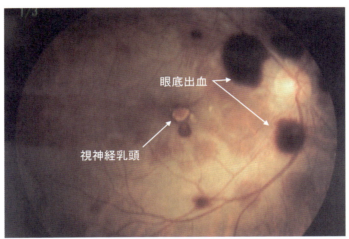

図1.27　くも膜下出血に合併した眼底出血

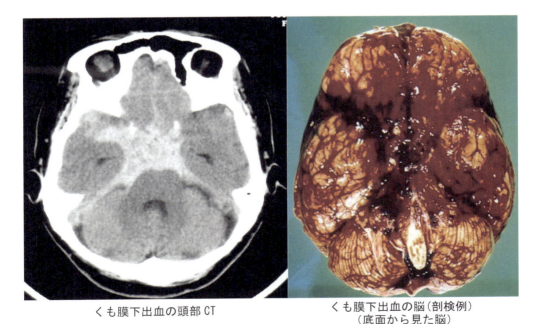

くも膜下出血の頭部CT　　　くも膜下出血の脳（剖検例）
　　　　　　　　　　　　　（底面から見た脳）

図1.28　くも膜下出血のCTとくも膜下出血の脳

4.4 治療

(1) 初期治療

くも膜下出血と診断された場合、発症直後は再出血を予防するために安静とし、不要な刺激やストレスを避ける。十分な鎮痛、鎮静、降圧を行う。くも膜下出血の再出血は 24 時間以内に多く発生する。重症例では、充分に鎮静して挿管し、人工呼吸器に装着して呼吸と循環の管理を行う場合もある。

(2) 治療法の選択

くも膜下出血の重症度は（表 1.7）のように分類される。重症ではない例（重症度分類の Grade-Ⅲ）では、年齢、全身合併症、治療の難度などの制約がない限り、早期（発症 72 時間以内）に再出血予防手術を行うように推奨されている。

表 1.7　くも膜下出血の重症度分類

Grade 0	未破裂動脈瘤
Ⅰ	無症状または最小限の頭痛および軽度の項部硬直を示す。
Ⅰa	急性の髄膜刺激症状、または脳症状をみないが固定した神経学的失調のあるもの。
Ⅱ	中等度ないし激しい頭痛、項部硬直を有するが、脳神経障害以外の神経学的失調なし。
Ⅲ	傾眠、錯乱状態または軽度巣症状を示すもの。
Ⅳ	昏迷、中等ないし高度の片麻痺、除脳硬直の始まり、自律神経障害を伴うこともある。
Ⅴ	深昏迷、除脳硬直、瀕死の状態

再出血予防手術としては、開頭術（脳動脈瘤頸部クリッピング術）と血管内手術（脳動脈瘤コイル塞栓術）がある（図 1.29）。

比較的重症例（重症度分類の Grade Ⅳ）では、患者の年齢、動脈瘤の部位などを考え、手術の適応を判断する。最重症例（重症度分類の Grade Ⅴ）では、原則として手術適応はないが、状態の改善がみられれば手術適応を考慮する。

開頭術と血管内手術の選択は、脳動脈瘤の位置、形状、大きさ、患者の年齢や全身状態、くも膜下出血の重症度などを考慮して総合的に判断する。

(3) 周術期の管理

遅発性脳血管攣縮は発症 4 日目から 14 日目に起こる 脳血管攣縮とは、「くも膜下出血後に脳の動脈が一時的に縮んで細くなる病態」である。脳血管攣縮は、くも膜下出血を起こした人の約 70％に起こり、約 20〜30％の人に症状が出現し、約 10％の人で予後不良である。出血量が多く、入院時重症な人ほど脳血管攣縮を起こしやすい。動脈が収縮すると、脳血流が低下した部位にあわせて、さまざまな症状を起

4 くも膜下出血

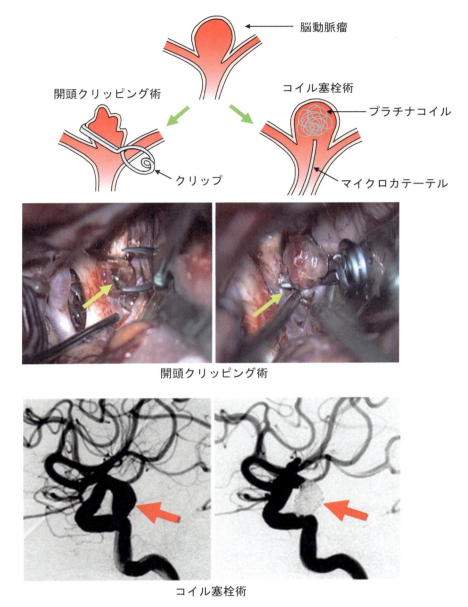

図1.29 くも膜下出血の手術；開頭クリッピング術とコイル塞栓術

こす。強い脳血管攣縮が長く続くと、脳梗塞となり症状が固定する。術後経過がよかったのに、1週間後に急に意識障害が出現したり、手足が動きにくくなったり、言葉が出づらくなったりしたときにはこれを疑う。頭痛や発熱を伴うこともある。

慢性期には10～40％で続発性水頭症が起こる。認知症、歩行障害、尿失禁、活動性低下などを呈する。頭部CTで脳室拡大を認めた場合には、脳室－腹腔シャント術（VPシャント）または腰椎－腹腔シャント術（LPシャント）を行う。

4.5 経過と予後

　一般的にくも膜下出血の転帰は、「およそ3分の1が社会復帰し、3分の1が何らかの後遺症を残すか寝たきりとなり、3分の1が死亡する」とされる。熊本県脳卒中データバンク（2010）の統計では、約半数が転帰不良である。手術などの治療ができた症例に限ると、約3分の1が転帰不良となる（図1.30）。

　くも膜下出血の予後に影響を与える因子は、術前の重症度（重症ほど予後不良）、年齢（高齢ほど予後不良）、くも膜下出血の程度、脳内血腫や高度の脳室内血腫の存在、脳血管攣縮の程度である。

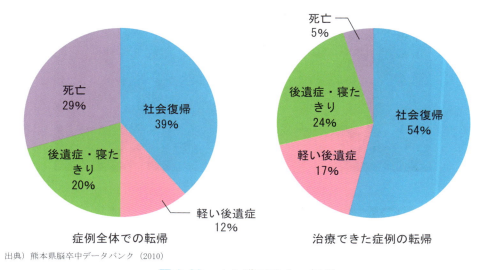

出典）熊本県脳卒中データバンク（2010）

図1.30　くも膜下出血の転帰

5 脳動静脈奇形

5.1 概念と分類

　脳動静脈奇形（cerebral arteriovenous malformation：AVM）は、胎生早期（約3週）に、正常の毛細血管網が形成されないために生じた先天性の血管奇形である。正常の脳循環は、動脈－毛細血管－静脈の順に血液が流れるが、AVMの場合、毛細血管が欠損しており、異常な血管塊（ナイダス（nidus）；ラテン語で「巣」の意味）が存在する。動脈血が直接、静脈に流入するため、静脈に大きな圧が加わり、ナイダスが大きくなったり、破裂して出血したりする。

　発生頻度は、脳動脈瘤の1/6〜1/7で、人口10万人に対し1〜2人とされる。比較的若年（約80％が40歳まで）に発症することが多い。

5.2 症候

初発症状としては、頭蓋内出血が65～70％と最も多く、痙攣発作20％、神経症状7％、その他（頭痛のみ、無症状）3～10％である。

5.3 検査所見（図1.31）

頭部MRIでは、AVMがT1、T2とも無信号（血管影flow void）の領域として描出される。

脳血管撮影では、動脈相で流入動脈、ナイダスが撮影され、それとほぼ同時に流出静脈が描出される。確定診断として用いる。

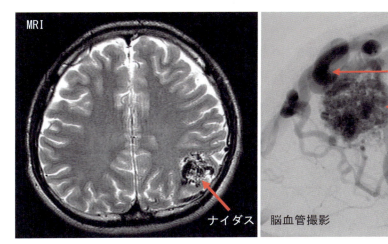

図1.31　脳動静脈奇形の画像

5.4 治療

治療法には、開頭による直達術、血管内手術（塞栓術）、定位放射線治療がある。患者の年齢、AVMの部位、ナイダスの大きさ、出血の有無、神経症状の程度、流入動脈や流出静脈などを総合的に判断して適応を決める。

直達術のよい適応は、ナイダスが小さく、重要な機能の部位になく、比較的表面にあり、血腫による圧迫が大きい場合である。

血管内手術は摘出術や放射線外科の支援的手段として行われることが多い（図1.32）。外科的摘出術の前に、塞栓術を行うことで、摘出中の出血が少なく、周囲からの剥離も容易になる。

定位放射線治療は、ナイダスが約3cm以下で、深在性で、重要な機能の部位やその近傍にあり外科的摘出が困難な場合に用いられる。

これらの3つを組み合わせて治療を行う。

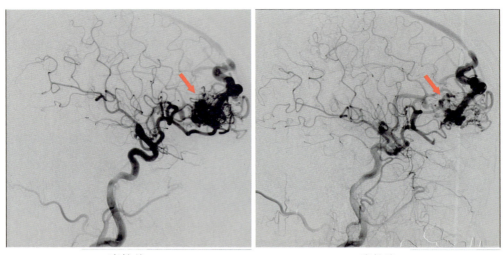

| 塞栓前 | 塞栓後 |

液体塞栓物質により、ナイダスが塞栓された。その後、ナイダスの摘出術が行われた。

図1.32 脳動静脈奇形の塞栓術

5.5 経過と予後

　予後を左右する最大の因子は、出血である。出血で発症した AVM の再出血の頻度は、最初の1年が約6%、その後は年間2〜4%とされる。非出血（未破裂）例での出血率は年間2〜4%で、保存的治療群の出血率2〜4%と大差ないため、未破裂 AVM の治療適応は慎重に考慮される必要がある。

　痙攣発作の頻度は年間1%程度で、AVM が診断されたときの年齢が若い程、起こりやすい。死亡率は、全体で年間0.7〜1.5%である。

6 脳静脈血栓症

6.1 概念と分類

　脳静脈血栓症（cerebral venous thrombosis：CVT）は、脳静脈が閉塞し脳浮腫や出血を来して頭蓋内圧亢進や脳機能障害による症候を呈する疾患である。

　脳静脈血栓症の発症頻度は、海外では、オランダからの報告で人口1,000,000人当たり成人で3〜4例、小児で7例とされている[8]。また、全脳卒中に占める割合は0.5〜1.0%と報告されている[9,10]。

　欧州、南米の21カ国、89医療機関によって1998年5月から2001年5月までの3年1カ月間に計624例が前向き登録された報告（International Study on Cerebral Vein and Dural Sinus Thrombosis：ISCVT）では465名（74.5%）が女性で、年齢

は16歳〜86歳と広範囲に及んでいたが、中央値は37歳であった[11]。

　脳静脈や脳静脈洞壁は粥状硬化に乏しく血栓形成は起こりにくい一方で、周辺部位や全身状態の影響を受けやすい。周辺部位からの影響としては中耳炎、副鼻腔炎、面疔、髄膜炎などの頭頸部局所感染症による発熱、局所の熱感・腫脹・疼痛や、静脈洞外壁に接する腫瘍による直接の圧迫・浸潤などがある。全身状態の影響としては妊娠・産褥、多血症、脱水、悪性腫瘍、血液凝固異常による凝固亢進状態、全身性エリテマトーデスやベーチェット病などの自己免疫疾患があげられる。

　ISCVTでは、原因、危険因子は経口避妊薬が33.2％で最も多く、次いで先天性血液凝固異常22.4％、感染症12.3％、産褥8.5％と続く[11]。

6.2　症候

　脳静脈血栓症の臨床症候は多彩で、①静脈灌流不全、髄液灌流不全による頭蓋内圧亢進症候（頭痛、悪心・嘔吐、徐脈、うっ血乳頭、両側外転神経麻痺による複視）、②脳実質の静脈性虚血・出血による局所神経症候（venous hemiplegiaとよばれる下肢に強い片麻痺、感覚障害、皮質症候などの巣症候、痙攣）、③海綿静脈洞症候群、④亜急性脳症（精神症候、意識障害）などがみられる[12,13,14]。

(1) 頭痛

　脳静脈血栓症において頭痛は最も高頻度（80〜90％）の症状であり、かつ初発症状としても最も高頻度であるが、症候が頭痛のみのこともあり、特異的な性状がないため診断に苦慮することも少なくない。

　典型的な場合、頭痛はまず軽度の痛みが間欠的に生じ、数日かけて徐々に進行し、頭部全体の耐えがたい重度かつ持続する頭痛となる。頭痛が軽度のときは鎮痛薬が有効なこともあるが、進行して重度になると鎮痛薬が効かなくなり、夜間も持続するため不眠となる。脳静脈血栓症の場合、臥位、運動、Valsalva手技（息み）で増悪し、臥位から立ったり、座ったりすると楽になる場合がある。

(2) 痙攣

　脳静脈血栓症において痙攣は頭痛とともに出現頻度の高い（10〜60％、ISCVTでは39.3％）症候で、特に新生児や小児で頻度が高い。上肢のみの痙攣、下肢のみの痙攣、半身の痙攣、Jackson型の痙攣、全身の強直間代痙攣などさまざまで、痙攣重積を来すこともある。痙攣後にToddの麻痺を呈する場合がある。

(3) 精神症状、意識障害

　亜急性脳症（subacute unspecific diffuse encephalopathy）の症候を呈することがあり、頭蓋内圧亢進症候や局所神経症候が目立たず、意識障害など全般的脳機能

障害（脳症）が前景に立つ。意識障害が初発症候でその後軽度の失見当識、幻覚、せん妄、性格変化、記憶障害が出現する場合もある。

(4) 閉塞血管（閉塞静脈・静脈洞）による症候の違い

脳静脈血栓症では閉塞した静脈・静脈洞により症候に違いがみられることが多い（図1.33）。

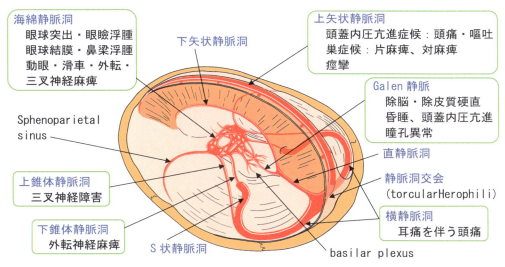

図1.33 脳静脈血栓症の閉塞部位別の症候

6.3 検査所見

(1) X線CT

X線CTで、閉塞した静脈血栓が高吸収を呈するcord signが、特に皮質静脈血栓症でみられることがある（図1.34）。皮質下出血、静脈洞近傍の点状出血、融合出血、動脈支配に一致しない梗塞がみられることがある。

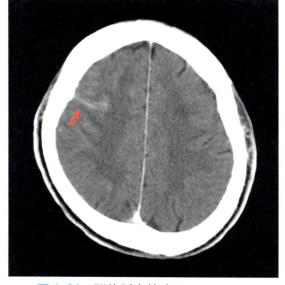

図1.34 脳静脈血栓症のcord sign

(2) 頭部 MRI

閉塞静脈・静脈洞内の血栓は発症1週以内はT1強調画像で等信号〜高信号、T2強調画像で低信号を呈するに留まり、発症1週以降になりT1強調画像・T2強調画像ともに高信号を呈するようになる。このため、発症から間もない脳静脈血栓症は、頭部単純MRIでも正常静脈洞との鑑別が困難で画像上異常に気づかれないことがある。MR venography（MRV）は脳静脈の全体像を描出し閉塞静脈・静脈洞が欠損するため、診断に有用である。

(3) 脳血管撮影

MRVと同じように閉塞静脈・静脈洞が造影剤の欠損部位として認められ、行き場を失った静脈血が皮質静脈などに流入し、相対的に皮質静脈血流が増加する像もみられる。

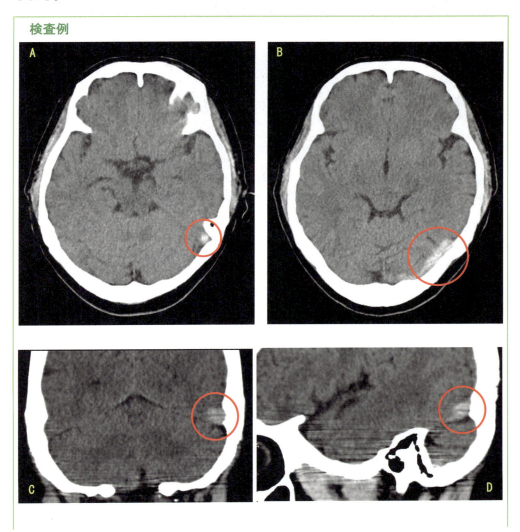

検査例

第1章 脳血管障害

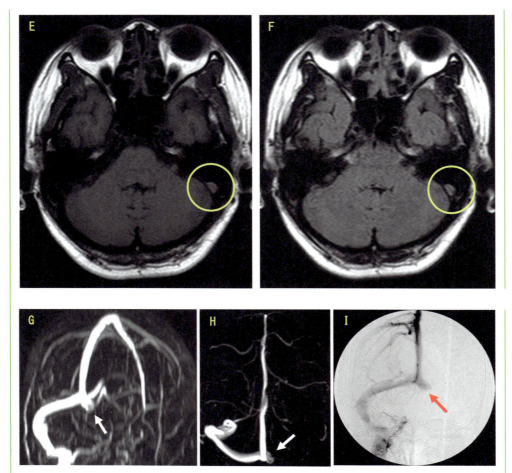

図1.35 脳静脈血栓症の頭部X線CT・MRI・血管撮影

　51歳女性、事務職。以前より緊張型頭痛を有していた。頭痛がひどく眠ることができないという主訴で当科外来を受診。頭痛の性状を尋ねると「いつもとはまったく別の性状」と答え、横になって休んで楽にならないか尋ねると「頭痛が辛いから横になりたいんですが、横になると却って頭痛がひどくなり、それで眠ることができない」と答えた。X線CTで左横静脈洞に一致して高吸収域（A～D）、頭部MRI T1強調画像でX線CTの高吸収域に一致して高信号域を認める（E、F）。MRVで左横静脈洞が途絶（閉塞）しており（G、H）、脳静脈血栓症と診断した。脳血管撮影でも確認した（I）。

6.4 治療

(1) 急性期治療

　脳静脈血栓症では抗凝固療法（ヘパリン）が有用である。頭蓋内出血を合併して

いても、ヘパリンを使用した方が転帰良好である。その他に、局所血栓溶解療法、バルーンを用いた経皮的血管形成術、血栓除去デバイスを用いた機械的血栓除去などが行われることがある。

(2) 慢性期治療（二次予防）

急性期治療で開始したヘパリンは、症候が安定した段階で経口抗凝固薬（ワルファリン）へ置換するが、経口抗凝固薬の継続期間は個々の症例でそれぞれ検討する必要がある。

6.5 経過と予後

脳静脈血栓症の発症30日以内の死亡率は3.4～5.6％で、死因は広範な頭蓋内出血による脳ヘルニアである。閉塞血管再開通の多くは発症早期に起こり発症3カ月以内が84％であり、3カ月以降の再開通は少ない。また、再開通率は閉塞静脈・静脈洞によっても差があり、深部大脳静脈、海綿静脈洞で多く、横静脈洞では少ない。再発は他の臓器の静脈血栓症（深部静脈血栓症、肺血栓塞栓症）が4～7％であるのに対して2～4％と低い[11]。

7 もやもや病

7.1 概念と分類

もやもや病（ウィリス動脈輪閉塞症）は、日本人に多発する原因不明の進行性脳血管閉塞症である。脳血管撮影で両側の内頸動脈終末部の狭窄または閉塞と、その周囲に異常血管網（「もやもや血管」）を認める[18]。

家族性の発症を10～20％に認め、男女比は1：2.5で、有病率は10万人に対して3～10.5人である。発症年齢は二峰性分布を示し5～10歳を中心とする山と30～40歳を中心とする低い山を認める。

〈診断基準〉

脳血管撮影などの画像診断は必須である。
① 頭蓋内内頸動脈終末部を中心とした領域に狭窄または閉塞がみられる。
② もやもや血管（異常血管網）が動脈相においてみられる。

MRIによる診断では両側病変を必須としているが、脳血管撮影でもやもや病に特異的な所見が確認される場合は、一側性でももやもや病と診断する。

7.2 症候

小児の多くは一過性脳虚血発作（transient ischemic attack：TIA）あるいは脳梗塞で発症する。小児では、泣く、熱い食事の摂取、管楽器の演奏などの際の過換気によってTIAが誘発される。頭痛、てんかん、不随意運動を呈したり、片麻痺や四肢麻痺を来したりする。

成人では脳梗塞やTIAを呈することもあるが、脳出血を来すこともある。もやもや血管が破綻することによって大脳基底核（被殻出血や尾状核出血）・視床（視床出血）・脳室上衣下（脳室内出血）に出血する。

7.3 検査所見

MRAまたは脳血管撮影が、両側内頸動脈末梢部を中心に生じる進行性の狭窄や閉塞、もやもや血管の描出に有用である（図1.36）。

7.4 治療

慢性期の再発予防としては、内科的にアスピリンなどの抗血小板薬の服用を考慮するが、長期にわたる場合は出血性病変を来すことがあるため注意を要する。外科的治療としては、血管再建術（浅側頭動脈－中大動脈吻合術など）が行われる。

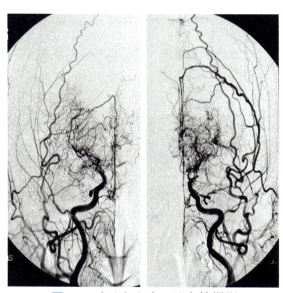

図1.36 もやもや病の脳血管撮影

7.5 経過と予後

小児では、発症後数年は一過性脳虚血発作が多く発生し、その後減少するが、知

能障害や身体障害を有する患者は発症から時間が経過するほど増加し、その程度も増悪する。発症年齢が低いほど脳梗塞、特に皮質梗塞の発生が多く、機能予後を悪化させる。思春期になると進行は緩徐となる。

　成人の虚血型もやもや病は進行しやすい（特に女性）。外科治療を行っていない例では血管障害の発生が多く、予後も不良となる。成人の出血型もやもや病では初回の頭蓋内出血による死亡率は6.8～20％で、再出血は機能予後を悪化させ死亡率を上昇させる。

8　脳動脈解離

8.1　概念と分類

　動脈の内膜および中膜が解離して偽腔を形成する。欧米では内頸動脈系に多いが、わが国では椎骨脳底動脈系に多い。

　転倒、交通事故、運動などでの外傷によるもの、線維筋性異形成、マルファン症候群、Ehlers-Danlos症候群などの基礎疾患のあるもの、原因不明で発症するものがある。

8.2　症候

　頭痛や頸部痛、脳梗塞、くも膜下出血などを来す。わが国に多い椎骨動脈の解離では、一側の後頸部痛で発症し、椎骨脳底動脈系の虚血症候を呈する。内頸動脈系では、一過性脳虚血発作、一過性黒内障や網膜動脈閉塞症などの網膜虚血、中大脳動脈や前大脳動脈の虚血症状がみられる。くも膜下出血を来したり、解離血管の拡大による脳神経圧迫症状を呈することもある。

8.3　検査所見

　脳血管撮影では、pearl and string sign（血管の狭窄と拡張が不規則に連続する所見）がよく知られている（図1.37）。

8.4　治療

　椎骨脳底動脈では、しばしば重篤な虚血性病変やくも膜下出血を呈する。くも膜下出血では手術や血管内治療が行われる。内頸動脈系では虚血性病変が多く、抗凝固療法、抗血小板療法などを用いた保存的治療が中心となる[31]。

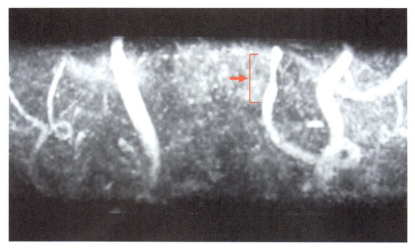

図 1.37　椎骨動脈解離における pearl and string sign（矢印）

8.5 経過と予後

　頭痛・頸部痛のみで経過する症例があったり、虚血症例でも軽症例が多い。しかし、椎骨動脈解離では、脳底動脈まで解離が及ぶと重度の障害が生ずる場合もある。また、くも膜下出血例では急性期に再出血することも多く、予後不良となることがある。急性期を過ぎると慢性期の再発率は低い。

9　一過性脳虚血発作（transient ischemic attack：TIA）

9.1 概念と分類

　峰松一夫班で作成された「TIA 診療マニュアル」（2012 年）では、TIA の診断基準は「24 時間以内に消失する、脳または網膜の虚血による一過性の局所神経症状、画像上の梗塞巣の有無は問わない。頭部 MRI 拡散強調画像で新鮮病巣（DWI）を認める場合は"DWI 陽性の TIA"とする。」とされている。

　2018 年に確定した ICD-11 では、「24 時間以内に完全に局所神経症状が改善し、臨床的に関連する領域に神経画像診断で急性期脳梗塞を呈していない脳や網膜の局所虚血による一過性の急性神経機能障害の発作」と説明されている。

　多くの治療が TIA と脳梗塞の両者に適応できるため両者の区別は重要ではなくなってきており[26]、両者をあわせて ACVS（acute cerebrovascular syndrome；急性脳血管症候群）と捉えて対応する。

　TIA は、アテローム血栓性 TIA、心原性塞栓性 TIA、ラクナ TIA、その他の原因の TIA、潜因性 TIA に分類される。

9.2 症候

診断には注意深く病歴をとることが必要である。脳梗塞と同じ症状が一過性に出現したこと、発症は突然であることを聞き出す。

1990年、NINDSの脳血管障害の分類第Ⅲ版で示されている「TIAとはみなされない症状」を表1.8、「TIAに特有ではない症状」を表1.9、「TIAと鑑別すべき疾患」を表1.10に示す。

表1.8　TIAとはみなされない症状[20]

1	感覚障害の進行（マーチ）	7	尿便失禁
2	回転性めまい（vertigo）のみ	8	意識レベルの変化と関連した視力障害
3	浮遊性めまい（dizziness）のみ	9	片頭痛に関連した局所症状
4	嚥下障害のみ	10	confusionのみ
5	構音障害のみ	11	健忘のみ
6	複視のみ	12	drop attack（転倒発作）のみ

表1.9　TIAに特有ではない症状[20]

1	椎骨脳底動脈系の障害に由来する他の症状を伴わない意識障害
2	強直性間代性痙攣
3	身体の数領域にわたって症状がマーチする
4	閃輝暗点

表1.10　TIAと鑑別すべき疾患[20]

1	片頭痛（前兆のある片頭痛、片麻痺型片頭痛）	6	低血圧による失神あるいは失神に近い状態
2	てんかん	7	低血糖
3	一過性全健忘	8	ナルコレプシー
4	メニエール症候群	9	カタプレキシー
5	過換気症候群に伴う感覚症状	10	周期性四肢麻痺

9.3 TIA対応システム

TIAは発症後3カ月以内に15〜20％が脳梗塞を発症し、その半数が48時間以内といわれている[23]。したがって、TIAが疑われる症例は、症状出現後できる限り迅速に評価を行い、治療を開始しなければならない[23]。

9.4 脳梗塞発症のリスク評価

脳梗塞発症のリスク評価にはABCD²スコア（TIA発症48時間以内の脳梗塞発症リスク評価のために開発）を用いる（表1.11）。TIA後2日以内に脳梗塞を起こすリスクは0〜1点で0%、2〜3点で1.3%、4〜5点で4.1%、6〜7点で8.1%であり、さらに7日間、90日間で観察しても同様に、スコアが高いほど脳梗塞に進展する確率が高い[23]。

表1.11 ABCD²スコア[23]

A (Age)	60歳以上	1 point
B (Blood pressure)	収縮期血圧＞140mmHg and/or 拡張期血圧≧90mmHg	1 point
C (Clinical feature)	片側脱力	2 point
	脱力を伴わない発語障害	1 point
	その他	0 point
D (Duration)	60分以上	2 point
	10〜59分	1 point
	10分未満	0 point
D (Diabetes)	糖尿病	1 point

コラム7　無症候性脳血管障害

一過性脳虚血発作を含む脳卒中の既往がないにもかかわらず、画像（CT、MRI）で血管性病変（梗塞または出血）がみつかることがあり、無症候性脳血管障害とよばれている。無症候性脳梗塞の大部分はラクナ梗塞であり、無症候性脳出血も基底核や視床の小出血が多い。ともに危険因子（高血圧、糖尿病など）の管理が重要となる。

9.5 治療

TIAの病型に応じた治療を行う。ABCD²スコアに心房細動は含まれていないが、心房細動があれば、即座に抗凝固薬の投与を開始する（心原性塞栓性TIA）。アテローム血栓性TIAやラクナTIAは抗血小板薬を投与する。頸動脈病変に対する血栓内膜剥離術、血管内治療、頭蓋外－内バイパス術（EC-IC bypass）などの外科的治療が必要な症例もある。もちろん高血圧、糖尿病、脂質異常症、喫煙、多量飲酒、肥満、身体活動不足などのリスク対策も必須である。

参考文献

1) National Institute of Neurological Disorders and Stroke: Classification of cerebrovascular diseases Ⅲ. Stroke 21: 637-676, 1990.
2) 田川皓一:画像からみた脳梗塞と神経心理学. 田川皓一著、医学書院、東京、2015、pp167-178
3) Huber P: Krayenbühl/Yaşargil Cerebral angiography、2nd edition、Georg Thieme Verlag, Stuttgart, 1982
4) Whisnant JP, Basford JR, Bernstein EF, et al: Special report from the National Institute of Neurological Disorders and Stroke. Classification of cerebrovascular diseases III. Stroke 21: 637-676, 1990
5) Adams HP Jr, Bendixen BH, Kappelle LJ, et al: Classification of subtype of acute ischemic stroke. Definitions for use in a multicenter clinical trial. TOAST. Trial of Org 10172 in Acute Stroke Treatment. Stroke 24: 35-41, 1993
6) Hart RG, Diener HC, Coutts SB, et al: Embolic strokes of undetermine source: the case for a new clinical construct. Lancet Neurol 13: 429-438, 2014
7) Ay H, Furie KL, Singhal A, et al: An evidence-based causative classification system for acute ischemic stroke. Ann Neurol 58: 688-697, 2005
8) Stam J: Thrombosis of the cerebral veins and sinuses. N Engl J Med 352: 1791-1798, 2005.
9) Bousser MG, Ferro JM: Cerebral venous thrombosis: an update. Lancet Neurol 6:162-170, 2007.
10) Saposnik G, Barinagarrementeria F, Brown RD Jr, et al: Diagnosis and management of cerebral venous thrombosis: a statement for healthcare professionals from the American Heart Association/American Stroke Association. Stroke 42:1158-1192, 2011.
11) Ferro JM, Canhão P, Stam J, et al: Prognosis of cerebral vein and dural sinus thrombosis: results of the International Study on Cerebral Vein and Dural Sinus Thrombosis (ISCVT). Stroke 35:664-670, 2004.
12) Bousser MG, Russell RR: Clinical features. In Bousser MG, Russell RR (eds): Cerebral venous thrombosis. Major problems in neurology, Saunders, New York, vol 33, 1997, pp22-46
13) Bousser MG, Barnett HJ: Cerebral venous thrombosis. In Mohr JP, Choi DW, Grotta JC, et al (eds): Stroke, pathophysiology, diagnosis, and management, 4th edition. Churchill Livingstone, New York, 2004, pp301-325

14) Paciaroni M, Palmerini F, Bogousslavsky J: Clinical presentations of cerebral vein and sinus thrombosis. In Caso V, Agnelli G, Paciaroni M (eds): Handbook on cerebral venous thrombosis. Front Neurol Neurosci, Karger, Basel, vol 23, 2008, pp77-88

15) Saposnik G, Barinagarrementeria F, Brown RD Jr, et al: Diagnosis and management of cerebral venous thrombosis: a statement for healthcare professionals from the American Heart Association/American Stroke Association. Stroke 42:1158-1192, 2011.

16) Canhão P, Falcão F, Ferro JM. Thrombolytics for cerebral sinus thrombosis: a systematic review. Cerebrovasc Dis 15:159-166, 2003.

17) Price M, Günther A, Kwan JS: Antiepileptic drugs for the primary and secondary prevention of seizures after intracranial venous thrombosis. Cochrane Database Syst Rev 4:CD005501, 2016.

18) 指定難病センター：もやもや病（指定難病 22）、http://www.nanbyou.or.jp/entry/209

19) 脳卒中治療ガイドライン 2015.

20) National Institute of Neurological Disorders and Stroke: Classification of cerebrovascular diseases III. Stroke 21: 637-676, 1990.

21) Feinberg WM, Albers GW, Barnett HJM, et al: Guidelines for the management of transient ischemic attacks. From the Ad Hoc Committee on guidelines for the management of transient ischemic attacks of the Stroke Council of the American Heart Association. Stroke 25: 1320-1335, 1994.

22) Albers GW, Caplan LR, Easton JD, et al: Transient ischemic attack proposal for a new definition. N Engl J Med 347: 1713-1716, 2002.

23) Easton JD, Saver JL, Albers GW, et al: Definition and evaluation of transient ischemic attack: a scientific statement for Healthcare Professionals from the American Heart Association/ American Stroke Association Stroke Council; Council on Cardiovascular Surgery and Anesthesia; Council on Cardiovascular Radiology and Intervention; Council on Cardiovascular Nursing; and the Interdisciplinary Council on Peripheral Vascular Disease. The American Academy of Neurology affirms the value of this statement as an educational tool for neurologists. Stroke 40: 2276-2293, 2009.

24) 峰松一夫:TIA 診療マニュアル。2012 年。http://tia.stroke-ncvc.jp/manual.pdf

25) WHO：ICD-11http://apps.who.int/classifications/icd11/frozen-2017-04-02/l-m/en#/http%3a%2f%2fid.who.int%2ficd%2fentity%2f826335789（2017 年 12 月 1 日閲覧）

26) Furie KL, Kasner SE, Adams RJ, et al: Guidelines for prevention of stroke

in patients with stroke or transient ischemic attack: A guideline for healthcare professionals from the American Heart Association/ American Stroke Association. On behalf of the American Heart Association Stroke Council, Council on Cardiovascular Nursing, Council on Clinical Cardiology, and Interdisciplinary Council on Quality of Care and Outcomes Research. Stroke 42: 227-276, 2011.

27) Albers GW, Hart RG, Lutsep HL, et al: Supplement to the guideline for the management of transient ischemic attacks. A statement from the Ad Hoc Committee on guidelines for the management of transient ischemic attacks, Stroke Council, American Heart Association, Stroke 30: 2502-2511, 1999.

28) Nadarajan V, Perry RJ, Johnson J, et al: Transient ischaemic attacks: mimics and chameleon. Pract Neurol 14: 23-32, 2014.

29) Rothwell PM, iles MF, Chandratheva A, et al: Effect of urgent treatment of transient ischaemic attack and minor stroke on early recurrent stroke (EXPRESS study): a prospective population-based sequential comparison. Lancet 370: 1432-1442, 2007.

30) Lavallée PC, Meseguer E, Abboud H, et al: A transient ischaemic attack clinic with round-the clock access (SOS-TIA): feasibility and effects. Lancet Neurol 6: 953-960, 2007.

31) 種子田護：脳動脈瘤. 生塩之敬, 種子田護, 山田和夫編, ニュースタンダード脳神経外科学第4版, 三輪書店, 東京, 2017, pp259－274

各論

第 2 章

変性疾患

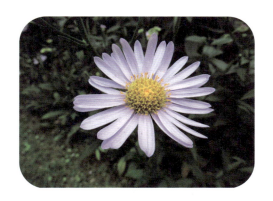

第2章 変性疾患

1 総論

　神経変性疾患とは、神経細胞が徐々に変性・脱落し、種々の神経症状を呈する原因不明の疾患群をいう。全体に共通する特徴がある（表2.1）。

表2.1　神経変性疾患の特徴

- 神経症状が徐々に発症し、緩徐進行性の経過をとる。
- ある特定の系統がおかされる。
- 異常な蛋白性の凝集体が神経細胞内などに形成される。
- 症状に左右差がある。
- 遺伝性と非遺伝性がある。

- ある時期（ほとんどは中年以降である）から徐々に発症する。例えば、パーキンソン病は安静時振戦で発症することが多いが、「いつから震えますか？」と聞くと、「去年の春頃だったか、夏頃だったか」と発症日を特定することはできない。その後も急激に悪化することはなく、緩徐進行性の経過をとる。
- 疾患ごとに、ある特定の系統がおかされる（表2.2）。大脳皮質を障害する疾患の代表がアルツハイマー病であり、パーキンソン病は黒質線条体系、筋萎縮性側索硬化症は運動ニューロンが障害される。脊髄小脳変性症では、小脳系、黒質線条体系、自律神経系が障害される。
- 神経細胞やグリア細胞に、異常な蛋白質が凝集・蓄積する。封入体とよばれる塊をつくることもある（例えば、パーキンソン病のレビー小体）。蓄積する異常蛋白

表2.2　代表的変性疾患と蓄積蛋白

- 大脳皮質
  - アルツハイマー病（リン酸化タウ）
  - 前頭側頭型認知症（リン酸化タウまたはTDP-43）
- 黒質線条体系
  - パーキンソン病（α−シヌクレイン）
- 小脳系
  - 脊髄小脳変性症
    〔多系統萎縮症（α−シヌクレイン）〕
- 運動ニューロン
  - 筋萎縮性側策硬化症（TDP-43）

の種類は疾患によって異なる（表2.2）。
- 四肢の神経症状に左右差がある。パーキンソン病では症状が片側のみの時期があり、筋萎縮性側索硬化症の筋力低下・筋萎縮、脊髄小脳変性症の運動失調も左右差をもって経過する。
- どの変性疾患にも遺伝性と非遺伝性があり、非遺伝性の方の発症頻度が高い。現在、神経変性疾患を根治する治療法はない。早期に発見して薬物療法、リハビリテーションを行うことによって、病気の進行を遅らせ、生活レベルをできるだけ長く維持することが重要である。

2 運動ニューロン疾患

2.1 総論

(1) 運動ニューロン疾患とは

運動ニューロン疾患（Motor neuron diseases）という概念は、20世紀の後半に英語圏で提起された。これは筋萎縮性側索硬化症（ALS）と脊髄性進行性筋萎縮症（spinal progressive muscular atrophy：SPMA）を包含した概念で、両者の鑑別に難しい症例があることから用いられ、当初ALSとSPMAに限られていた。やがて1969年頃からこれを広義に使用するようになり、運動ニューロンが障害される疾患が広く取りこまれるようになった。すなわち、上位運動ニューロンと下位運動ニューロンの両者が障害されるALSと、どちらか片方が障害される疾患、すなわち上位運動ニューロンのみの障害を来す疾患（原発性側索硬化症）と下位運動ニューロンのみの障害を来す疾患（脊髄性進行性筋萎縮症）の3種類が含まれることになる。

(2) 解剖概要

運動ニューロンは上位運動ニューロンと下位運動ニューロンからなる。上位運動ニューロン（図2.1）は大脳運動野の錐体細胞から脊髄前角に向かう皮質脊髄路と下部脳神経の運動核に向かう皮質核（延髄）路からなる。皮質脊髄路は大脳皮質運動野（中心前回）の運動神経から出現し、内包後脚を4等分した前方から3番目の領域（大径有髄線維）を通り、さらに大脳脚から橋底部に至る。その後皮質脊髄路（錐体路）は延髄錐体で大半は交叉し、脊髄（外側皮質脊髄路）を下降する。皮質延髄路は内包前脚・膝部を通り、脳幹部で交叉し下部脳神経核へ投射する。下位運動ニューロンは、脳神経核運動細胞または脊髄前角運動細胞とそれから出る神経線維とからなる。

第2章 変性疾患

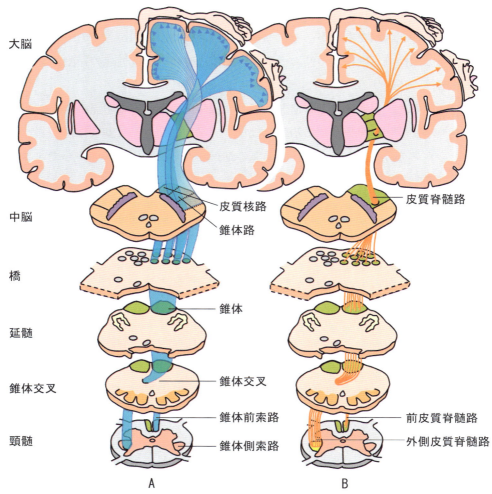

A. 錐体路並びに皮質核路（皮質延髄路）。 B. 皮質脊髄路。大脳は内包部のみ水平断面、他は前額断面。

出典）平山惠造（2010）：神経症候学。東京、文光堂. 改訂第二版Ⅱ巻 錐体路症候 p1087 図30-Ⅱ-4 一部改変

図 2.1　上位運動ニューロンの走行図

(3) 運動ニューロン障害による神経症候

　上位運動ニューロン障害の神経症候である錐体路症候としては弛緩性（痙縮）麻痺、腱反射亢進、病的反射（Hoffmann 徴候、Babinski 徴候）が出現する。下位運動ニューロン障害の神経症候としては筋萎縮、線維束性収縮を呈する。

2.2 筋萎縮性側索硬化症（Amyotrophic lateral sclerosis：ALS）（図2.2）
(1) 概念と分類
　Charcot J-M が上肢から障害される ALS の通常型（Duchenne-Aran 型）を報告した。

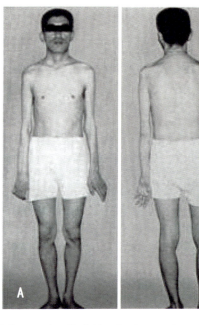
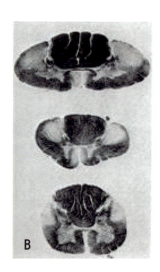

A. 全身像：上肢は筋萎縮（Duchenne-Aran型）を呈し、さらに上肢帯、肩甲帯に筋萎縮が及んでいる。下肢にも筋萎縮が及んでいるが、上肢より軽い。

B. 脊髄の病理：上から頸髄、胸髄、腰髄それぞれ前索および側索の錐体路の変性が両側対称性にみられる。後索は正常に保たれている（Weigert変法髄鞘染色標本）。

出典）平山 恵造「新内科学体系 第10巻 運動ニューロン障害、神経疾患Ⅲ」p.100-123 中山書店 1986

図2.2 筋萎縮性側索硬化症

その後 Dejerine（1883）が今日の球麻痺型を、Patrikios（1918）が下肢型を報告して、本症の輪郭が明らかになった。わが国では人口10万人当たり約1～2.5人の罹患率である。

(2) 症候

1）上肢型（古典型、Charcot型）

一側上肢の典型的な Duchenne-Aran 型[*1]の筋萎縮で始まる。次に他側の上肢、次いで下肢、体幹を侵す。線維束性収縮[*2]（fasciculation at rest）は筋萎縮が進行している部位に観察される。

他覚的な感覚障害は認めない。筋萎縮が始まる部位に痛みを呈することがある。眼球運動障害、自律神経障害（褥瘡、排尿障害、起立性低血圧）は原則認めない。

[*1] **Duchenne-Aran 型筋萎縮**：小手筋（母指球、骨間筋、小指球筋）の筋萎縮から始まり、進行性に前腕・上腕にも広がり強くなる。かつ、びまん性の筋萎縮を呈する。

[*2] **線維束性収縮**：この筋収縮は静止状態にある筋肉の筋腹の一部が速やかに収縮する。

2) 球麻痺型（延髄型、bulbar型）

舌、顔面から筋萎縮、運動麻痺が始まり、初期には進行性球麻痺とみなされる。経過とともに両下肢、体幹に筋萎縮が及ぶ。

3) 下肢型（偽性多発神経炎型、Patrikios型）

一側下肢の筋萎縮から始まり、他側の下肢に進行する。弛緩性対麻痺で、鶏歩を呈し、アキレス腱反射が消失する。その後両上肢、体幹に筋萎縮が及ぶ。痙性対麻痺で始まり、筋萎縮が上行するタイプもある。古典型ALSに比して、緩徐な例やその反対に比較的急速な臨床経過を示す症例がある。

(3) 電気生理学的検査

針筋電図で萎縮筋に脱神経電位が認められる。

(4) 治療

ALSの進行を遅らせる薬としてはリルゾール（商品名：リルテック）、エダラボンの点滴が行われている。対症療法としては筋力の維持、痛みの軽減に毎日のリハビリが必須、呼吸障害に対しては非侵襲的陽圧換気療法と気管切開による人工呼吸器療法がある。コミュニケーションを取り続けるにはコミュニケーションボード、意思伝達装置が用いられている。

(5) 経過

人工呼吸器をつけない場合は全経過2～5年である。

2.3 脊髄性進行性筋萎縮症（進行性脊髄性筋萎縮症）(Spinal progressive muscular Atrophy：SPMA)

(1) 概念

本症は長い歴史をもちながら、今日なお概念が確立したとは言い難い、その時々で色々に扱われてきた。脊髄前角に限局する変性性病変による。50～60歳代に発症する。

(2) 症候

潜行性一側の小手筋の筋萎縮・筋力低下（Duchenne-Aran型の筋萎縮）が生じ、他側にも及ぶ。線維束性収縮がみられる。腱反射は消失する。錐体路徴候は認められない。まれに上肢近位部や、肩甲帯から始まるものがある（Vulpian型）。

(3) 治療

四肢のリハビリテーション、嚥下や呼吸障害への対応を行う。

(4) 経過

全体の経過はきわめて緩徐で、全経過10～20年といわれる。

2.4 (小児)遺伝性脊髄性進行性筋萎縮症(hereditary spinal progressive muscular atrophy)

(1) Spinal muscular atrophy type 1 (Werdnig-Hoffmann病)

1) 概念
筋ジストロフィーの臨床像を呈する常染色体劣性遺伝(第5染色体長腕に異常がある)の神経原性筋萎縮症である。

2) 症候
筋緊張が低下しfloppy infant(ぐにゃぐにゃ乳児)を呈する。すなわち四肢近位部、体幹、頸部はだらりとする。腱反射は消失する。

3) 経過
生後半年以内に発症し、急速に経過し、3年以内に死亡する。

(2) Spinal muscular atrophy type 2
6カ月以降2歳までに発症し、座位は可能となるが、立位・歩行は困難である。

(3) Spinal muscular atrophy type 3 (Wohlfart-Kugelberg-Welander病)

1) 概念
筋ジストロフィー類似の臨床像を呈する遺伝性の脊髄性筋萎縮症である。小児期から青年期にかけて発症する。

2) 症候
四肢近位部および肢帯部の筋が萎縮し、線維束性収縮がみられる。腱反射は減弱、消失するが、アキレス腱反射は保たれる。

3) 経過
一般に進行性でない。

2.5 球脊髄性筋萎縮症(bulbospinal muscular atrophy、Kennedy-Alter-Sung症候群)

(1) 概念
成人男性に発症する。X染色体劣性遺伝である。アンドロゲン受容体遺伝子のエクソン1のCAGリピートの延長を認める。

(2) 症候
筋萎縮、脱力は四肢近位部に優位であり上・下肢帯部にも及ぶ。舌は萎縮するが、機能障害は軽い。腱反射は通常減弱、消失する。線維束性収縮と手指の振戦を伴う。女性化乳房は過半数にみられ、睾丸萎縮、性機能低下を認める。進行はきわめて緩徐である。

(3) 治療

薬物治療として男性ホルモンの分泌を抑えるリュープロレリン酢酸塩が用いられる。リハビリテーションは規則的に行う。ロボットスーツ HAL の使用が本疾患患者に承認されている。

コラム1 若年性一側上肢筋萎縮症（平山病）（juvenile muscular atrophy of distal upper extremity）（図2.3）

青年期男性が主に罹病する。一側性、一側優位に小手筋、前腕（斜め型筋萎縮）に限局した筋萎縮を呈する。緩徐に進行し、指の筋脱力、寒冷麻痺、姿勢時振戦に気づかれる。錐体路症候を呈さず、感覚障害は通常認められない（例外もある）。頸部前屈位を長時間持続すると（楽器演奏、ゲーム機の使用）手指の脱力が増悪する。

MRI、ミエログラフィーで頸部前屈位時に頸部硬膜管の前方移動を確認することで確定診断される。自然経過では数年間（多くは3～5年）進行した後に停止性になる。手の機能予後は軽重さまざまで廃用性になるものもある。

治療は頸部カラーを装着する。頸部カラーを装着すると、進行は停止し改善する。そのため早期診断、早期治療が重要である。

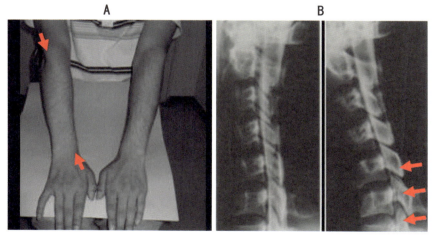

A 20歳男性。右手背筋群（骨間筋、母指球、小指球の外縁部）の筋萎縮と前腕の斜め型筋萎縮（尺側縁の膨らみの直線化）が認められる（自験例）。

B 若年性一側上肢筋萎縮症（平山病）の脊髄画像検査（脊髄腔造影）。（ⅰ）頸部正中位で下部頸髄萎縮（前後扁平化）が認められる。（ⅱ）頸部前屈位では、下部頸髄レベル（C5・C6椎体中心）で脊髄・硬膜が前方に移動し、硬膜後壁と椎体との間で脊髄が圧迫され扁平化が増大する。

出典）（写真B）平山惠造「神経症候学 改訂第二版Ⅱ巻 筋肉の症候」p.284 図18-Ⅰ-92 文光堂 2010

図2.3 若年性一側上肢筋萎縮症（平山症）

> **コラム2　原発性側索硬化症（Primary lateral sclerosis：PLS）**
>
> 　上位運動ニューロンのみが侵され、痙縮、腱反射亢進、病的反射が出現する。筋萎縮はほとんどみられない。ALSの錐体路型との鑑別が困難である。

> **コラム3　認知症を伴う筋萎縮性側索硬化症（Amyotrophic lateral sclerosis with dementia：ALS-D）**
>
> 　筋萎縮は球麻痺症状を含め上半身に目立つ。病変は脊髄前角に主座があり、錐体路は重いものでない。認知症はALS症状に前後して発現し、前頭型認知症を呈し、錯書と病態失認を呈することがある。全経過は1～6年である。

3　錐体外路疾患

3.1　総論

　神経変性疾患とは神経系のある特定の機能的なシステム系の神経細胞が選択的に変性、脱落する疾患である。機能的なシステム系には、錐体路（運動）系、錐体外路系、協調運動（小脳）系、感覚系、自律神経系などがあるが、このうち、主に錐体外路系を障害する疾患を本節で扱う。総論第4章6節で解説したように錐体外路が障害されると、無動、筋強剛、姿勢保持障害、姿勢の異常、不随意運動などの症状が出現する。錐体外路を障害する神経変性疾患で最も高頻度に認めるのがパーキンソン病（Parkinson's disease）である。パーキンソン病でみられる錐体外路症状をパーキンソニズムとよぶが、パーキンソニズムを呈しパーキンソン病と鑑別を要する疾患には、他の神経変性疾患や、その他の原因による二次性パーキンソニズムがある（表2.3）。これらを総称してパーキンソン症候群とよぶ。二次性パーキンソニズムのうち、脳血管性パーキンソニズムは錐体外路を構成する大脳基底核に脳梗塞などの血管障害が生じ錐体外路の機能が損なわれることでパーキンソニズムを呈する。薬剤性パーキンソニズムはドパミン遮断作用をもつ薬剤の副作用として生じる。これらは、発症や経過、既往歴、内服薬、身体所見、神経学的所見、各種検査所見などの情報をもとに総合的に診断する。

表2.3 パーキンソン病の鑑別疾患 （パーキンソン症候群）

1 他の神経変性疾患
(1) α-シヌクレイン関連の変性疾患（α-シヌクレイノパチー）
- 多系統萎縮症
  MSA-P（線条体黒質変性症）、MSA-C（オリーブ橋小脳萎縮症）、Shy-Drager症候群
- レビー小体型認知症

(2) tau関連の神経変性疾患（タウオパチー）
- 進行性核上性麻痺
- 皮質基底核変性症

(3) その他の神経変性疾患
- 脊髄小脳変性症

2 二次性パーキンソニズム
■薬剤性パーキンソニズム
　ドパミン受容体遮断薬
　　フェノチアジン系薬物（クロルプロマジン　レボメプロマジン等）
　　ブチロフェノン系薬物（ハロペリドール、ブロムペリドール等）
　　ベンザマイド誘導体（スルピリド、チアプリド等）
　非定型抗精神病薬（リスペリドン、オランザピン、クエチアピン等）
　バルプロ酸
■脳血管性パーキンソニズム
■中毒性パーキンソニズム
　マンガン、一酸化炭素、など
■場所占拠性病変によるパーキンソニズム
　慢性硬膜下血腫、脳腫瘍、正常圧水頭症

3.2 パーキンソン病（Parkinson's disease）

(1) 概念と分類

パーキンソン病は中脳の黒質や大脳の線条体（尾状核と被殻）のドパミン作動性神経の変性により、4大徴候（振戦、筋強剛、無動、姿勢反射障害）を始めとする運動症状の他、自律神経障害などの非運動症状を呈し、緩徐に進行する神経変性疾患である。主な治療法は不足するドパミン作用を補う薬物治療であるが、症状の進行にあわせて治療法も見直していくことが必要である。レボドパなどの治療薬によく反応して症状が改善することは、パーキンソン症候群ではなくパーキンソン病であることを示唆する所見である。

1) 疫学

性差はなく、50～70才代に発症することが多い。有病率は人口10万人当たり120～

150人程度で、高齢化を背景に増加傾向にある。多くの症例は孤発性であるが、5〜10％の患者は原因遺伝子を有する家族性パーキンソン病である。

2）病理

中脳黒質などのドパミン作動性神経細胞の変性がパーキンソン病の病態の中核である。病理所見では黒質のドパミン作動性神経の変性脱落を反映し、黒質のメラニン色素の淡明化が肉眼的に認められる（図2.4上段）。また、中脳黒質以外にも脳神経系の各部位に障害が及ぶ。病理組織学的には神経細胞内にレビー小体（図2.4下段）が出現し、その構成成分はα-シヌクレインである。細胞内にα-シヌクレインが蓄積する疾患をα-シヌクレイノパチーとよび、パーキンソン病はその代表的疾患である。

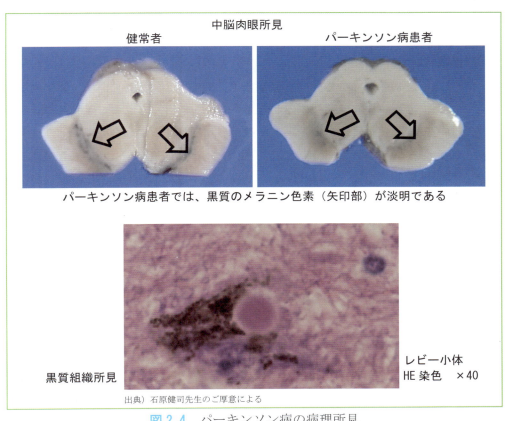

図2.4　パーキンソン病の病理所見

(2) 症候

パーキンソン病の症状には運動症状と非運動症状がある。かつてはもっぱら運動症状を呈する疾患と捉えられていたこともあるが、実際には全身にさまざまな非運動症状を呈するため現在では全身病と捉えられている。

1) 運動症状

パーキンソン病の運動症状は振戦、筋強剛、無動、姿勢保持障害が4大徴候である。これらの運動症状は発症初期には身体の片側にみられ、進行に伴い両側へ進行する。運動症状の程度について、Hoehn and Yahr の重症度分類（表2.4）がよく用いられている。なお、発症早期から姿勢保持障害を呈する場合はパーキンソン病ではなく、後に記す進行性核上性麻痺など他の疾患を考慮する必要がある。

表 2.4 Hoehn and Yahr 重症度分類

Ⅰ度	体の片側にのみ症状がある。歩行障害はない。
Ⅱ度	体の両側に症状がある。歩行障害はなく、姿勢保持反射もある。
Ⅲ度	歩行障害があり、姿勢保持障害がある。
Ⅳ度	起立や歩行はできるが、介助を要する。他の日常生活動作は部分介助。
Ⅴ度	独力では移動できず、寝たきりである。

(i) 振戦 (tremor)

パーキンソン病の振戦は静止時振戦が典型的であり、その速さは4〜6 Hz 程度である。また、静止時振戦は四肢のみならず下顎、舌にもみられることがある。手指にみられる安静時振戦は、母指と示・中指を擦り合わせるような振戦で「丸薬丸め様」といわれる。静止時の他にも四肢に特定の姿勢を取らせ10〜20秒ほど経過した後に出現する姿勢時振戦（re-emergent tremor とよばれる）もパーキンソン病に特徴的である。

(ii) 筋強剛 (rigidity)

筋強剛は検者が他動的に被検者の関節を動かすときに抵抗として感じられる筋緊張の増大である。筋強剛には検者が感じる抵抗が断続的でガクガクと歯車を回すような筋強剛（歯車様筋強剛）と鉛管を曲げるような一様な抵抗を感じる筋強剛（鉛管様筋強剛）がある。

(iii) 無動・寡動 (akinesia・bradykinesia)

無動・寡動はパーキンソン病の運動症状の最も中核となる症状である。動作の開始時になかなか動き始められないことが無動である。動作の速度や振幅が低下し動作がのろいことが寡動である。これらの症状は全身の各部位と、あらゆる日常生活の場面でみられる。顔面の表情筋が無動・寡動のために表情が硬く変化に乏しいこと（仮面様顔貌）、瞬目が少ないこと、書字を続けているとだんだん字が小さくなること（小字症）、発声は小声で単調であることなどがよく観察される。

(iv) 姿勢保持障害 (postural instability)

姿勢反射は、外から押されるなどして姿勢が崩れたときに姿勢を立て直してバラ

ンスをとる反射である。この反射が障害されると、体を押されたときに足がスタスタと加速するように運んでしまう突進現象や転倒が出現する。

(ⅴ) 姿勢・歩行の障害

パーキンソン病患者の姿勢は、首は前方に傾き、亀背で、肘関節、股関節、膝関節が屈曲位をとった前傾姿勢が典型的である。歩行は歩幅が小さく（小刻み歩行）、すり足で手の振りが少なく、歩行速度も遅い。また、歩行開始時にはなかなか足が前に踏み出せない「すくみ足」もみられる。しかし、掛け声などでリズムをつけたり、患者の歩幅にあわせて一歩ずつまたげるような横線をつけたりすることですくみ足が改善し、足が容易に踏み出せるようになること（kinésie paradoxale：矛盾性運動）もよく観察される。この現象を歩行の改善に活用できる。また、すくみ足の後に一旦歩き始めると前方に加速していく（加速歩行）症例もよく観察される。

2) 非運動症状

パーキンソン病は運動症状以外にもさまざまな非運動症状を呈する。

(ⅰ) 自律神経障害

便秘、起立性低血圧、発汗障害、皮脂分泌が亢進した脂顔、排尿障害（主に頻尿）などがみられる。

(ⅱ) 睡眠障害

入眠困難、夜間覚醒、日中の過眠、レム睡眠期行動異常（REM-sleep behavior disorder：RBD）などがみられる。RBDは睡眠中にみている夢の内容に基づいた言動が実際に患者の発声や四肢の動きに現れる現象である。

(ⅲ) 感覚障害

嗅覚障害や身体各部位の痛みなどがみられる。嗅覚障害は高頻度にみられるが、運動症状を発症する前から患者本人も自覚しないうちに出現していることが多い。

(ⅳ) うつと感情の障害

うつ、アパシー（無感情）、アンヘドニア（無快楽症）などを呈することがある。アパシーは通常であれば感情が動かされる刺激対象に反応を示さないことであり、アンヘドニアは通常であれば興味や楽しみを見出せるような対象があってもそれを求めることもなく、楽しみや喜びも感じないことである。アパシーやアンヘドニアはうつに類似した症状であるが、パーキンソン病では悲壮感や罪業妄想を呈し自殺に至るような大うつはまれである。

(ⅴ) Dopamine dysregulation syndrome

病的賭博、性行動の亢進、病的な買い物や浪費、強迫的な薬剤使用や過食などの行動異常をさす。ドパミン作動性薬剤（レボドパやドパミンアゴニスト）の使用が

発症の契機になることが多い。

(vi) 認知機能障害

以前はパーキンソン病に知的機能障害は伴わないといわれていたが、近年では認知機能障害は高頻度にみられることが明らかにされている。パーキンソン病の認知機能障害は、遂行機能、言語流暢性、視空間認知機能、記憶（記銘の障害よりも既存の知識を再生することの障害）などの障害が特徴的である。他人の表情からその人の感情を類推することの障害（表情認知障害）もみられ、良好な対人関係を築くことに支障となる。

(3) 検査所見

一般的な血液所見や頭部 CT、MRI などの画像検査では異常を呈さないが、これらは他の疾患を除外する目的で行われる。パーキンソン病などの病理学的にレビー小体が認められる疾患では、心筋 MIBG シンチグラフィーで取り込みが低下することが鑑別診断に有用である。ただし、レビー小体を認めない一部の家族性パーキンソン病では、心筋 MIBG シンチでの取り込み低下は認めない（図 2.5a）。また、ドパミントランスポーターシンチグラフィーでは、黒質線条体系のドパミン作動性神経の変性を反映して線条体の取り込みの低下を認める（図 2.5b）。

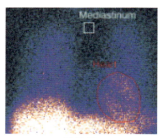
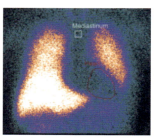

a) 心筋 MIBG シンチグラフィー；

パーキンソン病では心臓周囲の交感神経の脱落を反映し、核種の取り込みが低下するが、健常者では保たれている。

健常者　　　パーキンソン病患者

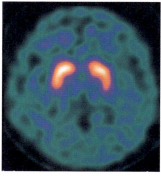
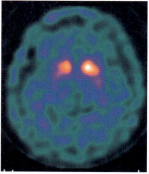

b) ドパミントランスポーターシンチグラフィー；

パーキンソン病では線条体のドパミン作動性神経の変性を反映し、核種の取り込みが低下するが、健常者では保たれている。

健常者　　　パーキンソン病患者

図 2.5　心筋 MIBG シンチとドパミントランスポーターシンチグラフィー

(4) 治療

現在のところ、パーキンソン病に対する治療は薬物療法とリハビリテーションが主体である。

1) 薬物治療

(表 2.5) に示す各作用機序の薬剤が用いられている。薬物療法の最も基本的な考え方は、脳内で不足しているドパミン作用を補うことであるが、その他の機序を有する補助薬が近年相次いで実用化されている。なお、ドパミン作用を補充する作用機序を有する抗パーキンソン病薬は急激な投与量の増減を避け、漸増・漸減により投与調節しなければならない。

表 2.5 抗パーキンソン病薬の種類

薬理機序	薬品名
ドパミン製剤	レボドパ、レボドパ・カルビドパ合剤[※1]、レボドパ・ベンゼラジド合剤[※1]
ドパミンアゴニスト	麦角系 ブロモクリプチン、ペルゴリド、カベルゴリン 非麦角系 プラミペキソール、ロピニロール、アポモルフィン[※2]、ロチゴチン[※3]
ドパミン遊離促進薬	アマンタジン
抗コリン薬	トリヘキシフェニジル、ピペリデンなど
MAO阻害薬	セレギリン
COMT阻害薬	エンタカポン
ノルアドレナリン前駆物質	ドロキシドパ
抗てんかん薬[※4]	ゾニサミド
アデノシンA2A受容体阻害薬	イストラデフィリン

[※1] レボドパは脳内へ移行する前にdopa decarboxylase(DC)などにより末梢で代謝されると、脳へ移行するレボドパが減少する。その予防のため現在用いられているレボドパ製剤の多くはDC阻害薬(カルビドパ、ベンゼラジド)との合剤である。
[※2] アポモルフィンは薬剤の効果が切れ、症状が悪化時に自己注射し症状の改善を図る注射製剤である
[※3] ロチゴチンは皮膚から24時間持続的に吸収される貼付剤である
[※4] てんかんを合併したパーキンソン病患者に抗てんかん薬であるゾニサミドを投与したところ、パーキンソン病症状が改善したことが報告され、治験を経て抗パーキンソン病薬として認可された。作用機序の詳細はまだ明らかではない。

(i) レボドパ (levodopa)

最も基本的な薬物はレボドパである。脳内で不足しているドパミンは経口あるいは静注投与しても血液脳関門を通過しないため、血液脳関門を通過できる前駆体の

レボドパを投与する。レボドパは脳内に移行後にドパミンに変換され薬効を示す。

(ⅱ) ドパミンアゴニスト (dopamine agonist)

作用機序はドパミンに代わってドパミン受容体を直接刺激することである。ドパミンアゴニストは、その化学構造式から麦角系と非麦角系に分類されている（表2.5）。麦角系ドパミンアゴニストは副作用として心臓弁膜症を惹起し得ることが明らかになったため、現在では非麦角系ドパミンアゴニストが主に用いられている。

(ⅲ) 長期薬物治療の問題点

レボドパはパーキンソン病の治療において最も有効な薬剤である。しかし、パーキンソン病治療に発症早期からもっぱらレボドパに依存して治療すると、ドパミンアゴニストで治療した場合に比べ、治療開始数年後に wearing-off 現象などの症状の日内変動がより多く出現する。Wearing-off 現象は薬剤内服後の薬効持続時間が短縮する現象で、内服後に血中濃度の増加にあわせて症状が改善（on）するものの、一定時間後に血中濃度が下がると薬効が切れ、症状増悪（off）を来す現象である。Wearing-off 現象が出現すると、on の時間には薬剤が効き過ぎてしまい、体をクネクネとくねらせるなどのディスキネジア（dyskinesia）とよばれる不随意運動を伴うことが多い。しかし、薬効持続時間が短縮するため、ディスキネジアが止まるとともに今度は体が動かなくなる off 時間になる。このように進行期のパーキンソン病患者では薬剤の至適投与量の設定がしづらく、治療に難渋する症例も多い。

(ⅳ) 発症早期の薬物療法　（レボドパとドパミンアゴニストの使い分け）

Wearing-off 現象などの運動合併症は、パーキンソン病の治療にレボドパを使用されている患者により多くみられる。そのため、パーキンソン病治療ガイドライン（日本神経学会　2011 年）では、概ね 70～75 歳以下で認知症や精神症状がない患者には、ドパミンアゴニストから投与を始め、その効果が不十分な場合にレボドパを補助的に加えることが推奨されている。しかし、個々の患者の事情によりガイドラインに縛られることなく処方設計を行うことも大切である。

(ⅴ) Wearing-off 現象の治療

Wearing-off 現象の治療には、半減期が短いレボドパの血中濃度をより長い時間にわたり有効血中濃度に保つためにレボドパを多くの回数に分けて内服することや次項に示す MAO 阻害薬および COMT 阻害薬を用いること、ドパミン受容体を持続して刺激するために半減期の長いドパミンアゴニストを追加・増量することなどが行われる。

(ⅵ) MAO 阻害薬および COMT 阻害薬

Wearing-off 現象などの症状の日内変動の治療薬として、MAO (monoamine oxidase)

阻害薬、COMT（catechol-O-methyltransferase）阻害薬が使用されるようになった。MAOとCOMTは、（図2.6）に示すようにレボドパやドパミンの代謝に関わる酵素である。これらの投与によりレボドパやドパミンの代謝が抑制される。エンタカポンは血液脳関門を通過せず末梢で作用し、セレギリンは同関門を通過するため末梢と中枢で作用する。これらにより脳内に移行するレボドパおよび脳内ドパミンが増加し、脳内ドパミンの寿命が延長する。その結果、症状の日内変動の改善効果が得られる。

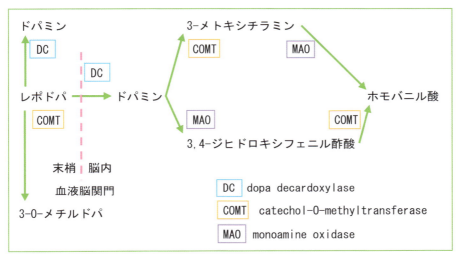

図2.6　レボドパとドパミンの代謝経路

(vii) 非運動症状の薬物療法

① 睡眠障害

睡眠障害には昼夜のリズムをつけるように日課を調整し、必要に応じて睡眠薬を併用することで対処する。夜間頻尿、ドパミンアゴニストの副作用による眠気や突発的睡眠、うつなど他の原因によって睡眠障害を起こしている場合には、その原因に対する治療を要する。REM睡眠期行動異常症にはクロナゼパムの有効性が報告されている。

② 感覚障害

感覚障害には、運動症状をコントロールすることが有効である場合がある。痛みが強いときには、鎮痛剤を用いることもある。

③ うつと感情の障害

うつには運動症状を治療することが有効である場合もあるが、それでも改善しない場合には三環系抗うつ薬や選択的セロトニン再取り込み阻害薬（SSRI）などの抗うつ薬を用いる。また、ドパミンアゴニストのプラミペキソールがうつ、アパシー、

アンヘドニアに有効との報告もある。

④ 認知機能障害

認知機能障害には抗コリンエステラーゼ剤である塩酸ドネペジルが有効である場合がある。一方、運動症状に対して投与される抗コリン薬が認知症を悪化させたり、ドパミン作動薬が幻覚、妄想などを憎悪させたりする場合もあり注意を要する。また、薬物療法による運動症状の治療や、リハビリテーションにより運動機能の維持・向上を図ることが認知機能にとっても有用である。

⑤ その他の非運動症状

その他の非運動症状に対しても、その症状への対症療法を行う。例えば、起立性低血圧に対しては昇圧剤、便秘に対しては下剤が用いられる。

2) リハビリテーション・体操

パーキンソン病の治療には、薬物治療や外科治療（コラム4参照）だけではなく、リハビリテーションや体操も必要である。動作が不自由であることで体を動かさないでいると、廃用による二次的な運動機能の低下を招く。リハビリテーションや体操は運動症状の改善、廃用の予防のみならず、患者の社会性を維持し治療意欲を引き出したりすることにも有益である。

コラム4　DBS

Wearing-off現象が薬物療法でコントロールしきれないなど、薬物療法による運動症状の治療効果が減弱した場合に脳深部刺激療法（Deep Brain Stimulation：DBS）とよばれる外科治療が考慮される。これは、運動を制御している大脳基底核に電極を挿入し、電気刺激することにより運動機能を調節する治療法である。刺激装置の本体は胸部の皮下に埋め込み、リードが頸部を経て大脳基底核に埋め込まれた電極につながる。振戦やディスキネジアなどの不随意運動を改善させたり、1日のなかのoff時間を減少させたりする効果がある。DBSを行うことで症状が改善した分、内服薬を減量できるなどのメリットもある。

---

(5) 経過と予後

パーキンソン病の予後は治療法の進歩により改善し、平均寿命は健常人とほぼ遜色ない。発症後数年間はドパミン補充療法により健常人とほぼ変わらない程度まで症状の改善が得られる症例も多い。しかし、現在の治療法は症状に対する対症療法であり、疾患の進行すなわち神経細胞死を止める根本的な治療は実現できていない。

進行期には症状のコントロールが困難になり、車いす生活、寝たきりになる症例も多い。パーキンソン病患者の死因は、嚥下障害出現後や臥床生活となった後の身体機能低下による感染症（肺炎や尿路感染）が多く、転倒による外傷も臥床生活を招き予後を悪化させる。

3.3 進行性核上性麻痺（Progressive Supranuclear Palsy：PSP）
(1) 概念
　現在ではさまざまな臨床型があることが知られているが、最も典型的な臨床像は、1964年にSteelらによって報告されたもので、Steele-Richardson-Olszewsky症候群とよばれる。中脳の萎縮を著明に認め、垂直方向の眼球運動の障害、病初期からの易転倒性を呈するが、病初期にはパーキンソン病との鑑別が困難な症例もある。

1) 疫学
　50～60歳代に発症することが多く、男性にやや多い。有病率はパーキンソン病よりも少なく、10万人当たり10～20人程度である。

2) 病理
　顕微鏡的所見では、大脳基底核、黒質、中脳上丘、橋被蓋、小脳歯状核などに神経細胞の脱落、グリア細胞の増殖を認める。アストロサイトにはタウタンパクを構成成分とする tuffed shaped astrocyte を細胞に認め、本疾患に特徴的である。細胞内にタウタンパクが蓄積する疾患をタウオパチーとよぶが、本疾患はそのうちのひとつである。

(2) 症候
1) 運動症状
　初期から歩行が不安定で、姿勢反射障害をみとめ、転倒をくりかえす。また、偽性球麻痺のために構音障害や嚥下障害を認める他、垂直性注視麻痺が特徴的で、能動的な眼球運動が障害され眼球を上下転させられない。しかし、目前に提示した検者の指を注視させながら、他動的に頸部を前後屈させると眼球の上下転ができる（人形の眼現象陽性）。また、パーキンソン病と同様に各種の錐体外路症状もみられ、病期の進行とともに頸部を後方に後屈させたジストニーもみられるようになる。

2) 非運動症状
　思考過程が緩慢になる。自発性がなくなり、感情も鈍麻するなど精神活動が緩慢になり、認知機能障害を伴う。

(3) 検査所見
　頭部CTやMRIなどの脳形態画像では、中脳の萎縮が特徴的で、特に頭部MRI矢状

断では、萎縮した中脳が鳥のくちばしのようにみえる humming bird sign（図2.7）がみられる。その他、前頭葉などの大脳半球の萎縮もみられる。線条体のドパミン作動性神経の変性脱落を反映して、ドパミントランスポーターシンチグラフィーではパーキンソン病と同様に線条体の取り込みを認めるが、心筋 MIBG シンチグラフィーでの取り込み低下はみられず、正常である。

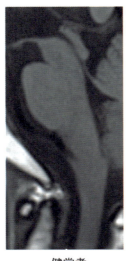
健常者

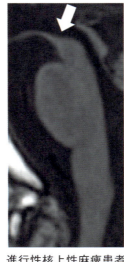
進行性核上性麻痺患者

進行性核上性麻痺では中脳被蓋が萎縮し、中脳が上方を向く鳥のくちばしのようにみえる humming bird sign がみられる。

図 2.7　正常者と進行性核上性麻痺患者の頭部 MRI 矢状断（T1 強調画像）

（4）治療

運動症状に対し、レボドパなどのドパミン作動薬やノルアドレナリンの前駆物質であるドロキシドパがパーキンソン病に準じて用いられることがある。一時的に効果がみられる症例もあるが、概ね効果は乏しい。少しでも四肢体幹の機能維持を図るために転倒予防を意識したリハビリテーションの実施や、生活の場の段差をなくすなどの環境整備が大切である。

（5）経過と予後

パーキンソン病に比べ、治療介入の効果は乏しく、発症後約3年程度で自力歩行不能、寝たきりとなり、全経過5〜7年程度で死亡することが多い。

3.4 皮質基底核変性症（Corticobasal degeneration：CBD）

（1）概念

パーキンソニズムに加えて失行などの大脳皮質症状を呈し、症状や脳萎縮に左右差を伴うことが特徴の神経変性疾患である。

1) 疫学

50〜70歳代で発症することが多く、性差はない。パーキンソン病よりも頻度は少なく、人口10万人当たり5〜10名程度である。

2) 病理

肉眼所見では大脳の萎縮に左右差があり、顕微鏡レベルでの所見では大脳皮質、皮質下、大脳基底核に膨化した神経細胞であるballooned neuronを認める。アストロサイト内にタウタンパクを構成成分とするastrocytic plaqueを認め、本疾患もタウオパチーのひとつである。

(2) 症候

1) 運動症状

錐体外路症状として筋強剛、無動、振戦、局所的なジストニーなどを認める他、四肢の筋肉が瞬間的に収縮するミオクローヌスが特徴的である。また、偽性球麻痺による構音や嚥下の障害もみられる。

2) 非運動症状

麻痺があるわけではないのに手をうまく使うことができない肢節運動失行、道具をうまく使うことができない観念性失行、歯磨きや敬礼などの動作が日常生活のなかでの場面では自然に行えているにその動作が命令されるとできない観念運動性失行、物が手に触れると強く握りしめて離そうとしない把握反射などの大脳皮質障害（総論第2章参照）が特徴的である。

(3) 検査所見

頭部CTやMRIなどの画像検査では、左右差を伴う大脳の萎縮が特徴的である。その他、前頭葉などの大脳半球の萎縮もみられる。線条体のドパミン作動性神経の変性脱落を反映して、ドパミントランスポーターシンチグラフィーではパーキンソン病と同様に線条体の取り込みを認めるが、心筋MIBGシンチグラフィーでの取り込み低下はみられず、正常である。

(4) 治療

運動症状にレボドパなどのドパミン作動薬がパーキンソン病に準じて用いられることがあるが効果はほとんどない。少しでも四肢体幹の機能を維持するためにリハビリテーションを行うことも大切である。

(5) 経過と予後

パーキンソン病に比べ、治療介入の効果は乏しく、発症後約3年程度で自力歩行不能となり、さらには寝たきりとなり、全経過5〜7年程度で死亡することが多い。

3.5 ハンチントン病（Huntington's disease）

(1) 概念

若年（30～40歳代）で発症し、全身の舞踏運動と精神症状、認知症を呈する常染色体優性の遺伝性疾患である。第4染色体短腕に存在するハンチンチン遺伝子にCAGの塩基配列繰り返し（CAGリピート）が異常に増加している。この繰り返しが多いほど、若年で発症し、重症度も重くなる。パーキンソン病が大脳基底核の間接路（総論第4章6節参照）が優位になり運動が抑制される（ブレーキが優位になる）疾患であるのに対し、ハンチントン病は直接路（総論第4章6節参照）が優位になり運動過多になり、舞踏運動を呈する（アクセルが優位になる）疾患である。

1) 疫学

わが国では欧米よりも有病率は少なく人口10万人当たり0.1～0.5人程度である。

2) 病理

大脳基底核のなかでも特に尾状核の神経細胞脱落が著明である。

(2) 症候

1) 運動症状

顔面では顔をしかめ口をもぐもぐするような仕草や、四肢では指をねじって背屈させるような素早い不随意運動である舞踏運動を呈する。この舞踏運動は他人と会話するなど精神的緊張で増強し、舞踏運動を呈しているときには筋緊張は低下している。

2) 非運動症状

舞踏運動とともに、易怒性や衝動性、焦燥などの精神症状や性格・人格の変化がみられる。その後10～20年の経過で認知機能の低下が緩徐に進行する。

(3) 検査所見

頭部CTやMRIなどの脳形態画像で尾状核が萎縮し、側脳室前角が拡大している所見がみられる。

(4) 治療

舞踏運動を抑制するために、また易怒性や易興奮性を抑えるためにハロペリドールなどのドパミン受容体遮断作用を有する抗精神病薬が用いられ、ある程度の有効性がある。

(5) 経過と予後

進行は緩徐であるが、舞踏運動は次第に増悪し発症から数年～10年程度で起立や歩行が不可能になり、精神症状や人格荒廃も進行し、10～20年の経過で死亡する症例が多い。

4 脊髄小脳変性症

4.1 総論

脊髄小脳変性症（spinocerebellar degeneration：SCD）とは、小脳、脳幹、脊髄の神経細胞が変性脱落し、運動失調を中心とする神経症状が緩徐に進行する疾患群の総称である。

大きく非遺伝性と遺伝性に分けられ、さらにそれぞれについて、小脳のみが障害される「小脳障害型」と、小脳に加えて他の系統も障害される「多系統障害型」がある。非遺伝性が約60〜70％、遺伝性が30〜40％である。遺伝性の多くは常染色体優性遺伝であり、そのほとんどは異常遺伝子別にSCA（spinocerebellar ataxia）1、2、3・・・などと番号がつけられている。それぞれの型の主要な疾患を図2.8に示す。非遺伝性では多系統萎縮症の頻度が高い。遺伝性では、小脳のみに障害があるSCD6とSCA31の頻度が高く、以下SCA3＞DRPLAと続く。以下に各疾患について解説する。

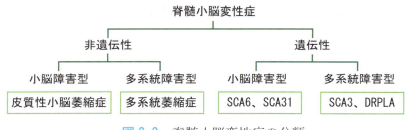

図2.8 脊髄小脳変性症の分類

4.2 疾患

(1) 皮質性小脳萎縮症（cortical cerebellar atrophy：CCA）

非遺伝性で、小脳症状のみを呈するタイプである。小脳症状（構音障害、歩行障害、四肢の運動失調）が緩徐に進行する。MRIでは小脳の萎縮がみられる（図2.9）。

(2) 多系統萎縮症（multiple system atropy：MSA）

1) 分類

多系統とはオリーブ橋小脳系、黒質線条体系、自律神経系の3つである。どの系統の症状で発症するかによって、オリーブ橋小脳萎縮症（olivopontocerebellar atrophy：OPCA）、シャイ-ドレーガー症候群（Shy-Drager syndrome：SDS）、線条体黒質変性症（striatonigral degeneration：SND）の3疾患に分けられる（図2.10）。欧米では、MSA-C（cerebellar form MSA）とMSA-P（parkinsonian form MSA）の2

第 2 章　変性疾患

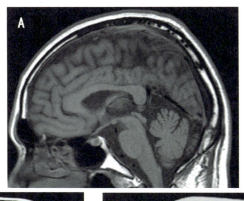
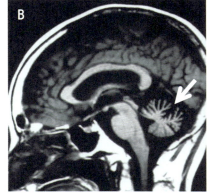
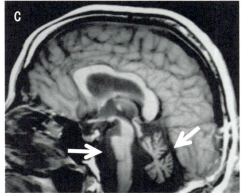

A：正常、B：皮質性小脳萎縮症、C：MSA
B では小脳のみ、C では小脳と橋に萎縮を認める（矢印）。

図 2.9　MRI（矢状断像）

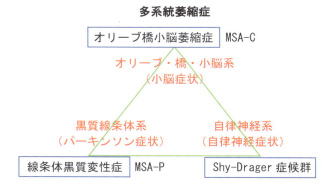

図 2.10　多系統萎縮症

つに分類され、それぞれ OPCA と SND に対応する。OPCA は小脳症状、SDS は自律神経症状、SND はパーキンソン症状で発症する。いずれもその後、他の系統の症状が加わる。経過とともに錐体路症状を呈する場合もある。発症頻度は OPCA＞SDS＞SND の順である。

2) 症候

（i）OPCA

小脳症状で発症し、その後パーキンソン症状、さらに自律神経症状が加わる（図2.11）。

（ii）SDS

多彩な自律神経症状（起立性低血圧、排尿障害、発汗障害など）で始まり、その後、小脳症状、パーキンソン症状が加わる。小脳症状が明らかでない症例もある（図2.12）。

（iii）SND

パーキンソン症状で始まり、自律神経症状が加わる。経過中、小脳症状がみられる症例もある（図2.13）。

MRIでは、3疾患とも脳幹（特に橋）と小脳の萎縮を認める（図2.9）。病理所見で、オリゴデンドログリア内に特徴的な封入体〔グリア細胞質内封入体（glial cytoplasmic inclusion：GCI）〕がみられる。

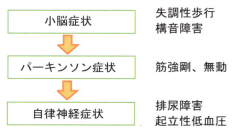

図2.11　オリーブ橋小脳萎縮症の症候

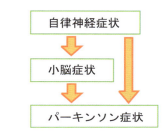

図2.12　Shy-Drager症候群の症候

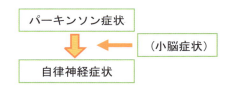

図2.13　線条体黒質変性症の症候

3) 治療

根本的な治療法はない。小脳症状に対しては、対症的に甲状腺刺激ホルモン放出ホルモン（tyrotropin releasing hormone：TRH）である酒石酸プロチレリン（注射薬）やタルチレリン（経口薬）を用いる。予後は不良で、ほとんどの例で発症から数年以内にADLに支障を来すようになる。

(3) SCA6とSCA31

ともに遺伝性で、小脳症状のみで経過するタイプである。SCA6の方がSCA31より発症年齢が若く、前者は40歳前後、後者は60歳前後である。MRIでは、小脳の萎縮がみられる。

(4) 歯状核赤核淡蒼球ルイ体萎縮症（dentato-rubro-pallido-luysian atrophy：DRPLA）

図2.14に示した5症状を呈する。発症年齢によって症状に違いがあり、若年発症

例ではてんかん、ミオクローヌス、知能低下が、成人発症例では小脳症状、不随意運動（舞踏アテトーゼ）、認知症が主体となる。

MRIでは、脳幹、小脳の萎縮に加え、大脳白質にびまん性病変を認めることがある。確定診断は遺伝子検査による。MSAに準じた対症療法を行う。

(5) SCA3〔＝マシャド・ジョセフ（Machado-Joseph）病〕

図2.15に示すように、主要症状は小脳症状と錐体路症状である。他に眼振を伴う眼球運動障害、四肢・顔面の筋萎縮、不随意運動（ジストニア、舞踏アテトーゼ）がみられる。

MRIでは脳幹、小脳の萎縮を認める。確定診断は遺伝子検査による。MSAに準じた対症療法を行う。

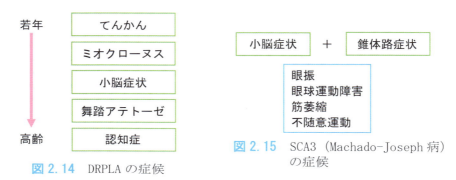

図2.14　DRPLAの症候

図2.15　SCA3（Machado-Joseph病）の症候

参考文献

第2節

1) 平山惠造（2010）：神経症候学．東京、文光堂．改訂第二版Ⅱ巻　錐体路症候　p1087　図30-Ⅱ-4　上位運動ニューロンの走行模式図．

2) 平山惠造（1986）：「運動ニューロン障害」　新内科学体系．第10巻、神経疾患Ⅲ、中山書店　p100-123．

3) 平山惠造（2010）：神経症候学．東京、文光堂．改訂第二版Ⅱ巻　筋肉の症候　p284　図18-Ⅰ-92　若年性一側上肢筋萎縮症（平山病）の脊髄画像検査．

各論 第3章

感染症

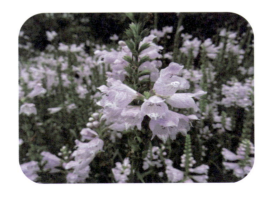

第3章 感染症

1 総論

　神経系の感染症（感染性疾患）とは、感染性病原体の直接的な細胞・組織破壊、およびこれに対する炎症反応に基づいて起こる疾病である。感染に伴って、細胞・組織の構成成分を抗原とする自己抗体やアレルギー機序が誘発されることがあり、これらに起因する疾患は感染傍疾患または感染後疾患といい、感染症とは区別する。同様に、ワクチンの接種によってワクチンと共通抗原をもつ組織・細胞にアレルギー性炎症が生じることがあり、ワクチン接種後疾患といい感染症と区別する。

　神経系の感染性病原体には、細菌、真菌、ウイルス、寄生虫などがあり、基本的には宿主内で自身が増殖しながら、組織破壊、炎症を生じる。これらとは異なる特殊な病原として、プリオン（prions）がある。プリオンとは、蛋白質性感染性粒子（proteinacerous infectious particles）からの造語であり、他の感染性病原体と異なり遺伝子（DNA、RNA）をもたず、正常構造を有する蛋白質分子を自身と同じ異常型構造に変換することで伝搬、感染すると考えられている。

　神経系の感染症は症状の進行経過により、急性（acute）、亜急性（subacute）、慢性（chronic）に分けられる。その他に「遅発性」があり、感染性病原体が体に初めて感染してから症状が出現するまでの潜伏期が長いものをいい、慢性とは区別される。ただし、症状が出現してからの経過は急性、亜急性であることも慢性であることもある。神経系の遅発性感染症としては、進行性多巣性白質脳症、亜急性硬化性全脳炎、帯状疱疹、後天性免疫不全症に伴うエイズ脳症、晩発性神経梅毒（脊髄癆や進行麻痺）などがあり、その潜伏期は、数年以上に及ぶこともある。

　神経系感染症の診断には、発熱、発疹など身体所見などに加えて、禁忌でなければ腰椎穿刺による髄液検査が必須である（表 3.1）[1]。髄液圧、外観、色調、細胞数、種類（リンパ球、好中球）、腫瘍細胞の有無、髄液の生化学検査による蛋白量、糖、クロール、髄液の細菌染色、真菌染色、培養など多くは院内で検査可能である。また、院外の外注検査になることが多いが、PCR法によるウイルス・細菌の検出、ウイルス抗体価などは、確定診断につながる情報を与えてくれる。

　画像検査では、X線CT、MRIで脳炎、髄膜炎による炎症が描出されることがあり、特に単純ヘルペス脳炎では側頭葉の内側部や海馬、島、前頭葉の眼窩回といった大脳辺縁系に病巣が描出されることが多い。また、X線CT、MRIの造影検査は、脳膿瘍の確定診断や治療方針の決定に不可欠である。

表 3.1　髄液の正常値と各種髄膜炎の髄液所見

項目	正常値 小児・成人	正常値 乳児	細菌性髄膜炎	ウイルス性髄膜炎	結核性髄膜炎
髄液初圧（mmCSF）	50〜180	100	>180	<180	>180
細胞数（/mm^3）	≦5	≦8	1,000〜5,000	100〜1,000	25〜500
多形核球比率（%）	0	60	≧80	0	<50
髄液蛋白（mg/dL）	≦45	20〜170	100〜500	50〜100	>50
髄液糖（mg/dL）	45〜80	34〜119	≦40	正常域	≦40
髄液糖/血糖比	0.6	0.81	<0.4	>0.6	<0.5

出典）Roos KL, Tunkel AR (eds). Handbook of Clinical Neurology. Vol 96. 3rd series, Bacterial Infections, p.37 より改変

2　ウイルス性髄膜脳炎

2.1　概念と分類

　ウイルス性髄膜炎は、無菌性髄膜炎（aseptic meningitis）ともいわれ、神経系感染症のなかで最も高頻度にみられる。多くは、コクサッキー、エコーなどのエンテロウイルスによって引き起こされるが、起因ウイルスを同定できないことも多い。

　ウイルス性脳炎は、ウイルス性髄膜炎に比較して頻度は少ないが、脳実質の炎症・破壊によって後遺症を残すこともまれではない。特に、単純ヘルペス脳炎はウイルス性脳炎のなかでは頻度が高く重要である。単純ヘルペスウイルス（Herpes simplex Virus：HSV）は、1型（口唇ヘルペス：HSV1）と2型（性器ヘルペス：HSV2）がある。成人・小児のウイルス性脳炎の原因となるのはほとんどHSV1で、側頭葉と大脳辺縁系に好発し、辺縁系脳炎（コラム2参照）の代表的疾患である。組織破壊が強く病変がMRIで描出されることが多い。以前は致死率の高い疾患であったが、特異的な治療薬が開発されてからは、治癒率も高くなっている。局在症候としての精神症状や高次脳機能障害を後遺症として残すことが多い。一方、HSV2は成人の脊髄炎、髄膜炎の原因となることがある。

　日本脳炎は、コガタアカイエカによって媒介され、東南アジアやオセアニア全域を中心に世界では年間3〜4万人の報告がある。日本では予防接種により1966年をピークに減少している。夏期に年間10名以下の発症に過ぎないが、予防接種未接種者では念頭に置く必要がある。病変は視床、黒質、大脳基底核、大脳皮質などに好発し、パーキンソニズムなど錐体外路症状や、精神症状、知能障害を残すことが多い[2]。

2.2 症候

多くのウイルス性髄膜炎は、発熱、頭痛、悪心・嘔吐などの症状に加え、神経学的他覚所見として項部硬直を示すが、通常細菌性髄膜炎に比べ軽度である。発疹などの随伴症状は、エコーウイルス、手足口病、風疹、麻疹、帯状疱疹などでみられる。

炎症が脳に及ぶと精神症状や意識障害、痙攣などを来すことがあるが、経過中の一時期であることが多く、自然経過のうちに数日で軽快する。しかし、単純ヘルペス脳炎では、辺縁系症状としての失語症、片麻痺、痙攣などが顕著で、救命できた場合でも重大な後遺症を残すことが多い。

2.3 検査所見

通常の血液生化学検査、血算などで特異的な所見が得られることはなく、脳脊髄液検査が必須である。髄液検査では、細胞数は中等度上昇し、単球・リンパ球優位であり、蛋白軽度増加、糖正常であることが多い。しかし、急性期に多核球が増加することもあり、単純ヘルペス脳炎では血性髄液となることもある。細菌性髄膜炎に比較すると細胞数の増加は軽度である。

確定診断には、髄液検査で、PCR（polymerase chain reaction）によるウイルス遺伝子の証明が最も信頼性が高いが、血液中あるいは髄液中のウイルス抗体価も有用である。特に単純ヘルペス脳炎では、PCRによるDNAの証明が診断根拠として一般に使われている。

X線CT、MRIなどで異常所見が出ることは少ないが、単純ヘルペス脳炎では、海馬、帯状回、基底核、側頭葉などにX線CTで低吸収域、MRIで異常信号を認め、診断上きわめて有用である（図3.1）。また、日本脳炎では、視床、黒質、大脳基底核、大脳皮質などにMRIで異常信号を認めるのが特徴である。

2.4 治療

一般にウイルス性髄膜炎に対しては、発熱、頭痛、痙攣などに対する対症療法が主体であるが、単純ヘルペス1、2型、水痘・帯状疱疹ウイルスによる髄膜炎・脳炎に対しては抗ウイルス薬（アシクロビル）を投与する。特に、脳炎症状が出現している場合は、PCRによるDNAの証明を待たずに投与を開始すべきである。

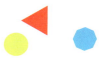

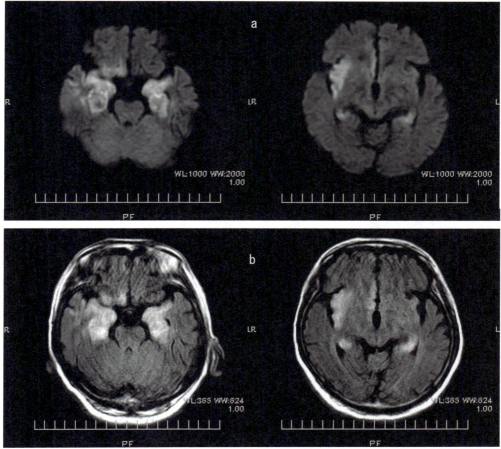

a 拡散強調画像（DWI）　b FLAIR（fluid attenuated IR）画像
扁桃体、海馬、海馬傍回、島皮質などを中心に、高信号域が認められる。

図3.1　単純ヘルペス脳炎のMRI

2.5 経過

　ウイルス性髄膜炎の予後は一般には良好であり、2〜3週間で後遺症を残さず治癒するが、脳炎症状が出現した場合には、重篤な後遺症を残すこともまれではない。特に、単純ヘルペス脳炎では、抗ウイルス薬であるアシクロビルにより死亡率は下がったが、高次脳機能障害としての記憶障害、失語症や片麻痺、精神症状などが後遺症として残ることが多く、リハビリテーションが必要となる。

3 細菌性髄膜脳炎[1]

3.1 概念と分類

　細菌性髄膜炎は、わが国で年間約1,500人発生しており、成人の細菌性髄膜炎の

致死率は20%、後遺症の発生率は30%と高率であり、早期診断と早期治療が重要である。市中感染における原因菌は、新生児から高齢者まで年齢によって特徴がある（表3.2）。近年、小児や高齢者を対象としたワクチン接種が行われるようになり、原因菌にも変化が生じてきている。

表3.2　細菌性髄膜炎の年齢別原因菌

年　齢	主な原因菌
生後1カ月未満	B群レンサ球菌、大腸菌
1カ月～3カ月	B群レンサ球菌
4カ月～5歳	インフルエンザ菌b型、肺炎球菌
6～49歳	肺炎球菌（60～65%）、インフルエンザ菌
50歳以上	肺炎球菌、無莢膜型インフルエンザ菌、B群レンサ球菌、腸内細菌、緑膿菌

一方、健常成人に頭部外傷や外科的侵襲（開頭手術、穿頭手術、脳室ドレナージやシャントなど）を受けた患者に併発した場合、ブドウ球菌55.3%、グラム陽性桿菌13.2%、グラム陰性桿菌13.2%と続く。連鎖球菌は極めて少ない。ブドウ球菌属では、表皮ブドウ球菌、メチシリン耐性黄色ブドウ球菌（MRSA）が多い。

3.2　症候

古典的三徴は発熱、項部硬直、意識障害であるが、頭痛を加えたものを四徴という。三徴が揃うことはせいぜい50%程度であり、四徴のうち少なくとも2つが揃ったら細菌性髄膜炎を疑うべきとされている。

意識障害を来す主な原因は、頭蓋内圧亢進によるもので、悪心、嘔吐、乳頭浮腫、一側または両側の散瞳および対光反射減弱、外転神経麻痺、除脳硬直、Cushing反射（徐脈、不整脈、不規則呼吸）が現れる。

神経局在症状は9.3～33%に生じ、失語、片麻痺、四肢麻痺、脳神経麻痺などがある。神経局在症状は、脳梗塞、脳浮腫、硬膜下膿瘍、痙攣発作後のTodd麻痺などによる。第Ⅲ、Ⅵ、Ⅶ、Ⅷ脳神経麻痺が2～7%で生じる可能性がある。脳神経麻痺は、脳表、特に脳底部や脳神経の脳幹からの起始部付近に化膿性浸出液が蓄積すること、海綿静脈洞血栓、頭蓋内圧亢進により生じる。

3.3 検査所見

　血液検査では、好中球優位の白血球増多を伴うことが多く、CRP も高度上昇する。頭部 CT や臨床所見から脳ヘルニアが疑われず、かつ髄液検査の禁忌でない限り、腰椎穿刺による髄液検査を速やかに行う。細菌性髄膜炎の確定診断は髄液検査のみで可能である。髄液検査では、髄液初圧が上昇、多核球主体の著明な細胞数増加のために、しばしば髄液の色調は白濁している。髄液蛋白も増加するが細菌性髄膜炎に特異的所見ではない。髄液糖は減少し、髄液糖/血糖比（0.6 以下が異常）が 0.4 以下の場合は細菌性髄膜炎が強く疑われる。髄液検査の際、グラム染色の鏡検は必ず行うべきで高率に菌体が確認できる。血液培養、髄液培養も必ず行うべきで、菌の同定と薬物の感受性検査は治療に重要な情報を与えてくれる。細菌性髄膜炎が疑われる前に抗菌薬が投与されている場合、細菌培養の陽性率が下がることが知られている。

　X 線 CT や MRI で、脳腫脹や髄膜の肥厚、炎症がみられることがあるが、非特異的所見である。また、硬膜下膿瘍、脳膿瘍、静脈洞閉塞などの併存が確認できることもあり、その場合造影検査が診断に有用である。副鼻腔炎、中耳炎など頭蓋近傍の慢性炎症所見は原因菌の侵入経路として重要である。

3.4 治療

　適切な抗菌薬投与が必須であるが、細菌培養結果が出るのを待つべきではなく、細菌性髄膜炎の診断後は速やかに抗菌薬を投与する。現在、第 1 選択としてカルバペネム系であるパニペネム・ベタミプロン（PAPM/BP）またはメロペネム（MEPM）が推奨されている。髄液移行性の問題から通常使用量に比較して大量投与が必要である。細菌培養および感受性検査の結果が出たら、必要があれば適切な抗菌薬に変更する。市中で使用されている抗菌薬の流行とともに細菌の薬剤耐性は変化するため、その時点で推奨される抗菌薬を投与する必要がある。脳外科術後の髄膜炎では、原因菌にブドウ球菌、特にメチシリン耐性ブドウ球菌（MRSA）が関与していることが多いためバンコマイシン（VCM）を併用することが多い。

　また、細菌の直接的侵襲だけでなく、細菌の微小構造物や産生物質による免疫応答を介した炎症が関与するため、適切な抗菌薬投与とともに治療初期に副腎皮質ステロイドを投与することが推奨されている。

　脳浮腫、痙攣などに対する対症療法や、感染経路となる副鼻腔炎、中耳炎などの治療も必要になることがある。

3.5 経過

成人の細菌性髄膜炎の死亡率は20%程度で、高齢者、入院時の意識障害が重度、原因菌として肺炎球菌、髄液細胞数低値、血小板減少などが予後不良の因子とされている。生存者の約30%に後遺症を認め、感音性難聴などの脳神経麻痺、認知機能障害、片麻痺などがある。

4 真菌性髄膜脳炎 [3]

4.1 概念と分類

真菌による神経系感染症では、クリプトコッカス髄膜炎、カンジダ髄膜炎、脳アスペルギルス症、脳ムコール症などが重要である。免疫機能不全患者に起こる日和見感染がほとんどである。

例外的にクリプトコッカス髄膜炎は健常人での症例が半数以上を占めるため、臨床上非常に重要である。クリプトコッカスは、鳥類の排泄物、特にハトの糞で増殖することが知られている。多くの場合、肺で初感染巣がつくられ血行性に髄膜腔に播種する。

4.2 症候

クリプトコッカス髄膜炎の発症は亜急性または慢性で結核性髄膜炎に似ている。脳実質内に肉芽腫を形成することが多く、髄膜刺激症候に加えて、意識障害、精神症状、脳神経麻痺などの脳局所症状が出現する。

4.3 検査所見

髄液所見上は圧上昇、単核球優位の細胞数上昇、髄液蛋白の増加を認めるが軽度であり、非特異的な髄膜炎所見である。クリプトコッカス髄膜炎では、髄液中にクリプトコッカスを証明することで確定診断になる。髄液の墨汁染色による鏡検で菌体が発見できれば最も迅速な確定診断となるが検出率は低い。血清、髄液のクリプトコッカス抗原、抗体の検出は感度、特異度も高い。髄液培養は確定診断までに日数を要する。MRIでは特異的な所見はないが、基底核、脳幹、脳表などに嚢胞性病変などを認めることがある。

4.4 治療

真菌感染症には、アムホテシリンB（AMPH-B）、フルシトシン（5-FC）、フルコナ

ゾール（FLCZ）、ミコナゾール（MCZ）などが用いられる。

4.5 経過

未治療の場合には2～3カ月で死亡するが、早期診断、治療ができた例の生命予後は良好なので、病歴などから疑うことが重要である。

5 結核性髄膜脳炎[4]

5.1 概念と分類

WHOによれば、2013年に全世界で900万人が結核に罹患し、その約半分が東南アジアおよび西太平洋地域で発生している。900万人のうち110万人（13%）はHIV罹患者であった。結核性髄膜炎（tuberculous meningitis：TBM）は先進国では比較的まれな疾患であり、細菌性髄膜炎の約3%、肺外結核の3.5%といわれている。小児の初発感染、加齢や栄養失調に伴う免疫不全、もしくはHIVや悪性腫瘍に伴う免疫不全が危険因子である。

5.2 症候

亜急性に進展し、発症早期には項部硬直などの髄膜刺激症状も目立たないことが多く、発熱、倦怠感、食欲不振などの非特異的な症状が続き、その後、古典的な結核性髄膜炎の症状が進行する。古典的な症候としては、頭痛、発熱、嘔吐、羞明、項部硬直、脳神経麻痺、片麻痺、対麻痺などがある。脳底部の炎症が強いため、脳神経麻痺が出現しやすく、水頭症や脳底部の血管炎による脳梗塞を伴うこともあり、これらの所見は結核性髄膜炎の診断に際し参考となる。脳神経麻痺では外転神経単独の麻痺の他に、外転神経と視神経、動眼神経、顔面神経のいずれかが同時に障害されることも多い。

5.3 検査所見

ツベルクリン反応陽性は重要な所見になるが、重症者では陰性になることも知られており、他の検査とあわせて判断する。

髄液所見は細菌性髄膜炎に類似しているが、髄液細胞は単核球優位、あるいは混合型の細胞増加が多い。髄液の塗抹検鏡で結核菌が確認できれば確定診断となるが、検出率は低く、髄液の結核菌培養も時間がかかるため、PCRをあわせて行う。また、結核性髄膜炎では抗利尿ホルモン不適合分泌症候群（syndrome of inappropriate secretion of antidiuretic hormone：SIADH）による低ナトリウム血症の合併が多い。

肺結核や粟粒結核などの胸部異常陰影の確認、頭部 CT と MRI による結核腫の検索、喀痰や胃液を用いた PCR も参考となる。

5.4 治療

病原検索が陰性に終わることも多いために、疑ったら抗結核薬であるイソニアジド（isoniazid：INH）、リファンピシン（rifampicin：RFP）、ピラジナミド（pyrazinamide：PZA）、ストレプトマイシン（streptomycin：SM）の4剤を投与する。重症例では、副腎皮質ステロイドを併用する。INH による末梢神経障害、RFP、PZA による肝障害、SM による聴力、平衡機能障害に注意する。

5.5 経過

死亡率は 30％、生存例の 30％に後遺症を認めるため、発症早期に本症を疑い治療を開始することが重要である。

6 遅発性ウイルス感染症（亜急性硬化性全脳炎[5]と進行性多巣性白質脳症[6]）

6.1 概念と分類

感染から発病までに長い潜伏期間があり、発症後は進行性の経過をたどり死に至るウイルス性神経感染症を、遅発性ウイルス感染症とよんでいる。小児の亜急性硬化性全脳炎（subacute sclerosing panencephalitis：SSPE）、成人の進行性多巣性白質脳症（progressive multifocal leukoencephalopathy：PML）が代表的疾患である。

SSPE は、麻疹ウイルス感染後、3～12 年の潜伏期後に発症する。多くは 1 歳前に自然感染しているため、小児に多い。麻疹感染が減少した現在でも国内で年間数例の発症がある。

PML は JC ウイルスの脳への日和見感染による脱髄性脳炎である。JC ウイルスはふつう小児期に呼吸器、飲食料を介して感染しており、わが国では成人の 70％が抗体を持っている。基礎疾患として HIV 感染、悪性リンパ腫などが重要だが、最近では臓器移植や骨髄移植後の症例も多く報告されている。

6.2 症候

SSPE は、6～9 歳頃に学業成績の低下、行動異常、人格変化で発症することが多い。

発病から数週〜数カ月でミオクローヌス発作や全身痙攣が出現し、2年以内に除脳硬直などを呈し、無動性無言になる。

　PMLでは大脳に生じた多巣性脱髄巣を反映した局在症状、すなわち認知症、性格変化、異常行動などの精神知能障害と、視野障害、片麻痺、失語などの大脳局在症状を呈する。進行は早く数カ月で無動性無言に至る。

6.3 検査所見

　SSPEでは髄液中の抗麻疹ウイルス抗体価の上昇、オリゴクローナルバンド（髄液を電気泳動したときにガンマグロブリン領域に出現する数本のバンド）陽性などを認める。MRIは、T2強調画像で白質・基底核・小脳・脳幹に高信号域を認め、脳萎縮が進行する。脳波では、周期性同期性放電（periodic synchronous discharge：PSD）を認める。

　PMLでは髄液でPCRによるJCウイルスDNAの検出が重要である。MRIでは、大脳白質に多巣性の、血管領域に一致しない境界明瞭な高信号域を認める。

6.4 治療

　両者とも現在根治療法はない。

6.5 経過

　病状は進行性で自然寛解はなく、無動性無言となり死亡する。

7 脳膿瘍

7.1 概念と分類

　脳実質内に侵入した病原菌による限局した化膿巣を脳膿瘍といい、硬膜下腔に貯留したものを硬膜下膿瘍という。感染経路は、血行性伝播と隣接部位からの直接波及がある。隣接部位からの直接波及としては、副鼻腔、中耳、乳様突起の炎症が原因となることが多い。血行性伝播の原因病巣は、肺炎、胸膜炎、心内膜炎、骨盤臓器・骨髄炎などがある。原因菌は、細菌性髄膜炎と異なり、MRSAを含むブドウ球菌、連鎖球菌などの他、嫌気性菌も多い。

7.2 症候

　発熱などの全身の感染徴候、頭痛、嘔吐などの頭蓋内圧亢進症状、膿瘍の部位に

応じた神経局在症状として、片麻痺、失語、半盲などを認める。髄膜炎を併発する場合は、項部硬直などの髄膜刺激症候も出現する。初発症状は、頭痛、意識障害、痙攣発作が多い。

7.3 検査所見

血液検査で、白血球増多、CRP上昇などの炎症所見を呈することが多く、血液培養で原因菌が同定できることもある。髄液検査では初圧上昇、細胞数増加、蛋白増加などを認める。

診断に最も有効なのは、X線CTまたはMRIの造影検査である。被膜形成されている場合には、ほぼ均等な輪状の増強効果（ring enhancement）が認められる（図3.2）。また、膿瘍周囲の脳浮腫も特徴であり、脳室内に穿破し液面形成がみられることもある。

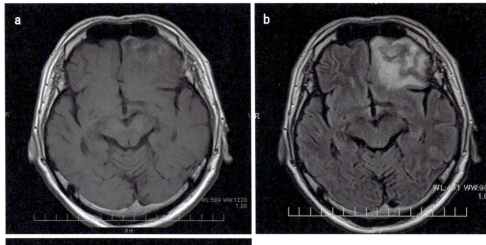
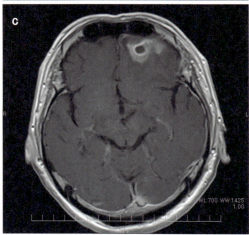

a：T1強調画像
　左前頭葉に軽度高信号と低信号が混在している。

b：FLAIR画像
　同部より広汎に高信号を認め、炎症の存在を示唆する。

c：ガドリニウム（Gd）による造影画像
　リング状に造影される被膜が形成され、内部は均一な低信号、被膜周囲に限局する高信号域が確認できる。安定した被膜が確認できれば、外科的な治療（被膜ごと摘出または穿刺排膿）も考慮する。

図3.2　脳膿瘍のMRI

7.4 治療

脳膿瘍の診断初期には、髄膜炎に準じた広域スペクトラムの抗菌薬投与を行い、画像検査で被膜がしっかりしてからは、穿刺排膿が一般的な治療である。硬膜下膿瘍では、慢性硬膜下血腫同様穿頭による排膿が一般的である。

7.5 経過

死亡率は10%以上あり、知能障害、片麻痺、症候性てんかんなどの後遺症の頻度も高い。

8 プリオン病[7]

8.1 概念と分類

プリオン病は、感染性病原体であるプリオン（蛋白質性感染性粒子）による中枢神経系感染症である。異常構造を有する異常プリオン蛋白が中枢神経系に蓄積し、不可逆的な致死性神経障害を生ずる。病理学的には、伝達性海綿状脳症（transmissible spongiform encephalopathy : TSE）として哺乳類の神経疾患群にひとくくりにされている。代表的な疾患は、1920年代にドイツの神経病理学者クロイツフェルト（Creutzfeldt）とヤコブ（Jakob）によって記述された、クロイツフェルト・ヤコブ病（CJD）である。ヒトに生じるプリオン病の大半は、孤発性CJDであるが、人工硬膜移植等脳神経外科手術に伴う医原性CJD（図3.3）、牛海綿状脳症（bovine spongiform encephalopathy : BSE）に起因していると考えられた変異型CJDなどが知られている。また、ニューギニアのFore族に高率に発症するクールー（Kuru）病が知られている。一方、プリオン遺伝子に変異をもち、異常プリオン蓄積の原因となる疾患に遺伝性CJD、ゲルストマン・ストライスラー・シャインカー（Gerstmann-Sträussler-Scheinker）病（GSS）がある。

8.2 症候

孤発性CJDの多くは60歳代で発症する。主症状は進行性認知症（痴呆）とミオクローヌスである。発病から数カ月で認知症、妄想、失行が急速に進行し、筋硬直、深部腱反射亢進、病的反射が認められるようになる。3〜7カ月で無動性無言状態に陥り、1〜2年で全身衰弱、呼吸麻痺、肺炎などで死亡する。変異型CJDは20歳代の若年者に好発し、異常行動、感覚障害、ミオクローヌスを主要症状とし、無言無動状態に至るのに1年を要する。GSSは小脳性運動失調とその後の認知症を特徴とする。

8.3 検査所見

　血液生化学、血算、尿などの検査所見の異常はなく、通常の髄液検査でも異常所見がないことが多いが、蛋白や細胞数が軽度に増加していることがある。

　MRIでは大脳皮質や線条体に異常信号がみられる。特に拡散強調画像（DWI）では、初期から異常が検出可能で、診断に有用である。脳波では周期性同期性放電（PSD）がみられる。

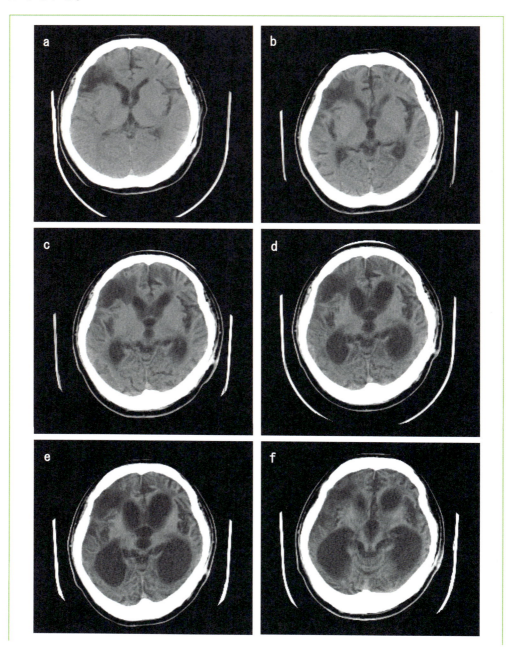

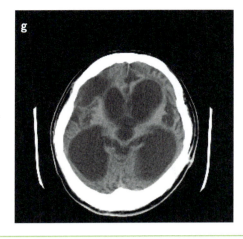

27歳男性。14年前脳挫傷、急性硬膜下血腫などで開頭手術を行い、人工硬膜（Iyodura）を使用した。歩行障害、失語症などが進行し入院した。a）入院時のCTでは右前頭葉に陳旧性脳挫傷を認めるが、脳萎縮は目立たない。b）3カ月目には脳萎縮が目立ちはじめ、以後急速に萎縮が進行している。

a）入院時（発症から約1カ月）、b）3カ月後、c）6カ月後、d）1年後、e）2年後、f）3年後、g）4年後

図3.3　人工硬膜によるクロイツフェルト・ヤコブ病のX線CT

8.4 治療

現在、有効な治療法はない。

8.5 経過

予後はきわめて不良である。

> **コラム1　「髄膜炎」と「脳炎」と「髄膜脳炎」**
>
> 髄膜炎は髄膜の炎症により生じ、脳炎は脳の炎症によって生じる。近接した部位で炎症が生じた場合、多かれ少なかれ炎症が両者に波及することは当然である。髄膜炎による症候は、髄膜刺激症状としての頭痛、悪心、項部硬直などであり、脳炎による症候は、意識障害や麻痺、痙攣などの脳実質に起因する全般あるいは局在症候である。したがって、症状として、髄膜の症候が主体になるものを「髄膜炎」、脳の症候が主体になるものを「脳炎」とよび、両者が同程度のものを「髄膜脳炎」とよんでいる。

> **コラム2　辺縁系脳炎**
>
> 脳室周囲にある梁下野、帯状回、海馬傍回、鉤を辺縁葉とよぶ。辺縁葉および辺縁葉と密接な線維連絡をもつ皮質（海馬など）や核（扁桃体、中隔核など）、をあわせて大脳辺縁系という。人間の脳で情動の表出、意欲、そして記憶や自律神経活動に関与している。

辺縁系脳炎とは、明らかな意識障害出現前に、辺縁系症状（1 精神症状、2 記憶障害、3 見当識障害、4 感情障害）のいずれかひとつを示し、その後意識障害などの脳炎症状が急速に進行する。単純ヘルペス脳炎が代表的な疾患である。

コラム3　破傷風[8]

破傷風は、破傷風菌（Clostridium tetani）が産生する破傷風毒素により強直性痙攣を引き起こす感染症である。破傷風菌は芽胞の形で土壌中に広く常在し、創傷部位から体内に侵入し、感染部位で発芽・増殖して破傷風毒素を産生する。潜伏期間（3～21日）の後に局所（痙笑、開口障害、嚥下困難など）から始まり、全身（呼吸困難や後弓反張など）に移行し、重篤な患者では呼吸筋の麻痺により窒息死することがある。1952年に破傷風トキソイドワクチンが導入され、さらに1968年には予防接種法によるジフテリア・百日咳・破傷風混合ワクチン（DTP）の定期予防接種が開始された。以後、破傷風の患者・死亡者数は減少し、1991年以降の報告患者数は1年間に30～50人に留まっているが、依然として致命率が高い（20～50％）感染症である。

コラム4　神経梅毒[9]

梅毒は梅毒トレポネーマによる性感染症である。世界中に広く分布しており、ペニシリンが著効するため絶対数は減少したが、流行と消退を繰り返している。感染後3～6週間程度の潜伏期を経て、経時的にさまざまな臨床症状が逐次出現する。感染部位の病変（第Ⅰ期）に引き続き、血行性に全身に移行（第Ⅱ期）し、この時期に髄膜炎や眼症状などの脳神経麻痺を示すことがあり、早期神経梅毒および晩期梅毒の神経梅毒とは区別する。無治療の場合、約1/3で晩期症状が起こってくる。長い（数年～数十年）無症候の後期潜伏梅毒後、進行性の大動脈拡張を主体とする心血管梅毒、進行麻痺、脊髄癆などに代表される神経梅毒に進展する（第Ⅲ期）。脊髄癆は脊髄後索症候による失調症状を呈する。

参考文献

1) 「細菌性髄膜炎診療ガイドライン」作成委員会：細菌性髄膜炎診療ガイドライン2014、https://www.neurology-jp.org/guidelinem/zuimaku.html
2) 高崎智彦：日本脳炎とは、
https://www.niid.go.jp/niid/ja/kansennohanashi/449-je-intro.html
3) 深在性真菌症の診断・治療ガイドライン作成委員会：深在性真菌症の診断と治療のフローチャート、深在性真菌症の診断・治療ガイドラインガイドライン2014、pp1-33、協和企画
4) 日本神経治療学会治療指針作成委員会：標準的神経治療、結核性髄膜炎、神経治療 Vol. 32 No.4, 2015
5) プリオン病及び遅発性ウイルス感染症に関する調査研究班：亜急性硬化性全脳炎（subacute sclerosing panencephalitis:SSPE）診療ガイドライン2017
6) 水澤英洋、岸田修二、西條政幸ほか：進行性多巣性白質脳症、臨床神経2011；51；1051-1057
7) 村井弘之：本邦におけるプリオン病のサーベイランス、難病と在宅 Vol.23,No2,2017.5
8) 福田靖、岩城正昭、高橋元秀：破傷風とは、
https://www.niid.go.jp/niid/ja/kansennohanashi/466-tetanis-info.html
9) 中山周一、大西真、山岸拓也：梅毒とは、
https://www.niid.go.jp/niid/ja/diseases/ha/syphilis/392-encyclopedia/465-syphilis-info.html

各論

第4章

頭部外傷

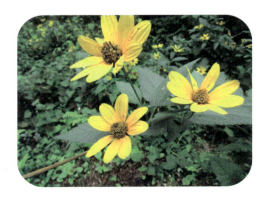

1 頭部外傷とは

1.1 概念と疫学

　頭部外傷は頭部に外力が加わり組織損傷を来した状態である。損傷組織は頭皮、頭蓋骨、硬膜などの頭蓋内組織、脳実質、動静脈など多岐にわたり、部位や程度によりさまざまな症状が発生する。重症度は意識レベルを基準として「重症」はGlasgow Coma Scale（GCS）で3〜8（通常命令に応じるMotor Score "6" は除外）、「中等症」はGCS 9〜12、「軽症」はGCS 13〜15として分類される。

　日本国内の頭部外傷の実態は、日本脳神経外傷学会が主導する疫学調査である日本頭部外傷データバンク（JNTDB）に示されている。対象は重症外傷に限られるが、1998年からの3年間に行われた最初の統計によると、年齢的特徴は10歳代後半から20歳代、40歳代後半から70歳代までの2峰性のピークをもつこと、さらに若年層では交通外傷に伴うびまん性損傷が多いことが特徴としてあげられた。その後2004年、2009年、2015年に繰り返し集積されたデータを比較すると、年齢分布は若年者のピークが徐々に減少する一方、高齢者のピークがさらに高齢層に移行していることが明らかとなった（図4.1）。また、高齢者の頭部外傷の特徴として交通事故の割合が少なく、転倒・転落など比較的軽微な外力での受傷の比率が多いこと、男女比は若年者ほどの差が認められないこと、さらに転帰については若年者に比べ重症度にかかわらず予後不良の割合や死亡率が増加することが報告されている。

　この疫学調査には軽・中等度の外傷が含まれず、また調査地域や施設にも偏りがみられ、頭部外傷の全体像についてはまだ不明な点は多い。今後さらなる大規模な調査が行われることが期待される。

1.2 病態と基本的治療

　受傷の部位や程度が症例ごとに違う頭部外傷に対するスタンダードな治療は存在しない。病態にあわせた治療戦略をオーダーメイドに組み立てることが求められる。そしてその病態は刻々と複雑に変化し、やがて神経細胞が不可逆的な変化に陥ることも経験する。治療タイミングを逸することなく治療戦略を立てることが重要である。

　頭部外傷は一次性脳損傷および二次性脳損傷に分けられる。直接外力と同時に形成される損傷が一次性脳損傷である。病院到着時には一部の神経細胞はすでに不可逆的な、その近傍の細胞も可逆的にせよ強い障害が完成している。そしてその直接

損傷を契機に、引き続き二次性脳損傷が進行する。局所の神経障害、血管の破綻による出血性変化とそれに引き続く血流障害や局所虚血性変化がさらに広範な神経障害をもたらす。脳実質の浮腫性変化は頭蓋内圧亢進状態を来す。髄液による緩衝の限界を超えれば、広範な血流障害からさらなる悪循環に陥る。

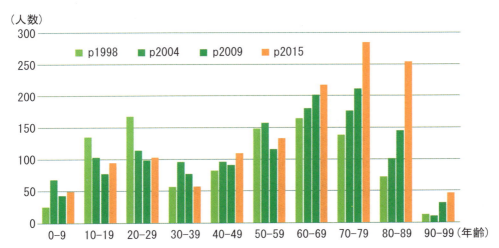

Projectが進むごとに2峰性にみられた若年層の割合が徐々に低下し、さらに高齢者側にシフトしていることが分かる。

図4.1 日本頭部外傷データバンクにおける日本の重症頭部外傷年齢層分布

一方で時間経過とともに痙攣、感染、血管攣縮、細胞レベルでは活性酸素、興奮性アミノ酸、サイトカインの放出などの代謝異常など、さまざまな因子がさらに広い範囲の頭蓋内神経細胞に影響を及ぼし、神経障害を拡大する。この複合的な病態が二次性脳損傷である。頭蓋内圧亢進があるレベルを超えると脳ヘルニアを来し、脳幹の機械的圧迫や虚血性変化により不可逆性の脳損傷に至る。頭部外傷治療の基本は頭蓋内圧のコントロールと頭蓋内循環の維持により、この二次性脳損傷からどれだけ脳実質を守れるかということに尽きる。それにより損傷部周囲の残存神経細胞の機能を最大限に保護することを常に念頭に治療を組み立てていくことが重要である。

進行する頭蓋内圧亢進状態に対しては、以下のようなさまざまな治療が行われる。

(1) 頭位

頭位挙上は髄液の分布を変化させ頭蓋内圧を低下させる。しかし30度以上の挙上は損傷部の血流の低下を来し好ましくない。

(2) 薬物療法

高浸透圧利尿薬（マンニトール/グリセオール）や高張食塩水などの投与によって、頭蓋内圧を降下させ、脳潅流圧を上昇させる。

(3) 手術療法

外科的手術にて頭蓋内圧を低下させる。開頭術は血腫除去を目的とした術式以外に、挫傷壊死組織をあわせて除去する内減圧術、頭蓋骨を戻さずに頭皮の伸展による頭蓋内の拡大を期待する外減圧術などが行われる。その他には小開頭で血腫減少を図る穿頭術や髄液の排出を図り頭蓋内容積を拡大する髄液ドレナージ術、さらに急性期の治療戦略の指標となる頭蓋内圧モニター設置術などが行われる。

(4) 体温管理療法

損傷脳の冷却により二次性脳損傷を軽減することを目的とする。体温低下に伴う脳の保護効果は、①興奮性アミノ酸の放出抑制、②一酸化窒素合成抑制、③頭蓋内圧亢進の抑制、④脳血管関門機能の維持、⑤細胞内アシドーシスの予防、⑥脳浮腫の抑制効果、などがあげられる。頭蓋内圧降下作用は認められるものの、予後について一定のコンセンサスを得るには至っていない。その理由としては体温低下に伴うさまざまな合併症があげられ、近年は受傷急性期の著明な高体温を予防する目的で積極的平温管理が用いられる傾向にある（図 4.2）。

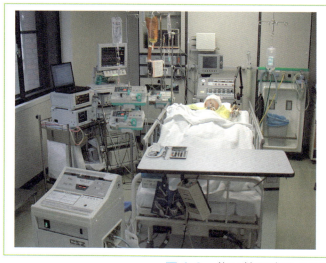

体表冷却での体温コントロールには、病態把握のためにさまざまなモニタリング機器を用いて、肺炎や不整脈など重症合併症の予防に注意を払う必要がある。

図 4.2　体温管理療法の実際

(5) その他

過換気により頭蓋内圧は低下するが、過剰な低炭酸血症は組織の相対的虚血を来す。バルビタール療法[*1]は血圧低下から脳潅流圧の低下を来す可能性もあり、十分

なモニタリングのもとで行う必要がある。頭蓋内圧降下作用としてのステロイドの使用は推奨されない。

1.3 経過と予後

さまざまな治療手段による綿密な治療戦略を立てても、頭部外傷の治療はまだまだ困難な部分も多いのが現状である。特に40歳以上については死亡率が年齢とともに上昇し、救命できた場合も意識障害が遷延し、介護生活を余儀なくされる場合も少なくない。

一方、意識が回復し日常生活に戻れた場合も、記憶障害や注意障害などの高次機能障害が残存し、復職が困難となることも多く、長期的なリハビリテーションや社会的サポートシステムが必要である。

2 頭部外傷の分類と診断・治療

頭蓋骨を含む頭蓋外の損傷と、より脳実質に近い頭蓋内に分けてそれぞれの診断と治療を考える（図4.3）。

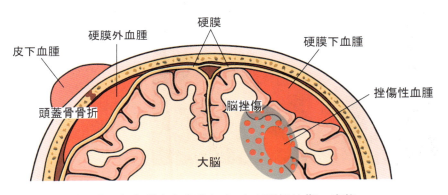

図4.3　さまざまな部位における頭部外傷の病態

2.1 頭蓋外の損傷

(1) 頭皮損傷

頭皮は血流が豊富で、損傷によっては出血量が多くショック症状を呈することも

＊1 **バルビタール療法**：麻酔薬であるバルビタールを投与することにより脳の代謝を低下し、虚血状態に対しても脳保護的な効果を期待する療法。ただし、脳血管収縮作用や心機能抑制作用により、過度の虚血状況を惹起する可能性もあるため、循環や脳波などのモニタリングが必要となる。

あり、活動性の出血は早期の止血処置を考慮すべきである。帽状腱膜*2下や骨膜下に血腫を生じることもある。

(2) 頭蓋骨損傷

強い衝撃により頭蓋骨に亀裂が入ったもので、主に打撃部に発生する。衝撃の強さ、方向、部位、持続時間によりさまざまな骨折がみられる。頭蓋骨は帽状腱膜などの支持組織に囲まれているため、転位が大きくなければ骨折自体が治療対象となることは少ない。頭皮裂創に伴う開放骨折*3や髄液漏*4の有無を確認する。

1) 線状骨折（図4.4）

主に弓隆部にみられる骨折である。硬膜動脈や静脈洞などを横切っている場合には後で述べる急性硬膜外血腫の存在に注意する。また骨折線の延長方向が大後頭孔や内頸動脈に向かっている場合には、その部位の脳実質や血管の損傷を考慮する。髄液漏を伴う前頭骨や側頭骨骨折では、頭蓋内感染が問題となり安静度の制限などを考慮する。乳幼児は特有の進行性頭蓋骨骨折もみられる。

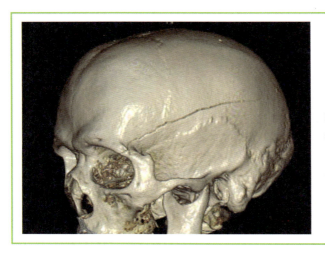

眼窩外側から後方への線状骨折がみられる。CTによる頭蓋骨の3D再構成画像にて、骨折の詳細観察は以前に比べ容易になった。

図4.4　線状骨折

2) 陥没骨折

頭蓋外板*5の骨折片が外傷により内板*5のレベル以下に落ち込んだ骨折である。

---

*2 **帽状腱膜**：頭皮化組織と頭蓋骨上の骨膜との間に存在する筋膜で、前頭筋、側頭筋、後頭筋に連続する線維状組織。

*3 **解放骨折**：頭皮の損傷により、頭蓋骨骨折部が直接体外に開放した状態。さらに深部の硬膜損傷を伴うば場合は頭蓋内感染に十分な注意が必要となる。

*4 **髄液漏**：頭蓋硬膜内に存在する脳脊髄液が瘻孔から頭蓋外へ漏れる状態。外傷性髄液漏は開放性頭部外傷に伴う場合もあるが、むしろ前頭骨の骨折から前頭洞や篩骨洞を経由し鼻腔からの漏出がみられる髄液鼻漏や、側頭骨骨折を経由する髄液耳漏が多く認められる。

*5 **頭蓋外板・内板**：頭蓋骨は緻密な骨密度を有する緻密骨からなる外板・内板の間に、海綿骨からなる板間層を挟む3層構造から成り立っている。骨折は外力によって全層もしくは一部の層のみ損傷する場合もみられる。

硬膜損傷や静脈洞の圧迫、血腫の存在、美容上の必要性などにより整復手術も考慮する。

3) 頭蓋底骨折

頭蓋底骨折は画像検査でも判断が難しい損傷で、頭蓋内空気の存在や髄液漏、鼻腔や外耳孔からの多量出血などから推測される。前頭蓋底骨折では black eye もしくは racoon's eye とよばれる眼鏡様血腫、嗅覚脱出、視神経や動眼神経損傷がみられることがある。血管損傷を合併すると内頸動脈海綿静脈洞瘻を呈し、血管雑音や眼球の突出や充血など特徴的な症状を呈する。中頭蓋底では耳出血とともに髄液漏、バトル徴候（Battle's sign）[*7]や顔面神経麻痺がみられることがある。

4) 眼窩底骨折（blow-out fracture）

頭蓋骨骨折ではないが注意する骨折として眼窩底骨折がある。眼球に直接外力が加わり眼窩周囲の骨折が起こる。眼球陥凹、顔面の知覚障害、眼球運動障害に伴う複視などがみられる。

2.2 頭蓋内の損傷

(1) 急性硬膜外血腫（図4.5）

1) 症候

硬膜外血腫は頭蓋骨と硬膜の間に形成された血腫である。出血源は骨折によって損傷した硬膜動脈が多く、静脈洞や板間静脈、硬膜表面からの出血もみられる。脳実質損傷を伴わない純粋な急性硬膜外血腫では、短時間の意識消失の後に意識清明期（lucid interval）、もしくは初期の意識消失を伴わずに一定の時間（latent interval）の後に意識障害を呈するとされるが、典型例は20〜30％程度と多くはない。血腫量が少量のうちは頭痛、嘔吐などがみられるが、動脈性の急激な血腫の増大に伴い片麻痺や瞳孔散大、除脳硬直などの脳ヘルニア兆候を呈し、昏睡状態に至ることもある。

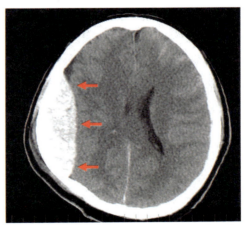

頭蓋骨と硬膜の間に凸レンズ状の高吸収域を認める（矢印）。血腫側の脳実質は圧迫を受け脳室形状の左右差がみられる。

図4.5 急性硬膜外血腫

[*7] **バトル徴候**：中頭蓋窩の頭蓋底骨折に伴い、耳介後部に皮下出血がみられること。

静脈性出血の場合は動脈性に比べて時間経過は緩徐であるが、後頭蓋窩にまたがって拡大することもある。2歳以下の乳幼児と高齢者は硬膜と頭蓋骨の癒着が強くまれである。

2) 検査所見

画像上、単純CTにおいて骨折部直下にみられる凸レンズ上の高吸収域が特徴である。静脈性出血が主体の場合は不整形になることもある。

3) 治療

血腫の厚さが1cm未満の場合や神経症状が軽微な場合には経過観察されることもある。神経症状の悪化がみられる場合には早急な開頭手術による血腫除去を行い、脳の圧迫を解除する必要がある。

4) 経過と予後

早期の治療で脳の圧迫を解除できれば予後は良好だが、脳ヘルニアに陥った例では重い後遺症が残る可能性が高い。過去の報告をみると頭蓋内損傷を伴っていない症例の死亡率は1.7〜9.8%、伴っている症例では32〜41%、また瞳孔不同がみられる症例の死亡率は14〜43%、術前に除脳硬直を示す症例では69〜78%に達する。予後は頭蓋内合併症の有無、年齢、意識レベル、血腫量などに左右される。

(2) 急性硬膜下血腫（図4.6）

1) 症候

脳表と硬膜やテントの間に貯留した血腫である。脳実質の挫滅、脳表在の血管損傷、静脈洞を結ぶ架橋静脈や静脈洞の損傷などが出血源となる。併存する脳挫傷の有無によってsimple hematoma typeとcomplicated hematoma typeに分けられる。後者は血腫による脳の圧迫症状だけではなく、合併する脳実質損傷により重症度が高い。外力を受けた側の損傷をcoup injury、反対側の損傷はcontrecoup injuryとよばれる。脳実質損傷を伴う硬膜下血腫は後者に多い。臨床経過としては受傷直後より意識障害を伴い、血腫の増大や脳腫脹の悪化とともに意識障害や半身麻痺などが進行し、脳ヘルニアによる瞳孔不同、除脳硬直や呼吸障害などを来す。きわめて重症の場合は急激な大脳半球の腫脹に伴い、来院時にすでにヘルニアが完成している場合もある。

2) 検査所見

頭部CTでは頭蓋骨に接した三日月形の高吸収域として観察される。また架橋静脈や静脈洞の損傷からの出血では正中部の大脳半球間裂に沿った高吸収域としてみられる。また、小脳テント周囲の血腫や後頭蓋窩の硬膜下血腫は画像上判読が難しい場合があり注意を要する（図4.7）。

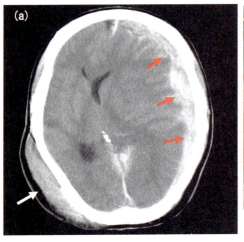
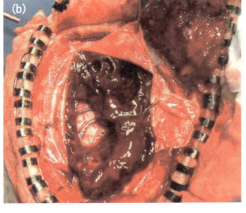

(a) 急性硬膜下血腫のCT像。血腫は三日月形の高吸収域として認められる。一部のクモ膜が破綻し脳溝に沿ったくも膜下出血もみられる。血腫の対側に皮下血腫が認められ、contrecoup injuryと考えられる。

(b) 術中写真。硬膜を翻転により、厚い血腫とその深部に脳表がみられる。

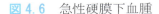
図4.6　急性硬膜下血腫

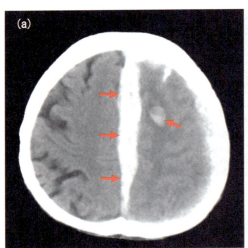
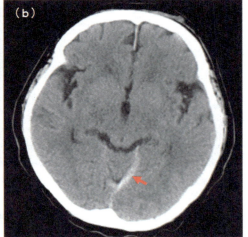

(a) 大脳間裂にみられる高吸収域。左側にも急性硬膜下血腫と実質内の出血を認め脳腫脹もみられる。

(b) テント沿いにみられる急性硬膜下血腫。テント縁に沿った左側に高吸収域がみられる。

図4.7　急性硬膜下血腫

3) 治療

　神経症状が軽く正中偏位も軽微なsimple hematoma typeの症例は、厳重な経過観察のもと保存的に治療される。しかし、脳実質損傷を伴うcomplicated hematoma typeや他部位に大きな合併損傷を伴う場合には血液凝固異常を来しやすく、数時間以内

にはfollow up CTを撮像し、血腫の状況や正中偏位、脳腫脹の程度などを詳細に観察するべきである。受傷から短時間に搬入された場合もその後の症状の変化には注意を要する。

　血腫が厚く、または脳腫脹により正中偏位を伴っていれば早期に開頭術による血腫除去が必要となる。脳実質損傷が非常に強い場合には、血腫の厚さに比べて大脳半球の脳腫脹を来し、著明な正中偏位や広い範囲の大脳半球の低吸収域を来すこともある。この場合は外科的な血腫除去だけの対処は困難で、外減圧術や、体温管理、バルビタール療法などさまざまな治療法を駆使して厳重な頭蓋内圧の管理が必要となる。脳腫脹を伴う硬膜下血腫側の対側に硬膜外血腫が認められた場合、硬膜下血腫側の血腫除去や外減圧術により頭蓋内圧が低下し、対側の硬膜外血腫が急速な増大を来す場合があることを念頭に置いて治療を進める（図4.8）。

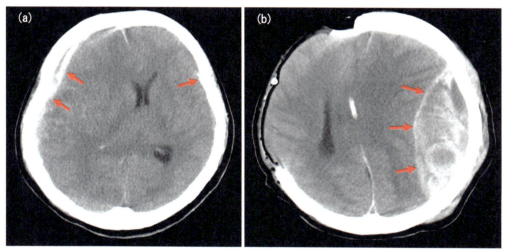

(a) 来院時には薄い硬膜下血腫と脳腫脹。対側に頭蓋骨骨折を伴う薄い急性硬膜外血腫を認めた。
(b) 緊急開頭術中より脳の膨隆を認め、術後のCTで対側に著明に増大した硬膜外血腫を認め、引き続き血腫除去術が行われた。

図4.8　減圧後の硬膜外血腫の増大

4）経過と予後

　一般的には、手術直前の神経学的な重症度は予後とよく相関する。脳挫傷を伴う急性硬膜下血腫の死亡率は70～80％程度と高く、頭部外傷のなかでも生命予後、機能予後ともにきわめて不良であり、術前の両側瞳孔散大、両側対光反射消失が持続した例には手術適応はないとされる。

(3) 脳挫傷・外傷性脳内血腫（図4.9）
1) 症候

外力が脳実質内に及び、脳実質内の血管損傷や局所脳組織の挫滅を来した状態である。非可逆性の神経細胞の挫滅がときに多発性にみられ、小出血を伴う軟化壊死組織を形成する。外傷性脳内血腫は、脳挫傷の出血が癒合もしくは脳内の血管の破綻により3cm以上の占拠性病変となる血腫が形成される病態とされる。挫傷部を中心に微小血流の障害が進行し、虚血性変化の進行から組織周囲の浮腫が進み、さらには脳ヘルニアに至る。受傷時から意識障害を伴うことが多く、血腫の増大や周囲の浮腫が進行し神経症状の悪化がみられる。

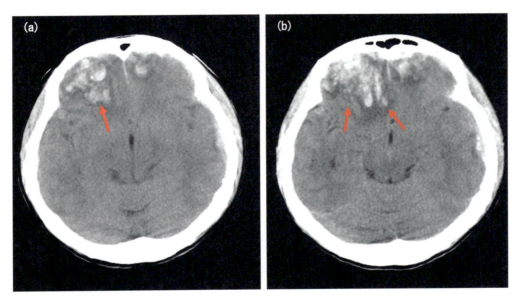

(a) 前頭葉に、高吸収域と低吸収域が混在するsalt & paper様の所見が認められる。
(b) 受傷4時間後。血腫は癒合し、周囲の虚血性浮腫が拡大し低吸収域としてみられる。

図4.9 脳挫傷

一方、初期の神経症状は会話ができるなど軽微にもかかわらず、時間とともに血腫の増大や周囲の浮腫が進行し意識レベルが悪化するtalk & deteriorateとよばれる病態は、高齢者に多く、死亡率は50〜75％にも及び予後が悪い。側頭葉の脳挫傷は鉤ヘルニアを、また両側にわたる前頭葉の挫傷は中心性ヘルニアを来しやすく注意深い観察を要する（図4.10）。

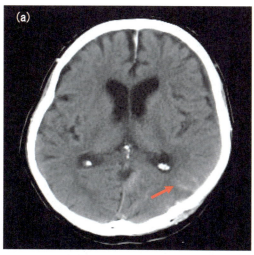 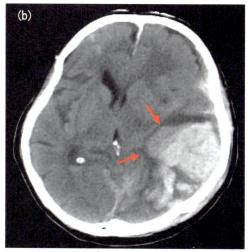

(a) 来院時は会話も可能でCT上は実質の一部にわずかに高吸収域を認める。
(b) 4時間後に意識障害が悪化。CTで側頭葉内に大きな挫傷性血腫を認める。

図4.10　挫傷性脳内血腫

2）検査所見

　画像検査では、頭部CTにより脳実質の挫傷部に小出血による高吸収域と浮腫による低吸収域、さらに正常脳や壊死組織が混在するsalt & pepperと表現される画像を呈する。挫滅組織は易出血性で時間とともに出血量や浮腫の状態も変化する。画像上、損傷が脳の一部に限局しているようにみえても、さらに広範な脳組織に影響を及ぼし、遅発性に新たな異常所見がみられることもある。

3）治療

　治療は他の病態と同様、二次性脳損傷を最小限に留めることを目標とする。極端な低血圧や低酸素は脳腫脹の増強をもたらす。周囲脳を圧迫するほどの脳内血腫に対しては、できる限り手術療法を優先する必要がある。血腫の除去や外減圧術、さらには挫傷脳を除去する内減圧術も行われるが転帰への寄与についてはまだ結論が得られていない。重症の脳損傷や骨盤・大腿骨骨折など大量出血を伴う病態では、血液凝固線溶系の異常を伴い、止血が困難となることもあり、手術を可能な限り待機して、血液凝固能の改善を待つほうが効果的と判断する場合もある。

　外科的処置の後にも頭蓋内血腫の除去による頭蓋内圧の低下や脳血流の改善により、周囲挫滅組織から新たな出血を来す場合もあり、止血が完成するまでは厳重な観察を行い、他部位の脳損傷の悪化にも注意を払う必要がある。まとまった血腫がみられない場合や血腫除去や減圧術を行った後にも、挫傷性血腫の再増大や局所的な脳浮腫の悪化がみられた場合には、外科的処置の追加を考慮する。持続する頭蓋

内圧亢進に対して頭蓋内圧測定などの各種モニタリングを行いつつ、残存脳組織の保護を目的に体温管理やバルビタール療法などの導入も考慮する。

4）経過と予後

予後は一次性脳損傷に影響を受けるが、受傷当初より意識障害を伴う脳内血腫の場合の死亡率は4割以上にも及ぶとされる。治療開始前にすでに四肢が伸展する除脳硬直を示す場合や、対光反射消失、瞳孔散大など脳幹の障害や脳ヘルニアの兆候がみられる場合に救命はさらに困難である。

(4) びまん性脳損傷（図4.11）

1）症候

びまん性脳損傷は、脳全体が回転加速度を生ずる外力により、脳幹や脳梁など脳深部も含めて脳実質への剪断力（shearing strain）が加わり、広範な脳実質損傷が起こると考えられる。症状が軽い場合は一過性の健忘がみられる程度のこともあるが、重度の意識障害が受傷直後より遷延する場合もある。びまん性軸索損傷（DAI）はびまん性脳損傷に含まれる病態のひとつで、「CTで意識障害を説明する異常所見が乏しいにもかかわらず意識障害が強い」とされた病理学的な概念である。重症の意識障害を伴う例には脳幹のDAIが含まれ、こういった症例では来院時から瞳孔や眼位の異常がみられる。

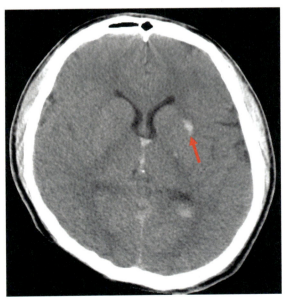

脳実質内に出血に伴う小さな高吸収域がみられる。中脳や上位橋部背外側や皮髄移行部、脳梁などに小出血がみられることもある。

図4.11　びまん性脳損傷

2) 検査所見

　CTでは点在する損傷部に出血による小さな高吸収域がみられる。特に皮随移行部や側脳室周囲、基底核、脳梁、中脳や上位橋部背外側脳幹などにみられる。びまん性脳損傷のCT所見は、米国のTraumatic Coma Data Bank（TCDB）による分類が一般的に用いられ、血腫量と正中偏位、脳槽の描出から4段階に区分される（表4.1）。

表4.1　米国 Traumatic Coma Data Bank による頭部外傷のCT分類

分　類	定　義
びまん性損傷Ⅰ（病変なし）	CTでは頭蓋内病変をみない。
びまん性損傷Ⅱ	脳槽は描出。0〜5mmの正中偏位　and/or 異常吸収域がみられるが、25ccより大きい高吸収域または高・底吸収域はない。 骨片または異物が含まれている場合もある。
びまん性損傷Ⅲ（腫脹）	脳幹は圧迫ないし消失している。0〜5mmの正中偏位。 25ccより大きい高または混合吸収域を認めない。
びまん性損傷Ⅳ（偏位）	5mmより大きい正中偏位。 25ccより大きい高または混合吸収域をみない。
手術された占拠性病変	手術で除去されたすべての占拠性病変。
手術されなかった占拠性病変	25ccより大きい高または混合吸収域があるが、手術的に除去されていない。

Marshall LF, et al　J.Neurosurg　1991

3) 治療

　急性期には呼吸管理や高体温、痙攣発作などへの対症的な治療を行う。重症例では意識障害は遷延し、自立した生活に戻るのは困難なことが多い。局所性脳損傷との合併がある場合には、それらの動向にも注意を向ける必要がある。意識障害が遷延すると四肢の緊張亢進がみられるようになり、薬剤の投与とともに関節拘縮の予防も重要となる。

2.3 亜急性期から慢性期の病態

(1) 慢性硬膜下血腫（図4.12）

1) 症候

　頭部外傷後3週間以上経過したのちに、硬膜下腔に徐々に血腫が貯留し、脳実質の圧迫を来す病態である。受傷の程度は比較的軽度のことが多く、ときに受傷歴が明らかでない場合もある。血腫は被膜に包まれ、被膜内の血腫には通常凝血塊はなく、motor-oil状の暗赤色の色調を呈する液体であることが特徴である。血腫は進

行性に増大するがそのメカニズムはまだ明らかではない。脳の圧迫はきわめて緩慢で受傷数カ月後に局所の神経症状が発現し、画像検査で診断されることが多い。好酒家の高齢の男性に多く、認知症と間違われることもある。初期の神経症状は、軽度の意識障害や知能障害、精神症状、失禁、さらに頭痛や軽い運動障害、失語症、慢性の頭蓋内圧亢進症状などである。

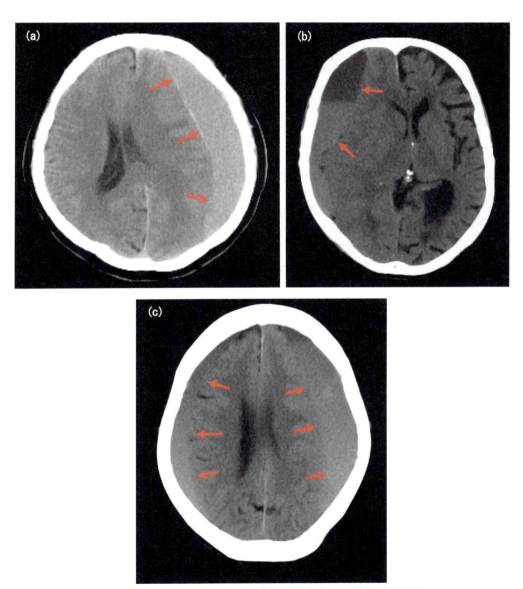

(a) 三日月型にやや高吸収域の血腫がみられ、正中偏位を伴う。
(b) 時に血腫は鏡面形成(niveau)がみられることもある。
(c) 両側の血腫では正中偏位が少なく注意深い観察が必要である。

図4.12　慢性硬膜下血腫

2) 検査所見

CTで両側凸または三日月型の高吸収域や等吸収域として描出され、ときには鏡面形成がみられる。片側性の場合はときに著明な正中偏位を伴うこともあるが、両側性の場合、正中偏位は軽度で判別しにくい場合もある。

3) 治療

治療は外科的治療が行われる。血腫上の頭蓋骨に1〜2箇所の穿頭を行い内部の血腫を十分に洗い流す穿頭洗浄術を行うことにより神経症状は速やかに改善する。まれに受傷から時間経過が早く凝血塊が含まれる場合や、多房性の血腫、再発例に対して開頭による血腫皮膜の除去術が必要となることがある。繰り返す再発例、合併疾患に伴う抗血栓薬内服中、慢性透析中の場合は、血管内治療による硬膜動脈塞栓術を行うことで、血腫拡大を抑え症状の改善がみられる場合がある。

4) 経過と予後

早期に発見され術前の意識が清明である症例では、治療時期を逸しなければ予後は良好である。

(2) 外傷性てんかん

外傷性てんかん（post-traumatic epilepsy：PTE）は、受傷直後24時間以内に発症する直後てんかん（immediate epilepsy）、1週間以内に発症する早期てんかん（early epilepsy）、受傷後8日以後に発症する晩期てんかん（late epilepsy）に分類される。このなかで、早期てんかんは脳損傷を増悪させるため、抗てんかん薬を使用して予防することが勧められる。CT上脳実質損傷を認める例、早期てんかんを認めた例、若年者には抗てんかん薬が投与されることが多いが、晩期てんかんの予防についての効果は明らかではない。抗てんかん薬の効果判定にはときに数年単位の観察を要し、また自動車運転の可否や本人の不安軽減などさまざまな要素を加味して処方を行わなければならない。

一方で外傷後に長期的に漫然と抗てんかん薬が投与されることにより、日常生活や社会復帰の妨げになっている場合もみられ、投与継続にはその必要性を十分に検討することも重要である。

(3) 高次脳機能障害（総論第2章参照）

外傷性高次脳機能障害は、脳の器質的病変の存在が前提となる。記憶障害、注意障害、遂行機能障害、社会的行動障害などの認知障害などはびまん性脳損傷に、失語、失行、失認などの巣症状は局所損傷に由来すると考えられるが明確に区分されるものではない。日常生活は自立していても、社会生活への適応や復職が困難な例がみられるので、詳細な神経心理学的検査により評価を行う必要がある。

(4) 高齢者頭部外傷

　急速な高齢化により、頭部外傷における高齢者の割合の増加がみられることは先に示した通りである。日本の高齢者外傷における報告において「高齢者は若年者に比べ重症度にかかわらず予後不良の割合や死亡率が増加する」とされる点は各報告において一致している。高齢者は、若年者に比べ手術や麻酔による侵襲は大きく、経過中の術後肺炎や各種の臓器障害などの合併症は予後を悪化させる。急性期治療を脱しても機能回復は遷延することが多く、社会復帰に向けた早期かつ長期的なリハビリテーションを考慮する必要がある。

参考文献

1) 山浦晶ほか．神経外傷、感染・炎症性疾患、東京、中山書店、2005、489p ［脳神経外科学大系、12］

2) 太田富雄ほか．脳神経外科、改訂9版、京都、金芳堂、2004、2022p.

3) 田村晃ほか．EBM に基づく脳神経疾患の基本的治療指針、東京　メジカルビュー、2006、557p.

4) 渡辺義郎．頭部外傷、東京、篠原出版新社、2001、259p.

5) 日本神経外傷学会．重症頭部外傷治療・管理のガイドライン第3版．医学書院、2013

6) 大岡良枝ほか．脳神経外科．東京、中央法規、1996、348p. ［看護観察のキーポイントシリーズ］

7) 杉浦誠ほか．硬膜外血腫120例の臨床的検討．脳神経外科 1988；16：259-265.

8) 小沼武英．疫学的見地からみた頭部外傷 −年齢による差−．神経外傷 2000；23：19-24.

9) 高里良男ほか．重症頭部外傷の予後 −転帰不良例を中心に−．神経外傷 2002；25：147-152.

10) 亀山元信ほか．頭部外傷データバンクにおける重症頭部外傷の年齢分布．神経外傷 2002；25：153-158.

11) 田中孝太郎ほか．重症頭部・脳外傷の予後を悪くする年齢因子の評価．神経外傷 2002；25：159-162.

12) 中村弘．急性硬膜下血腫を伴う重症脳外傷の病態．神経外傷 25：182-188, 2002

13) Gennarelli TA, Spielman GM, Langfitt TW, et al: Influence of the type of intracranial lesion on outcome from severe head injury. A multicenter study

using a new classification system. J Neurosurg 56: 26-32, 1982.

14) Marshall LF, Becker DP, Bowers SA, et al: The National Traumatic Coma Data Bank. Part 1: Design, purpose, goals, and results. J Neurosurg 59: 276-284, 1983.

15) MICHAEL N. DIRINGER, et al: No reduction in cerebral metabolism as a result of early moderate hyperventilation following severe traumatic brain injury. J Neurosurg 92: 7-13, 2000

16) Murry GD, Teasdale GM, Braakman R, et al: The European Brain Injury Consortium survey of head injuries. Acta Neurochir(Wien), 141:223-236, 1999

各論 第5章

脳腫瘍

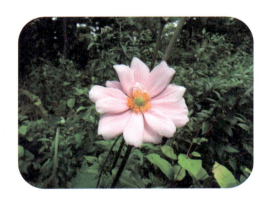

1 脳腫瘍とは

1.1 総論

(1) 概念と分類（表5.1）

脳腫瘍は頭蓋内に発生する腫瘍であるが、頭蓋内組織から発生する原発性脳腫瘍、他臓器からの転移で発生する転移性脳腫瘍に大別できる。

原発性脳腫瘍には、脳実質から発生する神経膠腫（glioma）や髄芽腫、脳を覆う髄膜から発生する髄膜腫（meningioma）、下垂体前葉から発生する下垂体腺腫（pituitary adenoma）、脳神経の髄鞘を形成するシュワン細胞から発生するシュワン細胞腫（神経鞘腫（neurinoma））、血管芽腫（hemangioblastoma）などの血管性腫瘍、頭蓋咽頭腫（craniopharyngioma）、胚細胞腫（germinoma）、悪性リンパ腫（malignant lymphoma）など、多種多彩な組織型の腫瘍がある。

神経膠腫では、形態学的診断に基づいていたが、2016年の新WHO分類では、形態学的診断と分子生物学的診断をあわせて統合的な診断を行うこととなり、今後、脳腫瘍全体の分類が大きく変わる可能性が高い。

表5.1 脳腫瘍の分類

```
1  原発性脳腫瘍
   ● 脳実質内腫瘍              ● 脳実質外腫瘍
     ・神経膠腫  glioma           ・髄膜腫  meningioma
     ・髄芽腫  medulloblastoma    ・下垂体腺腫  pituitary adenoma
     ・胚細胞腫  germ cell tumor  ・神経鞘腫  neurinoma
     ・悪性リンパ腫  malignant lymphoma  ・頭蓋咽頭腫  craniopharygioma
     ・血管芽腫  hemangioblastoma
2  転移性脳腫瘍
```

(2) 疫学

脳腫瘍の発生頻度は人口10万人当たり年間に原発性が約10例、転移性が約5例、剖検例の2％に脳腫瘍がみられ、身体のすべての腫瘍の10％が脳腫瘍、ともいわれている。

成人に、特に40代に多く、高齢化社会と相まって高齢者では転移性脳腫瘍の比率が高まっているが、小児期にも決して少なくはない。ほぼ男女差はなく、諸外国でも同様な傾向である。神経膠腫が脳腫瘍全体で最も多い腫瘍であることは諸外国で

も同様だが、わが国では頭蓋咽頭腫が多いため先天性腫瘍の比率が高い。

なお、発生部位により症状・病態は同じ組織型の腫瘍であっても異なってくることは勿論のこと、治療方針も変わってくる。

(3) 症候

頭蓋内圧亢進による頭痛・悪心・うっ血乳頭・外転神経麻痺や乳幼児での頭囲拡大、局所症状、痙攣発作などさまざまな症状で発症する。脳は全体が頭蓋骨によって囲まれており、その容積はほぼ一定で頭蓋骨の内側の容積の約9割を占めている。頭蓋内圧亢進は、腫瘍そのものによる圧迫 (mass effect)、腫瘍周囲の脳浮腫 (脳腫瘍の周囲の脳組織が「水膨れ」の状態になること)、髄液循環障害による水頭症などで起こる。早朝・起床時に頭痛・悪心が強く、時間が経つと軽快する場合もあるが、進行性に強さ・持続時間ともに増強してくることが多い。

頭蓋内圧亢進が視神経鞘に伝わると、網膜中心静脈が圧迫され視神経乳頭が浮腫状となってくる。視力低下で始まり、盲点が拡大し、進行すれば視神経萎縮に陥り視力がより一層悪化する。局所症状には、筋力低下、失語、視野障害、顔面痛、嚥下障害などがある。

真性てんかんの多くは20歳以前に発症し、20歳以後に初発となることが少なく、30歳以後に初発となることはきわめてまれなので、成人初発の痙攣の場合は脳腫瘍を疑う必要がある。

1.2 神経膠腫

(1) 概念

脳実質は、神経細胞と、星状膠細胞・乏突起膠細胞・脳室上衣細胞の3種の神経膠細胞から構成される。神経細胞系の腫瘍に主に側脳室に発生する中心性神経細胞腫などがあるが頻度は低い。

一般的に神経膠腫は浸潤性に発育するため、頭蓋内圧亢進症状よりも局所症状が出現することの方が多い。浸潤様式は、1938年にSchererが、軟膜下浸潤、神経周囲浸潤、血管周囲浸潤、白質線維に沿った浸潤の4系に分類している。

(2) 症候

前頭葉では、性格変化・情動障害・知能低下・記銘力低下などの症状などが主体であるが、運動前野に浸潤すれば運動失調、把握反射が、運動野に浸潤すれば片麻痺、優位半球の運動性言語中枢に浸潤すれば運動性失語が出現する。運動野の刺激症状として痙攣発作を生じると、発作後に一過性の麻痺 (Toddの麻痺 Todd's palsy) を来すことがある。海馬傍回鉤に浸潤すれば幻嗅・幻味を伴う鉤発作 (uncinate fit)

を来したり、優位半球の上側頭回後 1/3 に浸潤すれば感覚性失語症（Wernicke aphasia）を来したり、優位半球の角回に浸潤すれば失読（alexia）や書字不能（agraphia）を来したりする。頭頂葉では、対側半身の知覚障害、上頭頂小葉に浸潤すれば立体覚障害（astereognosis）、優位半球の頭頂葉に浸潤すれば Gerstmann 症候群が出現する。後頭葉では、中心の視野が保たれている黄斑部回避の同名半盲、要素性幻視（側頭葉では有形性幻視といわれている）が出現する。

(3) 分類

上衣腫を除く神経膠腫は、星細胞腫系腫瘍、乏突起膠腫細胞系腫瘍、乏突起星細胞腫系腫瘍で構成される。

1) 星状膠細胞腫（astrocytoma）

星状膠細胞の腫瘍である星状膠細胞腫の旧 WHO 分類は4段階に、gradeⅠは、主に小児に発生する特殊な腫瘍である毛様細胞性星状細胞腫（pilocytic astrocytoma）（図 5.1）など、gradeⅡは、びまん性星状細胞腫（diffuse astrocytoma）

表 5.2　神経膠腫の悪性度分類

grade Ⅰ	良性
grade Ⅱ	準良性
grade Ⅲ	悪性または退形成性
grade Ⅳ	高度悪性

（図 5.2）、gradeⅢは、退形成性星状細胞腫（anaplastic astrocytoma）、gradeⅣは、膠芽腫（glioblastoma）（図 5.3）であった（表 5.2）。

2) 乏突起膠腫（oligodendroglioma）

乏突起膠細胞の腫瘍である乏突起膠腫は、30〜50歳に多く、男性にやや多い。前頭葉と側頭葉に好発し、小児の場合は視床に発生することもあるが、脳幹・小脳に発生することはまれである。石灰沈着を伴うことが多く、腫瘍内出血を来しやすい。より悪性度が高くなる退行形性乏突起膠腫（anaplastic oligodendroglioma）は、gradeⅢとなる。

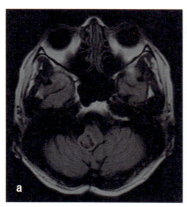
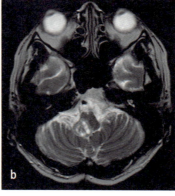

a. 頭部単純 MRI：T1 強調画像
b. 頭部単純 MRI：T2 強調画像

頭部単純 MRI 上、びまん性星状細胞腫と異なり、T1 強調画像では境界明瞭なやや高信号領域として、T2 強調画像ではやや低信号領域として描出される。

図 5.1　神経膠腫（毛様細胞性星状細胞腫）

1 脳腫瘍とは

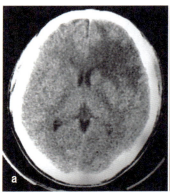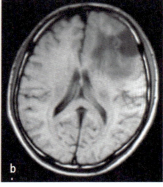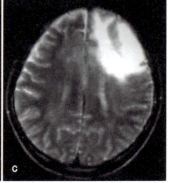

a. 頭部単純 CT　　b. 頭部単純 MRI：T1 強調画像　　c. 頭部単純 MRI：T2 強調画像

- 頭部単純 CT では、低吸収領域として描出され、辺縁が不明瞭であることが多く、造影剤増強効果は乏しい。
- 頭部単純 MRI 上、T1 強調画像では低信号領域、T2 強調画像では高信号領域を主体と描出され、辺縁が不明瞭に描出されて造影剤増強効果は乏しい。
- 脳梗塞との違いは、辺縁が不明瞭であること、時々刻々と吸収値や信号強度が変わること、病巣が拡大すること、さらに血管支配領域と相応しないことが多いことなどが鑑別となる。

図 5.2　神経膠腫（びまん性星状細胞腫）

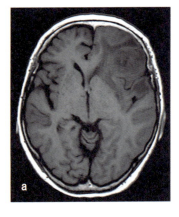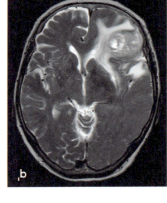

a. 頭部単純 MRI T1 強調画像
b. 頭部単純 MRI T2 強調画像
c. 頭部単純 MRI フレアー画像
d. 頭部造影 MRI

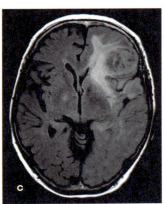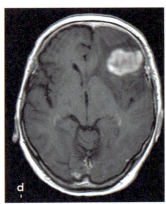

頭部単純 MRI 上、神経膠腫と異なり、T1 強調画像ではさまざまな低信号領域として、T2 強調画像ではさまざまな高信号領域として描出される。また、T2 強調画像やフレアー画像にて浮腫が強く描出され、造影剤増強効果を認める。

図 5.3　膠芽腫

3) 上衣腫 (ependymoma)

上衣腫は比較的良性で、小児期・青年期・壮年期に多く、50歳以上ではまれで、男女差は少ない。上衣細胞のある第四脳室や側脳室に発生することが多く、第三脳室や中脳水道に発生することもある。小児の第四脳室腫瘍では髄芽腫に次ぐ頻度である。脳幹浸潤することは少なく、脳幹は圧排・偏位していることが多い。第四脳室底や脊髄に好発する grade Ⅲ の退形成上衣腫（anaplastic ependymoma）は、時に脳幹浸潤する。なお、脊髄の神経膠腫の多くは上衣腫である。緩慢に発育し、しばしば石灰沈着をみるが、囊胞形成はまれである。

(4) 治療

神経膠腫の治療の原則は、安全な範囲内で可能な限りの腫瘍の摘出と、組織型・経過などを考慮した適切な時期の化学療法、放射線治療である。最も悪性度の高い神経膠芽腫では、5年生存率が10〜20%ときわめて予後不良であり、1年以内に再発することも多い。脳実質に発生して浸潤性に発育することから外科的に全摘出することが困難な場合が多く、最近では、免疫療法、分子標的療法、光線力学療法なども試みられるようになった。

例えば、膠芽腫に対する標準治療として使用される血液脳関門を通過しやすいため有効性が高いと期待されていた TMZ（テモゾロミド）は、半数は耐性を示すことが知られている。TMZ 投与前に、多面生物学的効果を示す IFN-β（インターフェロンβ）を投与する方法も試みられている。

一方、血管新生が亢進している悪性神経膠腫では、血管新生因子のひとつである VEGF（vascular endothelial growth factor）の高発現が認められる。血管新生阻害剤であるベバシズマブ（bevacizumab：Bev）は VGEF-A に対するヒト化モノクローナル抗体であり、分子標的薬として期待されている。

(5) 予後

最も悪性である膠芽腫は治療抵抗性であり、予後はきわめて不良である。

1.3 髄膜腫

(1) 概念

脳を覆う髄膜は、硬膜、くも膜、軟膜から構成されるが、くも膜細胞から発生する腫瘍が髄膜腫である。中年以降に多く、特に45〜49歳に多い。女性に多く、男性の1.5〜2倍といわれている。腫瘍内出血や囊胞形成はまれで、腫瘍に接する頭蓋骨に骨増殖が生じることがある。多くは硬膜に付着しているが、脳室内で脈絡叢に付着するなど、硬膜の内部にも発生する。

(2) 症候

1) 傍矢状髄膜腫 (parasagittal meningioma)、大脳鎌髄膜腫 (falx meningioma)

前部・中部・後部により症状に若干の違いがある。前部のものは痙攣発作・頭痛が初発症状となることが多く、後に頭蓋内圧亢進症状や性格変化・情動障害・知能低下・記銘力低下などの症状が出現する。中部のものは痙攣発作が初発症状となることが多く、顔面や四肢末梢から始まる Jackson 型てんかんを来す。発作後に一過性の麻痺 (Todd の麻痺 Todd's palsy) を来すことがある。徐々に頭痛・片麻痺などが出現する。後部のものは痙攣発作・頭痛が初発症状となることが多く、後に頭蓋内圧亢進症状や半身の感覚障害・同名性半盲が出現する。

2) 穹窿部髄膜腫 (convexity meningioma) (図5.4)

発生部位に相応する症状が出現することもあるが、頭蓋内圧亢進症状が初発症状となることが多く、腫瘍が運動野に近いほど痙攣発作を来しやすく、初発症状となることも多い。

3) 蝶形骨縁髄膜腫 (sphenoidal ridge meningioma)

局所症状で発症することは少なく、頭蓋内圧亢進症状が初発症状となることが多い。特に中央から内側にかけて発生した場合は、眼窩内に進入して視力障害・眼球運動障害・眼球突出を来したり、上眼窩裂症候群を来したりすることもある。

4) 嗅窩部髄膜腫 (olfactory groove meningioma) (図5.5)

嗅覚の脱失や低下を来すこともあるが、頭蓋内圧亢進症状や性格変化・情動障害・知能低下・記銘力低下などの症状が出現することが多い。患側視神経が直接圧迫された場合、Foster-Kennedy 症候群 (頭蓋内圧亢進により、健側眼がうっ血乳頭を示す) がみられることもある。

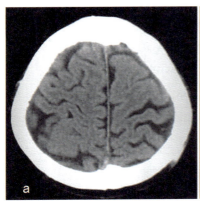
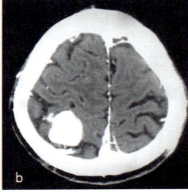

脳実質と等信号で脳表と接している髄膜腫のなかには、頭部単純 CT では髄膜腫と脳表との区別がつき難いため髄膜腫の全容が把握できないこともあるが、造影剤を用いて明瞭な描出が得られることが多い。

a. 頭部単純 CT　　b. 頭部造影 CT

図5.4　髄膜腫 (穹窿部髄膜腫)

第 5 章　脳腫瘍

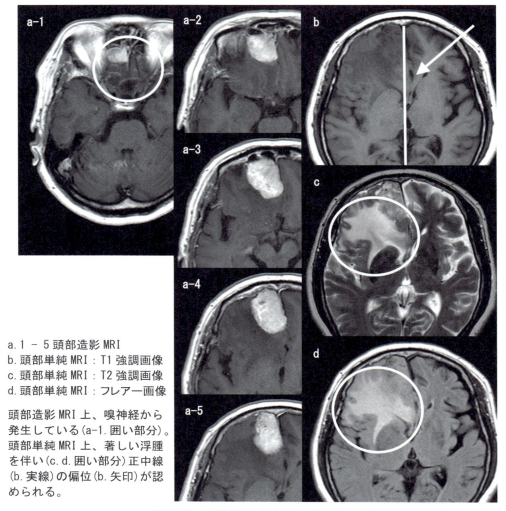

a. 1 − 5 頭部造影 MRI
b. 頭部単純 MRI：T1 強調画像
c. 頭部単純 MRI：T2 強調画像
d. 頭部単純 MRI：フレアー画像

頭部造影 MRI 上、嗅神経から発生している（a-1.囲い部分）。頭部単純 MRI 上、著しい浮腫を伴い（c.d.囲い部分）正中線（b.実線）の偏位（b.矢印）が認められる。

図 5.5　髄膜腫（嗅窩部髄膜腫）

5）鞍結節部髄膜腫（tuberculum sellae meningioma）

はじめに一側の視神経の圧迫から始まることが多く、その結果患側の視力低下、引き続いての両耳側半盲が出現し、頭蓋内圧亢進症状が出現することは少ない。

6）小脳橋角部髄膜腫（cerebello-pontine angle meningioma）

錐体骨尖端付近から発生し小脳橋角部を占拠する腫瘍で、頭蓋内圧亢進症状を伴うことが多い。小脳橋角症候群を呈するが、聴神経腫瘍と異なり聴神経徴候は遅れて出現し、前庭機能も残存していることが多い。テント髄膜腫（tentorial meningioma）（図 5.6）は、頭蓋内圧亢進症状で発症することが多い。傍矢状髄膜腫やテント髄膜腫のなかには静脈洞に浸潤（図 5.7）して静脈還流障害を来し、脳梗塞・脳内出血を来すこともある。

(3) 治療

治療は、外科的摘出が原則であり、可能であれば、付着部の硬膜ごと摘出する。全摘出することにより重篤な合併症が予想される場合には、部分摘出に留め、残存腫瘍に増大傾向があるようであれば、ガンマナイフ、サイバーナイフなどの定位放射線治療を行う。

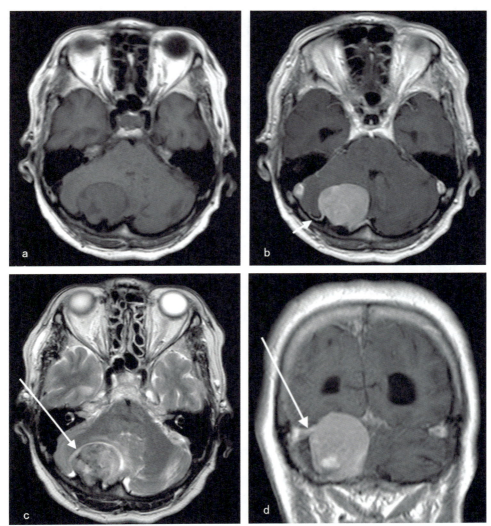

a. 頭部単純 MRI：T1 強調画像　　b. 頭部造影 MRI：T1 強調画像
c. 頭部単純 MRI：T2 強調画像　　d. 頭部造影 MRI（冠状断像）

頭部単純 MRI 上、等信号で描出されることが多いが、石灰化・壊死・出血などによりさまざまな信号強度で描出されることもある。
髄膜腫が硬膜（b. 矢印）や小脳テント（d. 矢印）に付着している様子が造影剤増強効果を伴って描出される。また、脳内から発生しているのではなく脳表を圧迫している所見として、髄膜腫と脳表との間に髄液が流入している様相を彷彿とさせる所見（c. 矢印）を認めることが多い。

図 5.6　髄膜腫（テント髄膜腫）

第 5 章　脳腫瘍

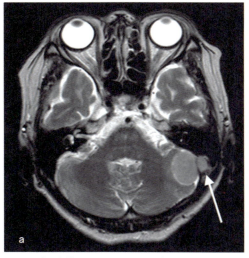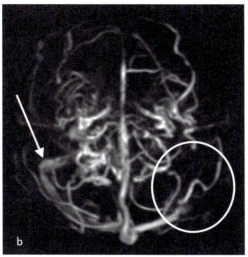

a. 頭部単純 MRI：T2 強調画像
b. 頭部単純 MR Venography（静脈撮影）

髄膜腫が静脈洞内に浸潤している（a. 矢印）ため、本来描出されるべき静脈洞（b. 矢印）が描出されていない（b. 囲い部分）。

図 5.7　髄膜腫（静脈洞に浸潤）

1.4　下垂体腺腫

(1) 概念

　脳下垂体前葉に発生する下垂体腺腫（pituitary adenoma）（図 5.8）は、発生頻度の高い重要な脳腫瘍である。20〜60 歳に多く、小児にはまれであり、男女差はほとんどない。

(2) 症候

　下垂体腺腫はホルモンを産生し、そのホルモン過剰産生による症状に加えて視交叉部圧迫症候（腫瘍塊の視交叉の圧迫により耳側上半部の視野欠損から始まり、やがて両耳側半盲を経て、最終的に視力低下に陥る）を呈する機能性腺腫と、ホルモン症状は呈さず視交叉部圧迫症候のみを呈する非機能性腺腫とに分類される。

(3) 治療

　治療は、外科的摘出が主であるが、プロラクチン産生腫瘍では摘出術後の再発率が高く、ドパミン受容体作動薬が著効することから薬物療法が第一選択となる。成長ホルモン産生腫瘍では、術前に、抗腫瘍効果のあるソマトスタチンアナログが使用されることもある。外科的治療には、開頭術と経蝶形骨洞手術があるが、鞍上部伸展が著明な症例以外は、経蝶形骨洞手術が行われる。経蝶形骨洞手術は、顕微鏡を用い、上口唇、鼻中隔経由のいわゆるハーディ（Hardy）法として確立されている

308

1 脳腫瘍とは

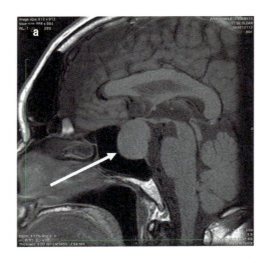
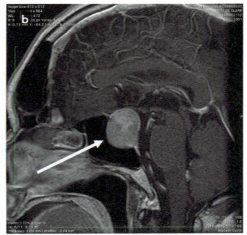
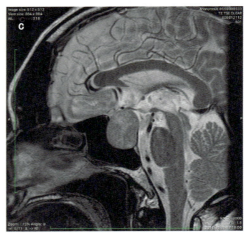

a．頭部単純 MRI：T1 強調画像
b．頭部造影 MRI：T1 強調画像
c．頭部単純 MRI：T2 強調画像

頭部単純 MRI 上、等信号域で均一の信号を呈することが多く、境界明瞭であり、下垂体直情の視神経交叉などを圧迫するが、下垂体卒中（下垂体腺腫内に出血を来した場合）ではさまざまな信号強度を呈する。

図 5.8　下垂体腺腫

が、最近では内視鏡を用いた鏡視下経鼻経蝶形骨洞手術に移行しつつある。

　鏡視下手術は顕微鏡手術と異なり、広い角度で観察でき、下垂体腫瘍では鞍上部進展や側方進展をした腫瘍や、頭蓋咽頭腫や鞍結節部髄膜腫などにも対応可能である。一方、大きな下垂体腫瘍では術後出血や穿通枝損傷などの危険性が指摘されており、頭蓋内での前方進展が著しい腫瘍や主要な血管を巻き込んでいる場合は開頭術との併用が必要となる。

1.5　神経鞘腫

(1) 概念

　末梢神経の髄鞘を形成するシュワン細胞から発生するシュワン細胞腫（神経鞘腫）は 12 対の脳神経からも発生する。30～60 歳に多く、女性に多い。発生母地として

頻度が高いのは前庭神経であるが（図5.9）、三叉神経、顔面神経、迷走神経をはじめ、すべての脳神経から発生し得る。

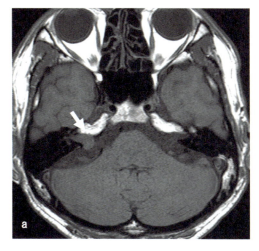
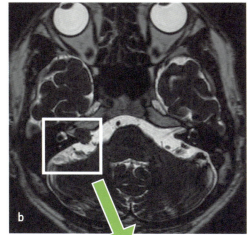
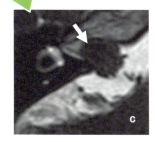

a. 頭部単純MRI T1強調画像
b. 頭部単純MRI T2強調画像
c. 頭部単純MRI T2強調画像（拡大）

頭部単純MRI上、等信号で描出され、境界明瞭である（a.矢頭、c.矢印）

図5.9　神経鞘腫

(2) 症候

　最も頻度の高い前庭神経鞘腫（一般に聴神経鞘腫とよばれる）では、並走する蝸牛神経の障害による患側の聴力障害で発症することが多い。三叉神経鞘腫では、顔面の痛み、知覚異常で発症することが多い。迷走神経鞘腫では、嗄声、嚥下障害で発症することが多い。頸静脈孔を走行する舌咽神経・迷走神経・副神経由来の腫瘍が、蝸牛神経の障害による難聴で発症したり、三叉神経鞘腫が外転神経麻痺で発症したりすることもある。いずれも脳腫瘍による近傍の神経の圧迫が原因である。

(3) 治療

　良性腫瘍であることから外科的全摘出により完治が見込めるが、外科的全摘出を目指すことにより、発生母地の神経、ときには並走する神経の機能を障害する可能性もあり、前庭神経鞘腫の場合は顔面神経が蝸牛神経とともに並走していることから術後に顔面神経麻痺を来す可能性がある。放射線治療に感受性があることも分かっているので、直径3cm未満、高度な合併症を来す可能性がある場合、高齢者など

全身麻酔下手術のリスクが高い場合には、ガンマナイフ、サイバーナイフなどの定位放射線治療が行われる。定位放射線治療は、術後の補助療法あるいは腫瘍サイズが小さい場合には、初期治療として行われることもある一方、囊胞性腫瘍には効果が乏しいため、囊胞性腫瘍の場合は外科的治療が第一選択となる。

1.6　胚細胞腫

　胚細胞性腫瘍は悪性腫瘍で、10～30歳に多く、特に10～14歳に多い。男性に圧倒的に多く、松果体部に次いで鞍上部にも発生する。中脳水道を閉塞するため、頭蓋内圧亢進症状が初発症状となることが多い。

　外科的な処置を行うのは原則生検のみであり、感受性の高い化学療法、放射線療法を行う。

1.7　髄芽腫

　髄芽腫（medulloblastoma）は膠芽腫と並んで悪性度の高い神経膠腫で、小児期、特に5～9歳に多く、男児に多い。75％は小脳虫部に発生し、年齢が上昇するとともに小脳半球発生例が増えてくる。小脳半球が圧排され、小脳扁桃が大孔に落ち込むため、小脳扁桃ヘルニア（大後頭孔ヘルニアあるいは大孔ヘルニアともいう）に陥る。

1.8　血管芽腫

　血管芽腫（hemangioblastoma）は20歳以後にみられ、男性に多い。囊胞を形成していることが多く、腫瘍周囲に拡張した流出静脈が認められる。小脳・第四脳室底・脊髄に好発するが、大脳半球にもきわめてまれに発生する。網膜の血管腫 angioma（retinal angiomatosis of von Hippel）、さらに肝臓・腎臓・膵臓の囊胞ないし血管腫を伴うことがある（von Hippel-Lindau disease）。

1.9　頭蓋咽頭腫

　頭蓋咽頭腫（craniopharyngioma）は、あらゆる年齢層で発生するが、小児、特に10～15歳に多く、男性がやや多い。鞍上部に発生し、視神経・視交叉・下垂体・視床下部を圧迫し、ときには第三脳室内に入り込むことによって第三脳室を閉塞して頭蓋内圧亢進症状を来したり、前頭葉・側頭葉内に発育したり、きわめてまれには後頭蓋窩に進展したりすることもある。小児の場合は大きな囊胞を形成することが多いため、頭痛・嘔吐などの頭蓋内圧亢進症状と発育障害が出現するが、成人の場合は視力障害と内分泌障害が出現することが多い。腫瘍の発育は緩徐であり、腫瘍

第5章 脳腫瘍

壁に石灰沈着を来しやすい。

1.10 転移性脳腫瘍

脳は脳血流が豊富なことから転移の好発部位である。悪性腫瘍の好発年齢と一致し、40～70歳に多い。全体としては男性にやや多いが、原発巣により性別頻度は異なり、肺癌は圧倒的に男性に多いが、乳癌はほとんどすべてが女性である。原発としては、肺癌が最も多く、肺癌のうち扁平上皮癌は転移し難いといわれている。次いで乳癌が多い。脳内に腫瘍塊を形成する場合と、髄膜播種を来す「癌性髄膜腫症」がある（図5.10）。

大きな局所症状を呈する転移性脳腫瘍の場合は外科的摘出が原則であるが、小さな腫瘍では定位放射線治療の適応となる。全脳照射も行われる。脳腫瘍の場合は血液脳関門があり、抗癌剤の腫瘍移行性が悪いといわれているが、組織型によっては転移性脳腫瘍でも化学療法が行われる。

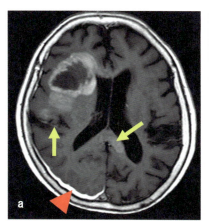
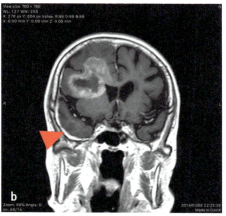
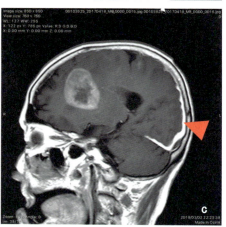

a. 頭部造影MRI（水平断像）
b. 頭部造影MRI（冠状断像）
c. 頭部造影MRI（矢状断像）

頭部造影MRI上、辺縁が造影され、内部が低信号で描出され、比較的境界明瞭である。腫瘍の周囲に浮腫を伴い、淡い低信号を呈する。髄膜播種（矢頭）を伴うことや、多発性（矢印）であることもまれではない。

図5.10 転移性脳腫瘍

各論

第6章

てんかん

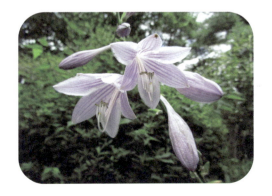

第6章 てんかん

1 てんかんとは

1.1 概念と分類

　WHOによると、てんかん（epilepsy）は、「種々の原因によってもたらされる慢性の疾患であって、大脳ニューロンの過剰な放電に由来する反復性の発作（てんかん発作）を特徴とし、それにさまざまな臨床症状並びに検査所見を伴う」と定義される。ポイントは、①慢性の脳疾患であること、②大脳の神経細胞の過剰な放電によること、③反復性の発作であること、の3つである。

　てんかんの有病率は、およそ0.5～1％といわれ、日本には約100万人の患者がいると考えられている。小児の疾患と思われがちだが、高齢者にも多く、発症率は2峰性で、3歳以下の乳幼児期と初老期以降にピークがある。

　てんかんの分類としては、国際抗てんかん連盟（International League Against Epilepsy：ILAE）が作成したものがよく知られている。1981年に発表され、1989年、2001年、2006年、2010年に改訂されているが、現在多く用いられているのは1989年の分類[1]である。病因と発作型から①症候性か特発性か、②局在性（部分発作）か全般性（全般発作）か、の2つの軸によって4つの領域に分けられる（表6.1）。

　症候性とは脳に何らかの原因（病変）がある場合、特発性とは原因が明らかでない場合をいう。局在性は脳の特定の部位に焦点をもつ場合、全般性とは脳全体の過剰放電による場合である（図6.1）。全般発作は意識障害を伴う。部分発作には意識障害のない単純部分発作と、意識障害を伴う複雑部分発作がある。ときに部分発作が全般発作（後述する「大発作」）に移行することがあり、「二次性全般化発作」とよぶ。それぞれの領域に属する代表的疾患を表6.1に示す。

表6.1　てんかんの分類

	特発性	症候性
局在性	・小児良性ローランドてんかん	・単純部分発作 ・複雑部分発作
全般性	・欠神てんかん（欠神発作） ・若年ミオクローヌスてんかん ・強直間代発作（大発作）	・ウエスト症候群 ・レノクス-ガストー症候群

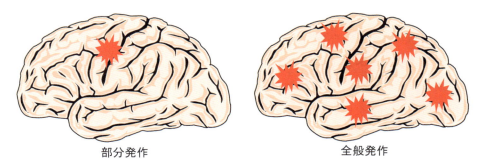

脳の特定の部位に焦点をもつものを部分発作、脳全体に過剰放電を起こすものを全般発作という。

図 6.1　部分発作と全般発作

> **コラム　てんかんと急性症候性発作**
>
> 　定義にあるように、てんかんとは「慢性の脳疾患」である。急性疾患の急性期に痙攣や意識障害を来す場合は、てんかんではなく「急性症候性発作」として区別される。急性症候性発作の原因には、内科疾患（低血糖、電解質異常、内分泌疾患など）、神経疾患（外傷、脳血管障害、脳炎など）、薬剤（気管支拡張薬、抗ヒスタミン薬、抗生物質など）などがある。

1.2　症候

表 6.1 に記載した各疾患の症候のポイントを述べる。

(1) 小児良性ローランドてんかん

5〜15 歳に発症。やや男児に多い。ローランド溝（中心溝）付近に焦点をもち、睡眠中に片側顔面の痙攣発作を呈する疾患である。図 6.2 に症候の推移を示す。睡眠時に起こるため、家族が②（または②と③）に気づく。まれに覚醒時に発作が起こり、本人が①を自覚することがある。単純部分発作（①〜③）に留まることが多いが、ときに④に移行する。予後は良好で、思春期には治癒する。

① 一側の口腔（舌、口唇など）の異常感覚
↓
② 同側の顔面・口腔の痙攣
↓
③ 同側上肢→下肢の痙攣
↓
④ 強直間代発作

図 6.2　小児良性ローランドてんかん

(2) 欠神てんかん（欠神発作）

小児期（3〜12 歳）に発症。短い意識消失発作（数秒〜数 10 秒）を頻回に繰り返す。この間、姿勢は保たれる。周囲の人からは、ボーッとして動きが止まるように

みえる。ときに自動症を伴う。脳波は特徴的であり、3Hz 棘徐波複合を呈する。30歳までに治癒することが多い。

(3) 若年ミオクローヌスてんかん

小児期〜若年期発症。朝、起床後数時間以内にミオクローヌス発作[*1]や強直間代発作が起こる。脳波では、多棘徐波複合や棘徐波複合がみられる。

(4) 強直間代発作（大発作）

突然意識を失って倒れ、強直発作が起こる。その後間代発作に移行する。発作の持続は1分〜1分30秒である。発作後しばらく意識がもうろうとした状態が続き、その後回復する（図6.3）。

```
突然の意識消失
  ↓
強直期（10〜20秒）：
短い屈曲（上肢）、開眼上方凝視→上下肢伸展
  ↓
間代期（約30秒）：間代性痙攣
  ↓
回復期：もうろう状態
```

図6.3 強直間代発作（大発作）

(5) 単純部分発作

脳のどの部位に焦点があるかによって症状が異なる。表6.2に焦点の部位とそれに対応する症状を示す。前述のように発作中意識は保たれ、本人は発作を自覚している。持続は通常1分以内である。一次運動野の特定の部位に焦点があるとき、過剰放電が周囲に波及するのに伴い、痙攣が焦点に対応する身体部位から他の部位に拡大することがあり、「ジャクソン発作（Jacksonian seizure）」とよばれている。ジャクソン発作に限らず、痙攣発作後、片側の顔または上下肢に一過性の運動麻痺（「Toddの麻痺」という）が生ずることがある。

表6.2 単純部分発作

発作焦点	単純部分発作（意識障害なし）
1. 前頭葉てんかん	
1）前頭前野	・強直性頭部向反発作（頭部・眼球の回旋） ・失語発作
2）補足運動野	・一側上肢の強直 ・同側への頭部向反（回旋） ・動作・発語停止 ・発声
3）一次運動野	・焦点性運動発作
2. 側頭葉てんかん	・聴覚発作
3. 頭頂葉てんかん	
1）一次感覚野	・体性感覚発作
2）頭頂連合野	・身体図式障害（身体の一部の運動感、多肢幻覚） ・めまい
4. 後頭葉てんかん	・幻視

(6) 複雑部分発作

意識障害を伴う部分発作を複雑部分発作という。最もよく知られているのは側頭葉内側部に焦点をもつ「側頭葉てんかん」で、成人では最も頻度が高い発作型である。図 6.4 に典型的な経過を示す。単純部分発作（上腹部不快感、既知感、不安感など）で始まり、その後、意識が減退し、自動症が起こる。自動症には口部自動症（舌なめずり、噛む、など）と行動自動症（笑う、しゃべる、歩く、など）がある。転倒することはなく、周囲の人からは短時間ボーッとしているようにみえる。全体の持続は数分から数 10 分。脳波では側頭部に棘波がみられる。

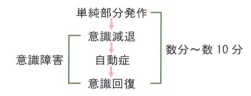

図 6.4　複雑部分発作（側頭葉てんかん）

(7) ウエスト（West）症候群とレノクス-ガストー（Lennox-Gastaut）症候群

表 6.3 に両者のまとめを示す。いずれも小児期に発症し、精神運動発達遅滞を伴うことが特徴である。Infantile spasm とは、近位筋群の短い強直発作が何度も繰り返し生ずる症状をいう。

表 6.3　ウエスト症候群とレノクス-ガストー症候群

	ウエスト症候群	レノクス-ガストー症候群
発症年齢	1 歳未満	小児期（3〜5 歳がピーク）
症　状	infantile spasm 精神運動発達遅延	強直発作 精神運動発達遅滞

1.3　検査所見

(1) 血液検査

電解質異常、糖尿病、肝疾患、腎疾患などの代謝性因子をチェックする。薬物療法開始後は、薬物血中濃度や副作用の有無を調べる。

(2) 画像検査

血管障害、腫瘍、外傷、皮質形成異常、内側側頭葉硬化などの器質的病変の有無をみるために、MRI が必須である。

---

*1 **ミオクローヌス発作**：顔面や四肢、躯幹が瞬間的にピクッと動く発作。

> **コラム　皮質形成異常と内側側頭葉硬化**
>
> 　皮質形成異常とは、先天的な脳溝・脳回の異常であり、限局性のものから脳葉全体に及ぶものがある。限局性のものは切除術の適応となる。内側側頭葉硬化とは、一側の海馬やその周囲の領域の神経細胞脱落とグリオーシスを特徴とする疾患で、一般に難治性である。側頭葉切除術が有効なことが多い。

(3) 脳波（総論第 5 章 2 節参照）

てんかんの診断に最も重要な検査である。てんかんでみられる異常波（発作波）を図 6.5 に示す。

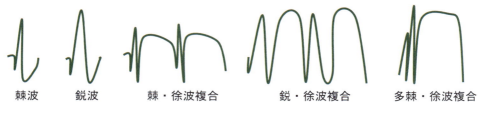

棘波　　鋭波　　棘・徐波複合　　鋭・徐波複合　　多棘・徐波複合

図 6.5　発作波

1.4　治療

　大きく薬物療法と手術療法がある。基本は薬物療法である。現在、約 20 種類の抗てんかん薬がある。発作型により選択薬が異なり、部分発作ではカルバマゼピンやフェニトイン、全般発作ではバルプロ酸やフェノバルビタールを用いる。新規抗てんかん薬のラモトリギンやレベチラセタムは部分発作、全般発作の両者に有効である。

　焦点の原因となる病変が比較的限局している場合（脳腫瘍、脳血管奇形、内側側頭葉硬化、限局性皮質形成異常など）では、病巣の切除術を行う。切除困難で、薬物療法でコントロールできない難治例には、異常放電の周辺への伝搬を阻止するために遮断手術（脳梁離断術など）を行うことがある。

　てんかん発作を起こす誘因としては、疲労、飲酒、精神的ストレス、睡眠不足などがある。

1.5　経過

　前述のように、小児期発症の特発性てんかんでは、年齢とともに自然治癒するものがある。他のてんかんも、薬物療法で 7〜8 割は発作をコントロールすることが可能である。適切な抗てんかん薬を数種類併用して 2 年以上治療しても発作が抑制さ

れず、日常生活に支障を来す場合は「難治性てんかん」とよばれ、手術療法が考慮される。

> **コラム　てんかん（epilepsy）と痙攣（convulsion）**
>
> 「てんかん」は病名であり、「痙攣」は症状名である。てんかんの症状（てんかん発作）にはさまざまなものがあるが、そのうち最もよく知られている症状が「痙攣」であり、骨格筋が発作的に収縮することをいう。強直性痙攣と間代性痙攣に分けられる。強直性痙攣とは、ひとつの筋または筋群が比較的長い間収縮する状態であり、間代性痙攣とは拮抗筋間で交互に収縮を繰り返す状態をいう。

> **コラム　てんかんと妊娠、車の運転**
>
> 抗てんかん薬を服用中の女性が妊娠、出産する場合、薬の影響で胎児の奇形率が健常者と比べ2～3倍に増加するといわれている。妊娠が予想される場合には催奇性の少ない薬剤を単剤で用いるなどの工夫が必要である。また、道路交通法の規定により、意識障害や運動障害を伴うてんかん（強直間代発作、複雑部分発作、運動障害を伴う単純部分発作など）を起こすと、2年間は運転できない。治療により2年間発作がなく、その後も発作が起こる恐れがないと判断されれば、再び運転可能となる。

参考文献

1) Proposal for revised classification of epilepsies and epileptic syndromes. Commission on Classification and Terminology of the International League Against Epilepsy (ILAE). Epilepsia 30:389-399, 1989.

各論

第 7 章

中毒・代謝性疾患

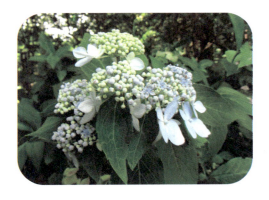

第7章 中毒・代謝性疾患

1 中毒性神経障害

大きく外因性毒性物質による神経障害と、医薬品の副作用としての神経障害に分けられる。

1.1 外因性毒性物質による神経障害

主な物質を表7.1に示す。有機リンはアセチルコリンエステラーゼの活性を阻害するため、体内にアセチルコリンが蓄積することによって、頭痛、めまい、縮瞳、悪心・嘔吐、発汗亢進、血圧上昇、筋力低下、意識障害など種々の症状が生ずる。水銀は運動失調、運動麻痺、感覚障害、視力・視野障害を起こす。水俣病の原因物質としてよく知られている。鉛は運動優位の多発性神経症、マンガンは精神症状やパーキンソン症状などの中枢神経障害を起こす。

これらのうち、現在でも比較的発症頻度の高い一酸化炭素（CO）中毒について以下に解説する。

表7.1 外因性毒性物質

■農薬
　　殺虫剤：有機リン
　　除草剤：パラコート
■工業用品
　　有機溶媒：トルエン
　　金属　　：ヒ素　水銀　鉛　カドミウム　マンガン
　　シアン化物：青酸カリ
■アルコール
　　メチルアルコール　エチルアルコール
■ガス
　　一酸化炭素　硫化水素
■生物毒
　　植物　　：トリカブト
　　毒きのこ：ドクツルタケ　ツキヨタケ　ベニテングタケ
　　魚介類　：フグ

(1) 概念

かつては炭鉱の爆発事故による中毒が多かったが、最近は自動車の排気ガス、練炭の不完全燃焼、火事などが原因となる。血中のHbと結合してCO-Hbを形成するため、全身の組織で酸素不足が生ずる。CO自体の毒性もある。急性期には、神経症状

と循環器症状がみられる。血中のCO-Hbの濃度に応じて、表7.2に示したような症状が生ずる。軽度の場合は、一過性で後遺症を残さないが、重度の場合は持続性の神経・精神症状が起こる。症状回復後、1〜4週して、再び症状が出現する場合があり、「CO中毒間歇型」とよばれる。

(2) 神経症候

パーキンソン症状、前頭葉症状（意欲・自発性低下など）、高次脳機能障害（記憶障害、注意障害など）がみられる。重篤な場合は、無動性無言症を呈する。

(3) 画像所見

CT、MRIでは、両側の淡蒼球病変が特徴的である（図7.1）。

表7.2 一酸化炭素中毒の症状

CO-Hb濃度	症　状
10〜20%	軽度の頭痛
20〜30%	中等度の頭痛、頻脈
30〜40%	激しい頭痛、悪心・嘔吐、脱力
40〜50%	意識障害（軽〜中等度9）
50〜60%	重度意識障害、痙攣
60〜70%	心機能、呼吸機能低下
70〜以上	心不全、呼吸不全

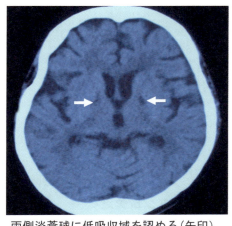

両側淡蒼球に低吸収域を認める（矢印）。
図7.1 一酸化炭素中毒のCT

(4) 治療

早期に100%酸素を吸入させ、その後高圧酸素療法を行うのが、間歇型への移行を予防するためにも有用と考えられている。

1.2 医薬品による神経障害

神経障害を起こす主な医薬品と症状を表7.3に示す。向精神病薬は薬剤性パーキンソン症候群の原因薬剤としてよく知られているが、消化器系薬物のなかにもパーキンソン症候群を起こしやすいものがある。抗てんかん薬のフェニトインは、過剰に服用すると運動失調が生ずる。バルプロ酸は、特に他剤と併用したときに、姿勢・動作時振戦を起こす。抗癌剤には、末梢神経障害や白質脳症を起こすものがある。

表7.3 医薬品による神経障害

分類	薬品名	症状
向精神病薬	クロルプロマジン、リスペリドンンなど	パーキンソン症候群
抗うつ薬	SSRI、SNRI など	パーキンソン症候群
抗てんかん薬	フェニトイン	運動失調
	バルプロ酸	振戦
パーキンソン治療薬	L-ドーパ	舞踏運動
悪性腫瘍治療薬	ビンクリスチン、シスプラチン	末梢神経障害
	メトトレキセート、フルオロウラシル	白質脳症
消化器系薬物	メトクロプラミド、ドンペリドン	パーキンソン症候群
	スルピリド	パーキンソン症候群

2 代謝性疾患

遺伝性、非遺伝性の多くの疾患があるが、本章では以下の疾患をとりあげる。

2.1 ビタミン欠乏による神経障害
(1) ビタミン B_1 欠乏

脚気とウエルニッケ（Wernicke）脳症がある。原因には、慢性のアルコール依存による栄養障害、妊娠悪阻の他に、胃切除後の B_1 吸収障害がある。

1) 脚気

神経障害、循環器障害、浮腫が主症状である。神経症状は、感覚障害優位の多発性神経症を呈する。自覚的なしびれ感が強い。下肢の発汗障害などの自律神経症状がみられることもある。進行すると運動障害も加わる。神経伝導検査では振幅低下があり、「軸索型」の所見を呈する。循環器障害として、血圧低下や心拡大がみられる。

血液検査で、ビタミン B_1 が低値であることを確認し、補充することで治癒する。

2) ウエルニッケ（Wernicke）脳症
（i）症候

意識障害、眼球運動障害、小脳性運動失調が3主徴である。意識障害は、初期には傾眠程度である。眼球運動障害は両側外転神経麻痺や注視麻痺が多い。眼振を伴う。運動失調は起立・歩行の障害が目立つ。

（ⅱ）検査所見

MRIでは、中脳水道周囲、視床内側部、乳頭体に左右対称性の特徴的な病変がみられる（図7.2）。

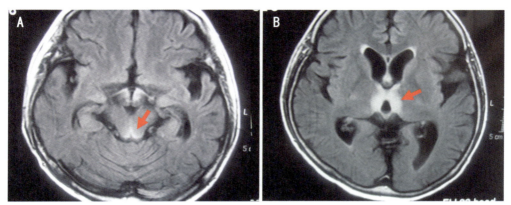

A：中脳水道周囲に高信号域を認める（矢印）。　　B：両側視床内側部に高信号域を認める（矢印）。

図7.2　ウェルニッケ脳症のMRI

（ⅲ）治療

早期にビタミンB_1を大量に投与する。

（2）ビタミンB_{12}欠乏

亜急性脊髄連合変性症が生ずる。

1）概念

血中のB_{12}の低下により、脊髄と末梢神経が障害される疾患である。原因は萎縮性胃炎や胃切除によるB_{12}吸収障害である。

2）症候

下肢のしびれ感で始まり、その後上肢のしびれ感と歩行障害が加わる。下肢に強い四肢の深部感覚障害を認める。歩行障害は後索性運動失調によるもので、失調性歩行（総論第1章7節参照）を呈する。Lhermitte徴候、Romberg徴候が陽性となることが多い。同時に錐体路が障害されるため、腱反射が亢進し、Babinski徴候がみられる。脊髄の横断面における病変部位を図7.3に示す。

3）検査所見

血液検査でビタミンB_{12}の低下がみられる。同時に、大球性貧血を認めることが多い。脊髄MRIでは、T2強調画像（矢状断像）で、胸髄後面の後索に一致する部分に、縦に長い線状の高信号を認める。

4）治療

B_{12}を注射または内服で投与する。

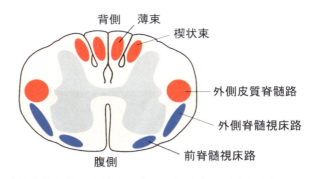

赤で示した両側の外側皮質脊髄路と後索（薄束、楔状束）が障害される。

図 7.3　亜急性脊髄連合変性症の脊髄での障害部位

5）経過

治療により軽快するが、放置すると、末梢神経障害による四肢の弛緩性麻痺と、意識障害や認知症などの脳症が加わる。

2.2 ウイルソン（Wilson）病

(1) 概念

遺伝性（常染色体劣性遺伝）の銅の代謝異常症である。5歳～40代（ピークは10代前半）に発症する。肝レンズ核変性症ともよばれている。肝、中枢神経、腎、眼に銅が蓄積する。中枢神経では、大脳基底核（特にレンズ核）や小脳に蓄積がみられる。表7.4に3主徴を示す。

表 7.4　Wilson 病の 3 主徴

- ■ 肝硬変
- ■ 神経症状
- ■ Kayser-Fleischer 角膜輪

Kayser-Fleischer（カイザー-フライシャー）角膜輪とは、角膜外縁の褐色の沈着物である。この他、腎への銅の蓄積によって尿細管障害が起こる。

(2) 神経症候

錐体外路症状を呈する。10代前半までの年少発症では、筋強剛の他に、ジストニー、舞踏アテトーゼを呈する。10代後半以降の年長発症では、筋強剛に加えて、振戦、構音障害が目立つ。精神症状を伴う症例も多い。

(3) 検査所見

血液中の血清銅とセルロプラスミン（銅結合蛋白）が減少し、尿中の銅が増加する。肝生検で組織内の銅含有量増加が認められる。頭部 CT や MRI では、レンズ核、視床、大脳白質に病変がみられる。

(4) 治療

　銅制限食とともに、銅のキレート剤（D－ペニシラミンや塩酸トリエンチン）を用いて銅の排泄をはかる。銅の吸収を阻害する亜鉛製剤も有効である。早期に発見し、治療を開始・継続すれば、予後は良好である。

各論

第8章

脱髄性疾患

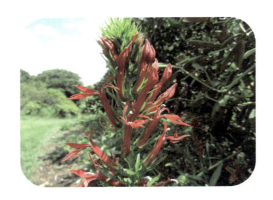

1 総論

　神経系は生体において最も重要なシステムであり、あらゆる情報を集め、解析し、指令を出力し、筋肉を動かしたり、他の臓器の調節を行ったりしている。神経系の細小単位は神経細胞であるが、ひとつの神経細胞ではこの複雑なシステムを構築することはできず、神経細胞と神経細胞の間を電気信号が流れることにより可能となる情報伝達が重要な役割を果たしている。この電流の保持には、実際に電流が通過する軸索だけでなく、軸索を保護すると同時に電気信号を速く伝える役割をもつ髄鞘が重要であることが明らかになっている。
　今から述べる脱髄性疾患はこの髄鞘が障害される病気の総称で、多発性硬化症、急性散在性脳脊髄炎の炎症性疾患、その他、副腎白質ジストロフィーなど先天性の疾患などが含まれる。

2 多発性硬化症とNMO

2.1 概念と分類

　多発性硬化症（multiple sclerosis：MS）は中枢神経系の脱髄性疾患のなかで最も患者数が多い疾患である。日本では10万人当たり7〜10人程度だが、欧米では10万人当たり100人以上の地域もあり、一般の人にも比較的よく知られている。免疫が暴走して自己を攻撃してしまう自己免疫が機序として想定されており、この自己免疫が髄鞘（ミエリン鞘）を攻撃し破壊し、脱髄が生じると考えられている。多発性硬化症のもうひとつの特徴として臨床的経過の一般的なパターンが再発と寛解、すなわち悪化と改善を繰り返すパターンであることがあげられる。
　視神経脊髄炎（Neuromyelitis optica：NMO）は多発性硬化症のなかから分離、独立した疾患である。多くの患者の血清中に抗アクアポリン4抗体が認められ、自己免疫のターゲットが神経膠細胞のひとつである星状（膠）細胞（アストロサイト）にあるアクアポリン4（細胞膜における水分子の移動に関与する水チャネル蛋白）であることが明らかとなり、今ではまったく別の疾患と考えられている。視神経と脊髄に重度の炎症を来すのが特徴であることが強調されてきたが、視神経と脊髄に留まらず、脳にも多発性硬化症とは異なる特徴を有する病変を生じることが知られるようになり、現在、「視神経脊髄炎スペクトラム疾患（NMO spectrum disorder：NMOSD）」とよばれ、視神経脊髄炎より大きな疾患概念になっている。日本やアジア

で多いとされてきたが、最近の疫学的調査の結果、世界的に大きな差はなく、おおよそ10万人当たり5人以下であることが明らかになっている。

2.2 疫学・症候

MSは男女比1:2〜3で女性が多く、NMOでは約1:9〜10でさらに女性の比率が高い。初発年齢はMSが30歳前後に比べ、NMOでは40歳前後とNMOの方が高い。

MSは2004年の日本の疫学調査[1])によると初発症状としては感覚障害が30%で最もよくみられる症状で、視力障害が23%、運動麻痺が19%でそれに続き、全経過を通じての症候ではBabinski徴候が59%と最も多くみられ、視力低下が56%、排尿障害50%、痙縮48%、対麻痺43%がそれに続く。その他、感覚障害、脳神経麻痺（眼振、構音障害、複視など）、小脳症状、精神症状（多幸症やうつなど）・認知機能障害など多彩な症状を呈し得る。特殊な症候として有痛性強直性痙攣（代表例；一側上肢が痛みとともにこわばる発作を繰り返す）、レルミット徴候（代表例；首を曲げると背骨に沿って痛みが走る）、ウットホッフ（ウートフ）現象（体温上昇に伴う症状の悪化。代表例；運動・入浴後にもともとある視力低下や麻痺などの症状が一時的に悪化）がある。

一方、NMO・NMOSDは視神経と脊髄に強い炎症が起きることから、強い視力低下（0.1以下など）、重度の対麻痺（MMT2以下）などの頻度がMSより高く、痛み、特に帯状痛、難治性吃逆（しゃっくり）なども多いことが知られている。

2.3 検査所見

細胞数、蛋白、IgGなどMSでもNMO・NMOSDでもいずれも上昇する場合があるが、MSでは軽度の場合が多く、NMO・NMOSDでは著明高値の場合がある。髄液と血清を電気泳動するとガンマグロブリン領域に髄液にだけバンドがみられるものをオリゴクローナルバンドとよぶ。欧米ではMSの90%以上で認められるが、日本人のMSでは70%程度とそれほど感度が高くない。一方、NMO・NMOSDでは20%以下とさらに陽性率が低いことがMSとの鑑別点となっている。

MSやNMO・NNOMSDで最も重要な検査はMRI検査であり、MSでは側脳室周囲、脳梁、皮質下などの白質に卵円形をしたプラークとよばれる異常信号が複数、認められるのが特徴的なMRI所見とされている（図8.1）。さらに、造影剤による増強効果が認められると病変が比較的最近できたものであることを示し、病変の新旧の判断に役立つ。NMO・NMOSDでは脊髄MRIで長大な脊髄病変を認めることが多く、病初期は大脳病変は少ないが長期経過では半数以上で異常があるが、全層性の脳梁病変、

第 8 章　脱髄性疾患

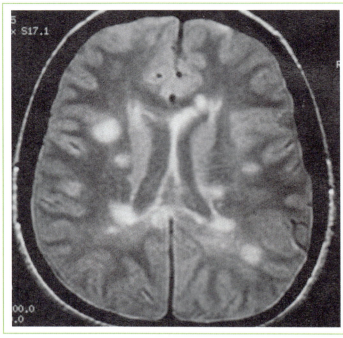

多数のプラークを認める。

図 8.1　多発性硬化症のMRI

延髄背側部（最後野）病変など MS とは異なる特徴を有することが知られている。

電気生理学的検査としては中枢神経の脱髄を捉えられる視覚誘発電位（VEP）、体性感覚誘発電位（SEP）、聴性脳幹反応（ABR）は MS の診断基準には組み入れられていないものの診断の補助として有用な場合がある。一方、F 波検査を含む神経伝導検査は末梢神経の異常の合併を捉える以上の有用性はない。

2.4　治療

急性期治療としては MS でも NMO・NMOSD でもステロイドの大量投与が第一選択になる。日本では点滴静注で 3〜5 日間投与されることが多い。ときにこれを繰り返す場合もある。またさらに血液浄化療法という、脱血し、血漿成分を分離、それを除去交換したり、吸着剤で吸着したりする方法が用いられる場合もある。

MS では再発を予防したり進行を遅れさせたりする疾患修飾薬が用いられる。日本では 2018 年 1 月現在、皮下ないし筋肉注射剤であるインターフェロン β-1a（商品名アボネックス）、インターフェロン β-1b（商品名ベタフェロン）、グラチラマー酢酸塩（商品名コパキソン）、経口剤であるフマル酸ジメチル（商品名テクフィデラ）、フィンゴリモド（商品名イムセラ/ジレニア）、点滴製剤であるナタリズマブ（商品名タイサブリ）の 6 種類の薬品が認可され使用されている。

NMO・NMOSD の再発予防にはステロイドの経口投与ないしアザチオプリン、タク

ロリムスなどの免疫抑制剤が一般的に使われている。

2.5 経過と予後

　MS のうち最も多い再発寛解型では再発を繰り返すうちに障害が少しずつ後遺し、障害度が上がっていく。一次進行型では、病初期から緩徐に症状が進行する。当初再発緩解型でその後、緩徐に症状が進行するタイプは二次進行型とよばれる。NMO・NMOSD では MS より障害進行が速いことが知られている。障害度の判定には Expanded Disability Status Scale（EDSS）[2] が用いられることが多い。

2.6 医療制度

　MS、NMO とも厚生労働省により指定難病とされている。40〜64 歳の 2 号被保険者が介護保険サービスを受けられる「特定疾病」16 種類には含まれない。

3　急性散在性脳脊髄炎

3.1 概念

　急性散在性脳脊髄炎（Acute disseminated encephalomyelitis：ADEM）は MS 同様、自己免疫機序により空間的に多発する炎症性脱髄病巣を来す疾患である。

3.2 症候

　原則的に単相性（再発がない）、小児期に多い、感染後・ワクチン接種後に起きることが比較的多い、広範な大脳障害による行動変化と意識の変容や髄膜刺激症状が目立つ、病理所見で小静脈周囲に炎症性細胞浸潤を認める、などの特徴がある。成人の ADEM は明確な定義がなく、詳細が不明なままであるが、Schwartz らの報告[3] によると約半数で先行感染があり、運動障害が 77％、感覚障害 65％、運動失調 38％、脳幹症状 32％、意識障害 19％、髄膜刺激症状 15％、痙攣 4％で、小児（13〜35％）に比べ痙攣が少ない結果が報告されている。

3.3 検査所見

　検査所見としては上記のオリゴクローナルバンドの陽性率が成人・小児とも 30％以下で多発性硬化症より低い点が特徴とされている。頭部 MRI では境界不明瞭な斑状の広範な、左右非対称性の多発性病変が特徴的である。MS との違いは脳室周囲や脳梁にはより少なく、視床や基底核にはより多く病変を認め、造影効果はより少な

い点があげられている。

3.4 治療
治療はステロイドのパルス療法やヒト免疫グロブリンの大量静注療法、血液浄化療法が行われる。

3.5 予後
予後はおおむね良好で成人例では約半数が完全回復するとされている。

コラム　副腎白質ジストロフィー

遺伝性の脱髄疾患のひとつに副腎白質ジストロフィーがある。その遺伝形式は伴性劣性であり、男性のみに発症する。その名の通り副腎と中枢神経白質の障害を来す。X遺伝子短腕のXq28にあるABCD1遺伝子異常が原因であること、血中の極長鎖脂肪酸の上昇や、組織に極長鎖脂肪酸の蓄積が認められることが明らかになっている。ABCD1遺伝子は極長鎖脂肪酸の細胞内輸送に関与していると考えられており、その障害が病因と想定される。小児大脳型、adrenomyeloneuropathy（副腎脊髄末梢神経障害型の意）、成人大脳型などに分類されるが、adrenomyeloneuropathyは20歳以降に痙性歩行で発症し、排尿障害（尿失禁）、勃起不全などが加わり緩徐に進行する。成人大脳型は成人以降、大脳の障害に基づく性格変化、知能低下、精神症状を来し、数年単位で進行し、最終的には寝たきりになり得る。治療は大脳型の発症早期例では造血幹細胞移植が有効と考えられている。副腎機能障害に副腎ホルモン補充を行う場合がある。

参考文献

1) Osoegawa M, J, Fukazawa T, et al. Temporal changes and geographical differences in multiple sclerosis phenotypes in Japanese: nationwide survey results over 30 years. Mult Scler.
2) Kurtzke JF. Rating neurologic impairment in multiple sclerosis: an expanded disability status scale(EDSS).Neurology.1983;33:1444-52.
3) Schwartz S. Mohr A. Knauth M, et al. Acute disseminated encephalomyelitis: a follow-up study of 40 adult patients.Neurology.2001;56:1313-8.

各論

第9章

頭　痛

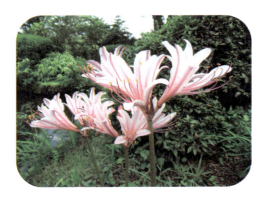

1 総論

本書では、国際頭痛学会によって作成された「国際頭痛分類」[1]などを参考に、頭痛の原因疾患を表9.1のように大きく3つに分類した。一次性頭痛とは原因が明らかでなく、多くは慢性に経過する頭痛をいう。それに対して、二次性頭痛とは何らかの疾患が原因となって起こる頭痛である。多数の疾患が含まれるが、表9.1に主要なものをあげておく。このうち、二次性頭痛の最後にある「その他」については各論第1章、第3～5章 参照。

表9.1 頭痛の分類

1. 一次性頭痛
   ・片頭痛　・群発頭痛　・緊張性頭痛
2. 二次性頭痛
   ・脳脊髄液減少症　・Tolosa-Hunt症候群　・巨細胞性動脈炎
   ・その他：脳血管障害、感染症、頭部外傷、脳腫瘍など
3. 有痛性脳神経ニューロパチー、他の顔面痛およびその他の頭痛
   ・三叉神経痛など

2 一次性頭痛

2.1 片頭痛

(1) 症候（表9.2）

前兆を伴う片頭痛（20～30％）と、伴わない片頭痛がある。前兆として最も多い症状は閃輝暗点である（図9.1）。前兆を伴う片頭痛では、前兆後30分くらいしてから頭痛（多くは拍動性）が起こり、30分～1時間かけて増強し、4～72時間続いて消失する。体動で増強するため、寝込んでしまうこともある。睡眠によって軽快することが多く、翌朝起床時には消失している場合がある（図9.2）。頭痛発作中は悪心・嘔吐、感覚過敏（光、音、匂いを嫌に感じる）がみられる。発作頻度は月1～2回が多い。10代から40代の女性に多く発症する。

病態としては、硬膜の血管周囲にある三叉神経終末が刺激されて血管作動性ペプチド（サブスタンスPなど）が放出され、それによって、血管が拡張して疼痛を起こすとする説（三叉神経血管説）が有力である。

表 9.2　前兆のある片頭痛

- ■前兆
  閃輝暗点、失語、感覚障害、片麻痺
- ■症状
  ① 1〜2回/月、発作性
  ② 片側性、拍動性
  ③ 数時間〜数日持続（4〜72時間）
  ④ 感覚過敏（光、音、臭い）
  ⑤ 体位変換、運動で増悪
- ■睡眠で寛解

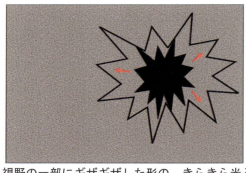

視野の一部にギザギザした形の、きらきら光る模様が現れ、次第に拡大する。模様の内側はよく見えない。

図 9.1　閃輝暗点

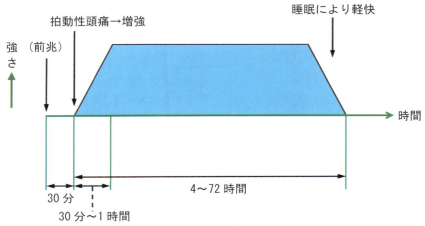

図 9.2　片頭痛の経過

(2) 治療（表 9.3）

発作時には、トリプタン製剤（血管壁や三叉神経終末のセロトニン受容体と結合し、血管を収縮させる）や非ステロイド系消炎鎮痛剤を用いる。トリプタン製剤の1種であるスマトリプタンには注射薬もある。発作予防には、Ca拮抗薬、β遮断薬、抗うつ薬、抗てんかん薬などを用いる。

表 9.3　片頭痛の治療

- ■急性期（発作時）治療
  ・トリプタン製剤
  ・非ステロイド系消炎鎮痛剤
- ■発作予防
  ・Ca拮抗薬　・β遮断薬
  ・抗うつ薬　・抗てんかん薬

2.2　群発頭痛

(1) 症候（表 9.4）

一側の眼窩部、眼窩上部あるいは側頭部に激痛が起こる。発作性に起こり、次第に増強し15〜180分持続する。発作は1日1〜2回で、人によって起こる時間が大

体決まっている。就寝後1～2時間してからが多い。頭痛と同側に、自律神経症状（流涙、結膜充血、縮瞳、眼瞼浮腫、鼻閉など）を伴う。ある時期（数週間～数カ月）に毎日のようにまとまって出現するため「群発」頭痛とよばれる。アルコール好きの中年男性に多い。

表 9.4　群発頭痛

- 「一側の眼の奥の耐え難い痛み」
- 15～180 分持続
- 日に 1～2 回起こる
- 好発時間がある
- 同側に自律神経症状を伴う
- 頭痛発作がある時期にまとまって出現する（群発する）

(2) 治療

片頭痛に準じた治療を行う。発作時には酸素吸入が有効なことがある。

2.3 緊張型頭痛

(1) 症候（表 9.5）

後頭部中心の圧迫性頭痛である。両側性のことが多い。しばしば肩こりを伴い、肩や後頸部に圧痛を認める。悪心、感覚過敏、自律神経症状などはみられない。精神的ストレスが誘因となる。

表 9.5　緊張型頭痛

- 患者の姿勢：後頸筋群の緊張を高める姿勢（うつむき姿勢、高い枕）
- 持続性、圧迫性の頭痛
- 眼窩後部や側頭部に放散することがある
- 約 1/3 の症例で左右非対称的
- 後頭下の圧痛を伴うことがある

(2) 治療

うつむく姿勢をとるのを止め、頸部や肩の運動やマッサージを行う。ストレスの軽減をはかる。薬物療法では、抗不安薬、筋弛緩薬、抗うつ薬を用いる。

3疾患の臨床像のまとめを表 9.6 に示す。

表 9.6　一次性頭痛の臨床像

	片頭痛	群発頭痛	緊張型頭痛
頻度	2	3	1
男女比	男＜女	男＞女	男＞女
発症年齢	10～40代	中年	中年以降
持続時間	4～72 時間	15～180 分	数日以上
性状	拍動性	眼をえぐられる	圧迫感
部位	一側性＞両側性	厳密に一側性	一側性＜両側性
誘因	ストレスなど	アルコール	ストレスなど
家族歴	多い	多少ある	多少ある

> **コラム　副鼻腔炎**
>
> 頭蓋外疾患でも「頭痛」を呈する場合があり、副鼻腔炎もそのひとつである。上顎洞炎、蝶形骨洞炎、前頭洞炎で頭痛が生ずる。後頸部痛、鼻閉、鼻漏を伴うことが多い。診断は CT あるいは MRI による（図 9.3）。
>
>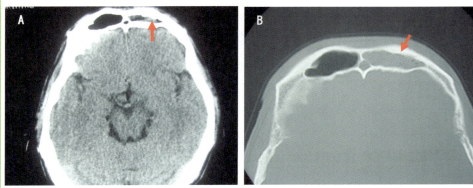
>
> A：CT、B：骨条件 CT　　左前頭洞に病変を認める（矢印）。
>
> **図 9.3**　副鼻腔炎（前頭洞炎）

3　二次性頭痛

3.1　脳脊髄液減少症

(1) 症候

脳脊髄液が脊椎から硬膜外に漏れ出すことによって、頭痛を呈する疾患である。頭痛は起き上がる（座位、立位）と増強し、臥位で軽減する「起立性頭痛」が特徴である。その他に、耳鳴り、めまい、背部痛、頸部痛、悪心、倦怠感など多彩な症状を呈することがある。外傷性（交通事故、転倒、スポーツなど）と特発性がある。

頭部 MRI では、硬膜の肥厚、脳の下垂、硬膜下血腫の合併などがみられる。髄液の漏出部位の検出には、RI 脳槽シンチグラフィー、MR ミエログラフィー、CT ミエログラフィーなどを用いる。胸椎、腰椎からの漏出が多い。

(2) 治療

安静臥床、水分摂取、補液により数週以内に治癒する例が多い。髄液の漏出部位が明らかな症例では、その近傍の硬膜外腔に自己の血液を注入する「硬膜外自家血注入療法」が有効である。

3.2 Tolosa-Hunt（トロサーハント）症候群

(1) 症候

　激しい眼窩部痛と外眼筋麻痺を呈する疾患である。外眼筋麻痺は眼窩部痛と同時に、あるいはやや遅れて（2週以内）出現する。動眼神経、滑車神経、外転神経のうちのひとつあるいは複数の麻痺がみられる。視神経、三叉神経（1枝）の障害を伴うこともある。海綿静脈洞、上眼窩裂または眼窩先端部に生じた炎症性肉芽腫性病変が原因と考えられており、造影MRIによって同部が造影される。

(2) 治療と予後

　副腎皮質ステロイドが著効し、痛みは数日以内に消失する。外眼筋麻痺も徐々に改善するが、長期にわたり遷延する例もある。

3.3 巨細胞性動脈炎（giant cell arteritis）[2]

(1) 概念

　慢性肉芽腫性動脈炎で、頸動脈、椎骨動脈、外頸動脈の分枝に好発する。以前は側頭動脈炎とよばれていた。50歳以上の高齢者に発症する。やや女性に多い。

(2) 症候

　急性〜亜急性に発症する。頭痛（側頭部痛）の他に、発熱、体重減少、倦怠感などの全身症状が多くみられる。側頭動脈の怒張、圧痛を伴うこともある。視力障害（眼動脈分枝の動脈炎によることが多い）を合併し、重篤な場合は失明に至る。約30％の患者にリウマチ性多発筋痛症、約10％の患者に脳梗塞を合併する。

(3) 検査所見

　血液検査で炎症所見（血沈亢進、CRP上昇）がみられる。超音波検査や画像検査で動脈壁の肥厚、動脈狭窄・閉塞像が認められる。確定診断は、側頭動脈の生検による病変の確認による。

(4) 治療

　副腎皮質ステロイドを用いる。比較的大量を要する。

(5) 経過と予後

　副腎皮質ステロイドに対する反応は良好で、予後はよいが、高齢者のため、副作用に対する注意が必要となる。

4 有痛性脳神経ニューロパチー、他の顔面痛およびその他の頭痛

4.1 三叉神経痛

(1) 概念と分類

　原因の明らかでない特発性と症候性がある。特発性は三叉神経1枝と3枝に多く、1枝では症候性（小脳橋角部の脳腫瘍、帯状疱疹）が多い。ほとんどが片側性である。50代に好発する。特発性の多くは、小脳橋角部での周囲の血管（上小脳動脈、椎骨動脈など）による圧迫と考えられている。

(2) 症候

　顔面に突然起こる、突き刺されるような激痛であり、持続は1～2分以内である。口周囲、頬部、鼻翼などに疼痛発作誘発部位（トリガーポイント）がある。発作間欠期には神経症状はない。

(3) 治療

　薬物療法では、抗てんかん薬（カルバマゼピン、フェニトイン）や神経障害性疼痛に対する治療薬であるプレガバリンを用いる。神経ブロック療法、γ-ナイフ療法、手術療法（微小血管減圧術：圧迫している血管を離す）を行うこともある。

コラム　リウマチ性多発筋痛症（polymyalgia rheumatica：PMR）

　発症年齢は50歳以上で、やや女性に多い。頸部、肩周囲、骨盤周囲、大腿部に疼痛やこわばりが生ずる。特に朝のこわばりが特徴的である。発熱、体重減少、食欲不振などの全身症状を伴うことが多い。血液検査で炎症所見がみられる。副腎皮質ステロイド（巨細胞性動脈炎と異なり少量でよい）が著効する。

参考文献

1) 日本頭痛学会・国際頭痛分類委員会，訳．国際頭痛分類　第3版　beta版．医学書院，2014．
2) 山田秀裕、伊藤宏：巨細胞性動脈炎．日本内科学会雑誌　106：2136-2141，2017．

各論

第10章

めまい

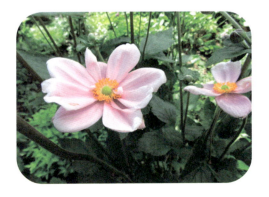

第10章 めまい

1 めまいとは

1.1 総論

患者の訴える「めまい」は、大きく「真性めまい」と「仮性めまい」の2つに分けられる（表10.1）。真性めまいには、回転性めまい（例えば「天井がぐるぐる回る」）だけではなく、方向性を有する動揺性めまい（例えば「エレベーターで降りているときのよう」）も含まれる。真性めまいは前庭系の障害〔内耳、前庭神経、脳幹、小脳（総論第4章7節参照）〕で起こる。ただし、障害の発生が急激であり、かつ片側性（あるいは左右差をもった両側性）である場合に限られる。大きく中枢性（脳幹、小脳）と末梢性（内耳、前庭神経）に分けられる。それぞれの主要な疾患を表10.2に示す。

仮性めまいには種々の症状、原因がある。いわゆる失神（例えば「血の気が引く」）も含まれる。本書で以下に記載する「めまい」は「真性めまい」をさすものとする。

表10.1 めまいの分類

1 真性めまい（vertigo）
- 回転性めまい
  - 自分自身がぐるぐる回る
  - 周囲がぐるぐる回る
  - 自分と周囲が回る
- 方向性を有する動揺性めまい
  - 自分自身が前後・左右・上下に動く
  - 周囲が前後・左右・上下に動く

2 仮性めまい（dizziness）
- 方向性のない動揺感・浮動感・ふらつき
  - 頸部の筋緊張によるもの
  - 心因性
  - 加齢によるもの
- 失神性めまい

表10.2 真性めまいの原因疾患

- ■ 中枢性めまい
  - 脳幹・小脳の急性病変（多くは血管障害）
- ■ 末梢性めまい
  - メニエル病
  - 突発性難聴
  - 前庭神経炎
  - 良性発作性頭位めまい

1.2 めまいの診かた

眼振の有無と性状が最も重要である。通常の、座位で指標を注視させたときの眼振（注視性眼振）以外に、頭位性眼振（臥位や懸垂位で頭部を左右に動かす）や頭位変換性眼振（座位から後方に体を倒して、懸垂位にする）を診ることもある。通常、中枢性めまいでは、注視方向性眼振（図10.1）、末梢性めまいでは定方向性の

水平回旋混合性眼振（図10.2）を呈する。

　他に、病変部位の推定のために、平衡障害、運動失調、脳神経麻痺、運動麻痺、感覚障害の有無を診る。

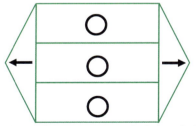

図10.1　注視方向性眼振

右方向を注視したときには右方向、左方向を注視したときは左方向の眼振がみられる。

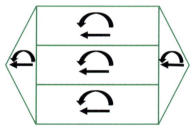

図10.2　定方向性水平回旋混合性眼振

どちらの向きを注視したときも、同じ方向（図では右）の水平方向と回旋性の混じった眼振がみられる。

1.3　中枢性めまい

　ほとんどの原因は脳血管障害である。一般に、脳幹の梗塞（Wallenberg症候群など）では、めまいを伴うことが多い。小脳の梗塞・出血ではしばしば頭痛（後頭部痛）を伴う。通常、眼振は注視方向性である。脱髄性疾患（多発性硬化症：NMO）でもめまいを呈することがある。

1.4　末梢性めまい

(1)　メニエル病（表10.3）

　数分〜数時間（2時間以内が多い）続くめまい発作を反復する疾患である。必ず片側の聴覚症状（耳閉感、耳鳴りなど）を伴う。内リンパ水腫（迷路内の内リンパが過剰になる）が原因と考えられている。

(2)　突発性難聴（表10.4）

　片側の難聴（程度はさまざま）で突然発症する。約半数にめまいを伴う。単相性で繰り返すことはない。原因は不明である。

表10.3　メニエル病の症候

- 発作性、反復性のめまい（悪心、嘔吐を伴う）
- 耳鳴り、難聴、耳閉塞感などの蝸牛症状を伴う
- 数分〜数時間持続する

表10.4　突発性難聴の症候

- 急性の片側の難聴で発症する
- 約半数にめまいが合併
- 定方向性水平回旋混合性眼振を認める

(3) 前庭神経炎（表10.5）

　急激なめまいと悪心・嘔吐で発症する。症状は体動で悪化する。定方向の水平回旋混合性眼振がみられる。持続性で数日間（ときに数週間）続くこともある。平衡障害を伴うことがある。原因としては前庭神経のウイルス感染や血流障害が考えられている。

表10.5　前庭神経炎の症候

- 突然の激しいめまい、悪心、嘔吐が起こる
- 定方向の水平回旋混合性眼振を認める
- 数日間持続する
- 障害側の前庭症状を伴う

(4) 良性発作性頭位めまい（表10.6）

　良性発作性頭位めまい（benign paroxysmal positional vertigo：BPPV）は末梢性めまいのなかで最も発症頻度が高い。中年以降の女性に多くみられる。頭位の変換によってめまいが誘発される。変換と同時ではなく、1〜数秒の潜時の後にめまいが出現する。1回の持続は数分以内、多くは30秒以内である。繰り返すことによって次第に程度が軽くなる点も特徴である。頭位変換性眼振が特徴的で、懸垂位と再び座位をとったときで、眼振の方向が逆になる。耳石が半規管内に移行することが原因と考えられている。

表10.6　良性発作性頭位性めまいの症候

- 特定の頭位変化によって誘発される一過性のめまい（多くは1分以内）
- 潜時がある
- 反復により軽減する（慣れがある）

各論

第11章

脊椎・脊髄疾患

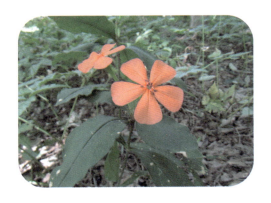

1 総論

(1) 脊髄の解剖

　脊髄は頸髄8、胸髄12、腰髄5、仙髄5、尾髄1の計31髄節からなり、そこから同じ数の脊髄神経が出ている。各脊髄節は脊髄神経の出る部位で番号がつけられている。脊椎より脊髄が短いため、椎体と各髄節とのレベルは一致しない。脊髄の最尾側は椎体のL1とL2の間にあり、L2以下は馬尾とよばれる脊髄神経のみとなる。

　横断面（図11.1）では、大きく中央にある灰白質と、それを取り囲む白質からなる。灰白質には前角と後角がある。前角からは下位運動ニューロンが前根へ入力する。後角には後根からの表在感覚線維が入力する。胸髄から第2（3）腰髄にかけては、側角があり、ここから自律神経（交感神経）が出ている。

　白質は前角、後角によって、前索、側索、後索に分けられる。それぞれを通る神経路を上行路（右側）と下行路（左側）に分けて図11.2に示す。この他に、側索には下行性の自律神経線維がある。

　感覚のうち、表在感覚は後角でニューロンを変え、交叉して対側の前・外側脊髄視床路を上行する（図11.3）。深部感覚・識別感覚は、同側の後索に入り、そのままニューロンを変えずに上行する（図11.4）。

　一次運動野からの上位運動ニューロンの80～90%は延髄で交叉し（錐体交叉）、その後は外側皮質脊髄路（錐体路）を下行する（図11.5）。10～20%は交叉せずに前皮質脊髄路を下行する。錐体路からは前角へ入り、介在ニューロンを介して、あるいは直接下位運動ニューロンに連絡する。これらのうち、実際の臨床で問題となるのは、灰白質（前角、後角、((側角))）と、白質では脊髄視床路、後索（薄束、楔状束）、錐体路、側索を通る自律神経線維である（図11.6）。

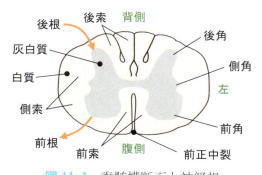

図11.1　脊髄横断面と神経根

1　総論

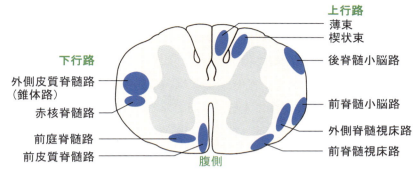

図 11.2　白質の神経路

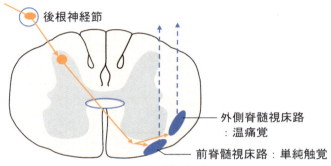

図 11.3　脊髄視床路

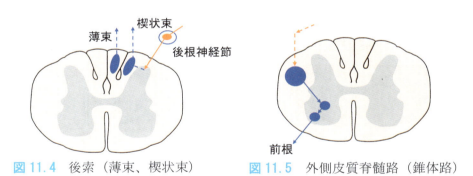

図 11.4　後索（薄束、楔状束）　　図 11.5　外側皮質脊髄路（錐体路）

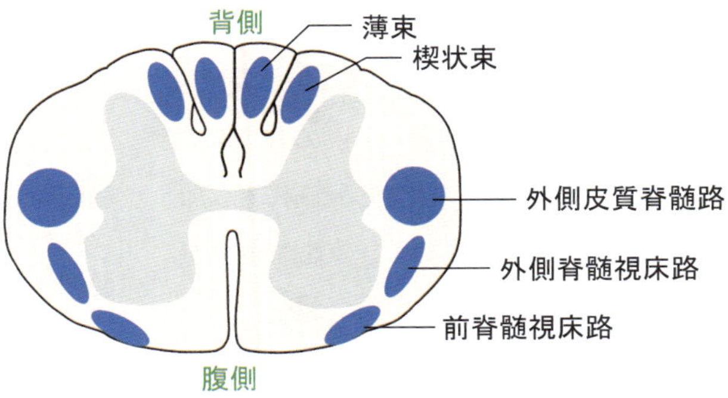

図 11.6　実際の臨床において重要部位

(2) 血管支配

血液は、頸髄へは主に椎骨動脈から、胸髄〜腰髄へは大動脈から肋間動脈・腰動脈、さらに前根・後根動脈を経て供給される。仙髄へは主に内腸骨動脈から仙骨動脈を経て供給される（図11.7）。脊髄表面では、前部中央に1本の前脊髄動脈、後部に左右2本の後脊髄動脈が縦に走る。断面でみると、前方2/3を前脊髄動脈が、後方1/3を後脊髄動脈が還流する（図11.8、図11.9）。

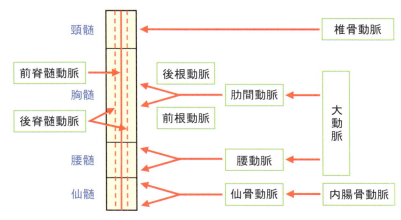

図11.7　脊髄の血管

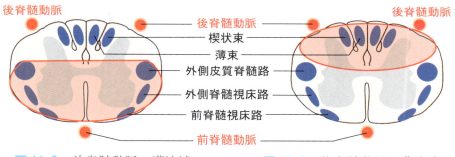

図11.8　前脊髄動脈の灌流域　　図11.9　後脊髄動脈の灌流域

(3) 脊椎・脊髄疾患の症候

大きく①神経根症候と②脊髄症候の2つに分けられる（表11.1）。神経根症候は前根、後根の障害による症状である。前根の障害では、その支配筋に筋力低下、筋委縮が生ずる。後根の障害では、支配領域のしびれ、痛み、感覚低下が生ずる。

脊髄症候はさらに髄節症候と索路（または長策）徴候の2つからなる。髄節症候は灰白質（前角、後角、

表11.1　脊椎・脊髄疾患の症候

①神経根症候
②脊髄症候
　1）髄節症候
　2）索路（長索）症候

側角など)の障害による症候である。前角障害では支配筋の筋力低下、筋萎縮が、後角障害では支配領域のしびれや感覚低下、側角障害ではホルネル症候群や発汗異常などの自律神経障害が起こる。索路徴候では、障害部位以下に、外側皮質脊髄路の障害で錐体路徴候、脊髄視床路の障害で表在感覚障害、後索の障害で深部感覚障害、側索の障害で自律神経症状(膀胱直腸障害、発汗障害など)が生ずる。

脊髄の外部に原因のある疾患(脊椎疾患など)では、①のみ、または①+②の症状が起こる。脊髄自体に原因のある疾患(血管障害など)では、②のみがみられる。

(4) 脊髄障害による特殊症候(表11.2)

1) レルミット(Lhermitte)徴候

仰臥位で、検者が他動的に患者の頭部を前屈させると、頸部から脊柱に沿って痛みが走る現象である。多発性硬化症など、頸髄後索に病変をもつ疾患でみられる。

2) ブラウンーセカール(Brown-Séquard)症候群

脊髄半側横断症候群である(図11.10)。病変側では、障害部位の全感覚障害、病変部以下の深部感覚障害、下肢の運動麻痺を呈する。病変の対側では、表在感覚障害がみられる(図11.11)。

表11.2 脊髄障害の特殊徴候

- Lhermitte 徴候
- Brown-Séquard 症候群
- 円錐症候群

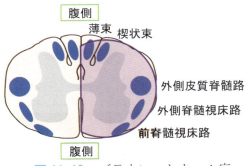

図11.10 ブラウンーセカール症候群の病変部位

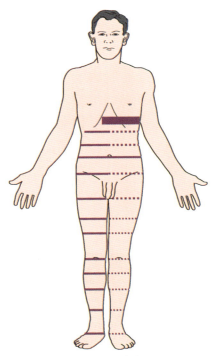

実戦は表在感覚障害、破線は深部感覚障害を示す。

図11.11 ブラウンーセカール症候群における感覚障害

3) 円錐症候群

脊髄円錐部（S3～S5）の障害で起こる症候群である。殿部・会陰部（S3～S5領域）の感覚障害（サドル型感覚障害（図11.12））と、副交感神経核が障害されるため強い膀胱直腸障害を呈するが、運動麻痺はない。腫瘍や脊髄梗塞が原因となる。

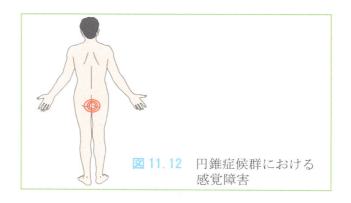

図11.12　円錐症候群における感覚障害

1.1 脊椎・靭帯の異常

表11.3に示した5疾患の発症頻度が高い。表11.1の①または①＋②の症候を呈する。以下、各疾患のポイントを記載する。

表11.3　脊椎・靭帯の異常

① 変形性脊椎症
② 椎間板ヘルニア
③ 後縦靭帯骨化症
④ 黄色靭帯骨化症
⑤ 腰部脊椎管狭窄症

(1) 変形性脊椎症

加齢による椎体や椎間板の変性によって生ずる疾患である。椎体に形成された骨棘によって神経根や脊髄が圧迫される。頸椎、特にC5/6に好発する（頸椎症：cervical spondylosis）。

単純X線写真では、骨棘形成、椎間板腔の狭小化を認める（図11.13）。脊柱管前後径（椎体後縁と椎弓前縁との距離）の短縮を伴うことが多い。MRIでは、椎間孔狭小化や脊髄の前方からの圧迫像がみられる。

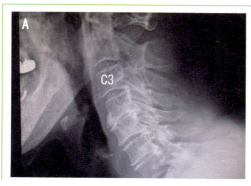
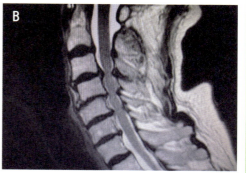

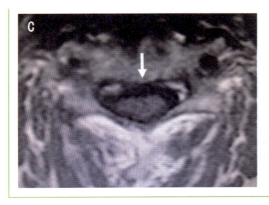

A：C4、5の椎体に骨棘形成がみられる。
B、C：脊髄は前方から圧迫され変形している（矢印）。

図11.13　頸椎症の単純X線写真側面像(A)とMRI(B：矢状断像、C：水平断像)

(2) 椎間板ヘルニア（disc hernia）

腰椎、特にL4/5、L5/S1に好発する。頸椎ではC5/6に多い。腰椎では、いわゆる「坐骨神経痛」の原因となる。単純X線写真では椎間板腔の狭小化がみられる。MRIでは、椎間板の後方への突出像が認められる（図11.14）。

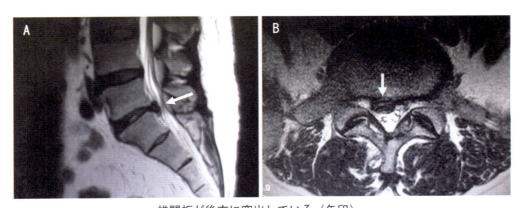

椎間板が後方に突出している（矢印）。
図11.14　腰椎椎間板ヘルニアのMRI

(3) 後縦靱帯骨化症（ossification of the posterior longitudinal ligament：OPLL）

骨化し、肥厚した後縦靱帯により脊髄が圧迫されて症状が発現する。頸椎、特にC5レベルに多い。診断には単純X線写真が有用で、側面像で椎体の後面に沿って縦長の骨化像がみられる（図11.15）。上下に連続しているタイプ（連続型）、いくつかに分かれるタイプ（分節型）、両者が混在するタイプ（混合型）がある。MRIでは、骨化した靱帯はT1強調画像、T2強調画像ともに低信号を呈する。

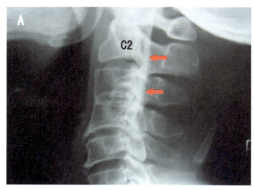
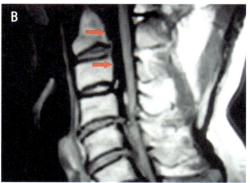
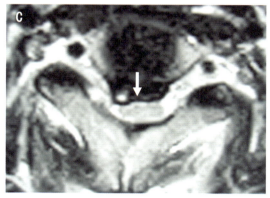

A：骨化した後縦靱帯が、C1 から C4 にかけて、椎体後方に縦に連続して認められる（矢印）。
B、C：同部で、骨化した後縦靱帯（矢印）により、脊髄が前方から圧排されている。

図 11.15　後縦靱帯骨化症の単純 X 線写真(A)と MRI(B：矢状断像、C：水平断像)

(4) 黄色靱帯骨化症 (ossification of the yellow ligament：OYL)

　脊柱管の背側にある黄色靱帯が骨化・肥厚し、脊髄を圧迫する。下位胸椎から胸腰椎移行部に好発する。腰背部痛、下肢のしびれ感、歩行障害などで発症する。診断には CT が有用である。MRI では、骨化した靱帯が低信号を呈し、脊髄を後方から圧排する所見が認められる。

(5) 腰部脊柱管狭窄症

　椎間板や黄色靱帯が変性・肥厚し、脊柱管が狭小化して神経を圧迫する疾患である。60 歳以上の高齢者に多い。脊柱管の中央部が圧迫される馬尾型、側方の神経根部が圧迫される神経根型、混合型がある。L4/5 間が最も多く、次が L3/4 間である。
　馬尾型では、間欠性跛行、下肢のしびれ、排尿障害を呈する。神経根型では臀部から下肢にかけての疼痛が生ずる。後屈位で悪化し、前屈位で軽減する。
　MRI で、脊柱管が前方の椎間板、後方の黄色靱帯によって狭小化している所見が確認できる（図 11.16）。

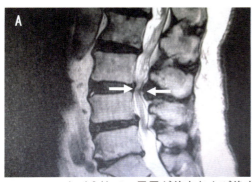
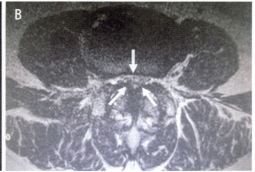

A：L3/4 で、馬尾が前方および後方から圧迫されている（矢印）。
B：脊柱管が狭小化している（矢印）。
図 11.16　腰部脊柱管狭窄症の MRI（A：矢状断像、B 水平断像）

1.2 脊髄血管障害

　主な疾患を表 11.4 に示す。このうち脊髄出血はきわめてまれであり、突発する背部痛と横断性脊髄症を呈する。以下に、脊髄梗塞と脊髄血管奇形について解説する。

表 11.4　脊髄血管障害

- ■ 脊髄梗塞
  - ・前脊髄動脈症候群
  - ・後脊髄動脈症候群
- ■ 脊髄出血
- ■ 脊髄血管奇形

（1）脊髄梗塞

1）概念と分類

　前脊髄動脈の閉塞による前脊髄動脈症候群と、後脊髄動脈の閉塞による後脊髄動脈症候群に分けられる。胸髄レベルに好発する。

2）症候

　ともに疼痛（腰・背部痛）で急性発症することが多い。

（i）前脊髄動脈症候群

　図 11.8 に示すように、前脊髄動脈の還流域に、錐体路、外側・前脊髄視床路、自律神経、前角が含まれるため、両下肢の運動麻痺、表在感覚障害（解離性感覚障害）、膀胱直腸障害、病変部位の前角細胞の支配筋の筋力低下、筋委縮を呈する。

（ii）後脊髄動脈症候群

　後脊髄動脈の還流域（図 11.9）に後索、後角が含まれるため、病変部位の全感覚障害と病変部位以下の深部感覚障害を呈する。多くの症例では、障害がやや前方まで及び、下肢の運動麻痺と膀胱直腸障害を伴う。

3）検査所見

　MRI（矢状断像）で、脊髄内に1〜数髄節にわたる病変を認める（図 11.17）。前脊髄動脈症候群の場合、横断面での病変は、前角付近に限局するものから、ほぼ全範囲に及ぶものまでさまざまである。

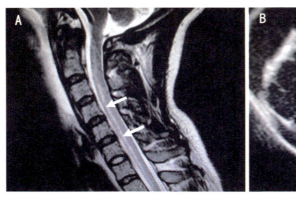
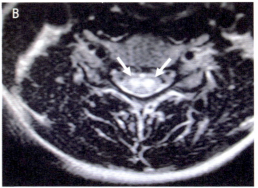

A：C3〜C7 椎体部分の脊髄に高信号域がみられる（矢印）。
B：両側の前角を中心とした高信号域がみられる（矢印）。

図 11.17　前脊髄動脈症候群の MRI（A：矢状断像、B 水平断像）

4）治療

浮腫に対する対症療法として、副腎皮質ステロイドや浸透圧利尿薬が用いられる。予後は一般に不良とされる。

(2) 脊髄血管奇形

1）概念と分類

動脈と静脈の間に血管塊（nidus）をもつ動静脈奇形と、血管塊がなく動脈から静脈へ直接流入する動静脈瘻に分けられる。さらに、両者について血管塊や動静脈瘻の存在部位から表 11.5 のように 3 つに分類される。下位胸髄から腰髄に好発する。

表 11.5　脊髄血管奇形の分類

- ■硬膜内髄内 AVM/AVF
    病変が脊髄内に存在
- ■硬膜内髄外 AVM/AVF
    病変が脊髄表面に存在
- ■硬膜 AVM/AVF
    病変が硬膜に存在

AVM：arteriovenous malfomation（動静脈奇形）
AVF：arteriovenous fistula（動静脈瘻）

2）症候

下肢の運動障害、感覚障害、排尿障害が緩徐に進行する場合が多い。症例によっては、急性発症する場合がある。特徴的な所見として、間欠性跛行、発作性下肢筋力低下、入浴やドリンク剤による症状の悪化があげられる。

3）検査所見

典型的には、MRI（T2 強調画像、矢状断像）で、脊髄の拡張、脊髄内のびまん性高信号とともに、脊髄背側に拡張・蛇行した血管が点状の低信号として多数観察さ

れる。

4) 治療
手術による摘出または血管内治療を行う。

1.3 脊髄炎
(1) 概念と分類
脊髄の炎症性疾患であり、感染性（ウイルス、寄生虫など）、膠原病によるもの（全身性エリテマトーデス、シェーグレン症候群、ベーチェット病など）、脱髄性（多発性硬化症、ADEM）など種々の原因がある（脱髄性については各論第8章参照）。

(2) 症候
障害部位と横断面での病変の広がりによって、症状はさまざまである。脊髄炎では、最も広範な場合、横断面全域を障害することがあり「横断性脊髄炎」とよばれる。例えば、ウイルスによる「急性横断性脊髄炎」では、疼痛（胸髄の場合は背部痛）、両下肢の弛緩性麻痺、障害部位以下の全感覚障害、膀胱直腸障害が起こる。

(3) 検査所見
脳脊髄液検査とMRIが重要である。脳脊髄液検査では、圧の上昇、細胞数・蛋白増加が共通してみられる。MRIでは感染部位の異常信号（T2強調画像で高信号）と腫脹が認められる。

(4) 治療
炎症をおさえるために副腎皮質ステロイドを用いる。ウイルス性（例えばヘルペスウイルス）が疑われるときは抗ウイルス剤を併用する。横断性脊髄炎の場合は重篤な後遺症を残すことが多い。

1.4 脊髄空洞症
(1) 概念
脊髄内に空洞が形成される疾患である。空洞は、中心管が拡大してできる場合と中心管付近に中心管とは無関係にできる場合がある。空洞内には脳脊髄液とほぼ同じ液体が貯留している。キアリ（Chiari）奇形に伴うものが多く、その他にもくも膜炎、脊髄腫瘍、外傷によるものがある。側弯症の合併も多い。頸髄～胸髄に好発する。20代から30代の発症が多い。

(2) 症候
頸部や上肢のしびれや疼痛で初発することが多い（図11.18）。その後は脊髄灰白質の障害による症状が中心となる（図11.19）。宙吊り型感覚障害は表在感覚の線維

が灰白質内を通っているために起こる。初期には後索は障害されないため、深部感覚に異常はなく「解離性感覚障害」となる。前角障害により、その部位の前角細胞の支配筋に筋力低下、筋委縮が生ずる。ホルネル症候群、発汗障害は側角の障害による。

進行すると白質が障害され、索路症候（腱反射亢進、排尿障害など）が出現する。空洞が延髄まで広がると延髄空洞症となり頭痛、回転性めまい、舌の萎縮、顔の「玉ねぎ」様感覚障害、構音・嚥下障害などが生ずる。

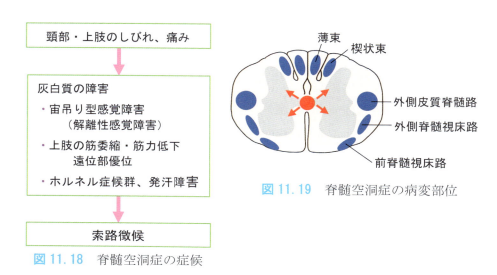

図11.18 脊髄空洞症の症候

図11.19 脊髄空洞症の病変部位

(3) 検査所見

MRIの矢状断像が最も有用である。T1強調画像では、脳脊髄液とほぼ同一の信号強度を示す境界明瞭な病変がみられる（図11.20）。縦に長く、ときに分葉状にいくつかに分かれる。脊髄は腫大していることが多い。T2強調画像では、病変は高信号を呈し、T1強調画像よりも大きくみえる。

(4) 治療

空洞を縮小させるために、大後頭孔拡大術（または減圧術）、空洞短絡術を行う。前者は脳脊髄液の流れを改善させるもので、特にキアリ奇形を合併している場合に有効である。後者は空洞とクモ膜下腔とのシャント術である。

(5) 経過

大部分の症例で、症状は緩徐に進行するが、不変あるいは改善性の経過をとる症例も少数存在する。

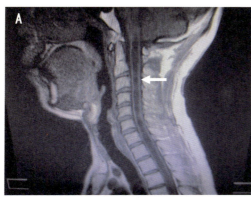 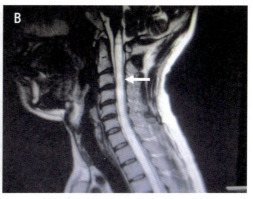

C1 椎体レベルから縦に長い病変がみられる（矢印）

図 11.20　脊髄空洞症の MRI 市場断像（A：T1 強調画像、B：T2 強調画像）

コラム 1　顔の「玉ねぎ」様感覚障害

　三叉神経脊髄路核は上部頸髄（C2 付近）まで下降している。そこでは、第 1 枝、第 2 枝、第 3 枝の順に、腹側から背側に並んでいる。また、顔面中央部は上部に、周辺部は下部にある（図 11.21）。したがって、三叉神経脊髄路が下部から障害され、次第に上部に広がると、感覚障害は、顔面の周辺部に始まり、次第に中央部に広がる。玉ねぎの断面のような分布をとることから「玉ねぎ」様感覚障害障害とよばれる。

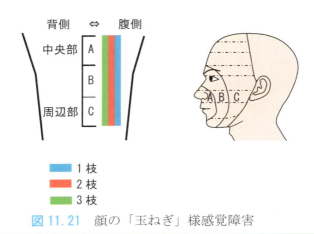

図 11.21　顔の「玉ねぎ」様感覚障害

コラム 2　キアリ（Chiari）奇形

　小脳や脳幹の一部（下部）が、大後頭孔を越えて脊柱管内に入り込む疾患をいう。Chiari の原著では I 型からIV型に分類されている。このうち I 型は小脳扁桃のみが頸椎管内に陥入（5 mm 以上）するものをいい（図 11.22）、最も頻度が

高く、約半数に脊髄空洞症を合併する。無症状、あるいは頭痛のみの症例もあるが、小脳症状、脳神経麻痺を呈する場合もある。無症状の症例は経過観察とするが、症状がある場合は大後頭孔部の減圧手術を行う。

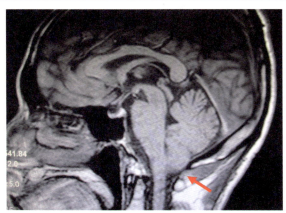

小脳扁桃が頸椎管内に陥入している（矢印）
図11.22　Chiari奇形（MRIT1強調画像矢状断像）

1.5 脊髄腫瘍

(1) 概念と分類（疫学）

腫瘍の発生部位により、硬膜外腫瘍、硬膜内髄外腫瘍、髄内腫瘍の3つに分類される（図11.23）。具体的な疾患を表11.6に示す。硬膜外腫瘍の大部分は転移性腫瘍で、原発巣は、肺癌、乳癌、前立腺癌が多い。硬膜内髄外腫瘍は、神経鞘腫＞髄膜腫の順で頻度が高い。神経鞘腫は神経根のシュワン細胞から発生する腫瘍で、髄膜腫は硬膜から発生する腫瘍である。ともに、ほとんどは良性である。髄内腫瘍は上衣腫＞星状細胞腫の順で、後者の方が悪性度が高い。

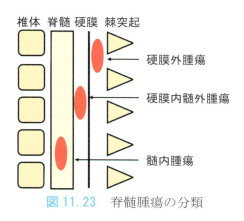

図11.23　脊髄腫瘍の分類

表11.6　脊髄腫瘍

- ■ 硬膜外腫瘍
  - ・転移性腫瘍
- ■ 硬膜内髄外腫瘍
  - ・神経鞘腫
  - ・髄膜腫
- ■ 髄内腫瘍
  - ・上衣腫
  - ・星状細胞腫

(2) 症候

硬膜外腫瘍と硬膜内髄外腫瘍では、神経根症候と脊髄症候を呈する。髄内腫瘍では、初期から脊髄症候のみがみられる。

(3) 検査所見

MRI（単純、造影）が有用である。髄内腫瘍の約60％を占める上衣腫では、脊髄は腫大し、腫瘍はT2強調画像で高信号を呈する。腫瘍の上部や下部に囊胞を伴うことがある。造影MRIでは、腫瘍が均一または不均一に造影される。

(4) 治療

手術による摘出が基本である。転移性腫瘍では、原発巣の治療が優先されるが、ADLを改善するために手術を行うことがある。髄内腫瘍のうち、上衣腫は腫瘍の境界が比較的明確なため、摘出できる場合が多い。星細胞腫は境界が明らかでないことが多く、その場合全摘は困難である。手術後、放射線療法や化学療法を追加することがある。

コラム3　ポリオとポストポリオ症候群

ポリオは、ポリオウイルスによる急性感染症で、小児期に好発する。脊髄（特に頸膨大、腰膨大）の前角を侵すため、急性灰白髄炎（急性脊髄前角炎）ともいう。上下肢の非対称性の弛緩性麻痺を起こし、ときに呼吸筋麻痺や球症状を伴う。ワクチン接種が始まった1961年以降には新規発症はほとんどない。ところが、幼児期にポリオに罹患した患者が、数十年の安定期の後に、罹患肢、非罹患肢に筋萎縮、筋力低下を来すことがあり、ポストポリオ症候群（post-polio syndrome：PPS）とよばれている。加齢や長期にわたる過用などが原因と考えられている。症状は緩徐進行性または停止性である。対症的な薬物療法とリハビリテーションを行う。

コラム4　HTLV-1関連脊髄症（HTLV-1 associated myelopathy：HAM）

ヒトT細胞白血病ウイルス1型（Human T-cell leukemia virus type 1：HTLV-1）の感染に起因して発症する脊髄症である。小学生から高齢者まで広い年齢で発症するが、50歳前後が最も多い。主な症状は痙性歩行、体幹から下枝にかけての感覚障害、排尿障害、発汗障害であり、慢性進行性の経過をとる。血清、髄液中の抗HTLV-1抗体が陽性で、MRIで胸髄の萎縮が特徴的であるが、ときに髄内異常信号がみられる。治療は薬物療法（副腎皮質ステロイド、免疫抑制剤、筋弛緩剤）を行う。リハビリテーションも効果的である。

各論

第12章

末梢神経障害

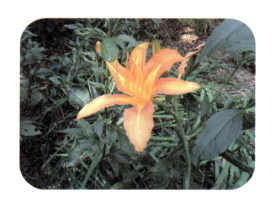

第12章 末梢神経障害

1 総論

1.1 分類

末梢神経障害（ニューロパチー、神経症）には表 12.1 に示すような分類法がある。このうち最も重要なのは、障害の分布による分類である。

(1) 障害の分布による分類（表 12.2）

単神経症、多発性単神経症、多発性神経症の 3 つに分けられる。単神経症は、体の中のひとつの末梢神経が障害される場合である。多くは圧迫性ニューロパチーである。多発性単神経症では、体の中のいくつかの末梢神経が障害される。言い換えれば単神経症が多発している状態（例えば、正中神経と腓骨神経）である。ただし、それぞれの単神経症は、時間的にも前後して発現することが多い。原因のほとんどは血管炎性ニューロパチーである。多発性神経症では、四肢の末梢優位の（典型的には左右対称性の）運動・感覚障害を呈する（図 12.1）。代謝性ニューロパチーなど、多くの疾患がこのタイプに属する。

表 12.1　末梢神経障害の分類

1) 障害の分布
2) 発症様式
2) 障害される神経成分
4) 病態

表 12.2　障害の分布による分類

- 単神経症 (mononeuropathy)
- 多発性単神経症 (multiple mononeuropathy)
- 多発性神経症 (polyneuropathy)

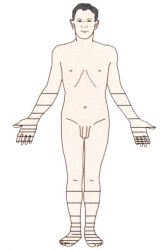

左右対称性の四肢末梢（典型的には下肢優位）の運動感覚障害を呈する。感覚障害では、障害部位と健常部位との境界は明瞭ではない。

図 12.1　多発性神経症の運動感覚障害の分布

(2) 発症様式による分類

急性、亜急性、慢性に分けられる。例えば、急性にはギラン−バレー症候群、亜急性には有機物質による中毒性ニューロパチー、慢性の経過をとる疾患には糖尿病

性ニューロパチーがある。

(3) 障害される神経成分による分類

運動神経、感覚神経、自律神経のいずれが優位に障害されるかで分類する方法である。例えば、運動神経障害優位の神経症には、ギラン-バレー症候群、感覚神経障害優位は糖尿病性ニューロパチー、感覚神経と自律神経に障害が強いタイプには、家族性アミロイドポリニューロパチーがある。

(4) 病態による分類

主に髄鞘が障害されるタイプ（脱髄型）、軸索が障害されるタイプ（軸索型）、神経細胞が障害されるタイプ（神経細胞型）の3つがある。例えば、脱髄型には、ギラン-バレー症候群の脱髄型やシャルコー-マリー-トゥース病など、軸索型にはギラン-バレー症候群の軸索型や糖尿病性ニューロパチーなど、神経細胞型にはシェーグレン症候群によるニューロパチーなどがある。

1.2 診断のための検査（表12.3）

血液検査では、糖尿病などの代謝性疾患の診断、自己抗体の検出を行なう。神経伝導検査が最も重要で、脱髄があると伝導速度の遅延や伝導ブロックがみられ、軸索障害では複合筋活動電位（compound muscle motor potential：CMAP）や感覚神経活動電位（sensory nerve action potential：SNAP）の振幅が低下する。神経生検も病態の解明や特殊な疾患（血管炎性ニューロパチー、アミロイドニューロパチーなど）の診断に有用である。

表12.3 末梢神経障害の検査
- 血液検査
- 神経伝導検査
- 神経生検

2 単神経症（mononeuropathy）

2.1 圧迫性（絞扼性）ニューロパチー

四肢の単神経症のほとんどは、ある特定の部位で周囲の組織に圧迫されることによって生ずるので、圧迫性（絞扼性）ニューロパチーとよばれている。表12.4に示した4つの神経の障害頻度が高い。

表12.4 圧迫性ニューロパチー
- 正中神経
- 尺骨神経
- 橈骨神経
- 総腓骨神経

(1) 症候

1) 手根管症候群

手根管部で正中神経が圧迫されて生ずる。更年期の女性、長期透析患者に多くみ

られる。母指～環指掌側のしびれが夜間や起床時に生じ、手を振ることによって改善する。進行すると母指球が萎縮するため、「猿手」とよばれる手の形になる。圧迫部位である手根管部をハンマーなどで叩くと、手の正中神経支配領域にしびれが走る（ティネル（Tinel）徴候）。この徴候は、圧迫性ニューロパチーに共通する所見である。

誘発テストには、ファーレン（Phalen）テストがある。手関節を最大屈曲位にし、数10秒その肢位を保持させたときに、しびれが出現すれば陽性である。

2）肘部管症候群

尺骨神経が肘の内側部で障害されて生ずる。原因には肘関節屈曲位での作業、変形性肘関節症、ガングリオンによる圧迫などがある。感覚障害が、環指（尺側1/2）、小指、手の尺側部に起こる。背側・掌側骨間筋と虫様筋が麻痺するため、手指、特に環指と小指がMP関節で過伸展、PIP・DIP関節で屈曲し、「鷲手」とよばれる特徴的な手の形をとる。

誘発テストとして、肘屈曲テスト（elbow flexion test）がある。手関節伸展、肘関節最大屈曲位を維持したときに、環指・小指のしびれが誘発されれば陽性である。

フローマン（Froment）徴候もよく知られている。両手の母指と示指で紙をつかませて、検者がその紙を引っ張った時、患側母指のIP関節が屈曲する現象である。

3）橈骨神経麻痺

夜間睡眠時に、橈骨神経が上腕外側で圧迫されて生ずることが多い。手関節背屈、MP関節伸展が困難なため、「下垂手」を呈する。感覚障害が手背橈側に生ずることがあるが、一般に軽い。

4）総腓骨神経麻痺

総腓骨神経が、膝屈曲位での作業、外傷、ガングリオンなどにより、膝窩部で圧迫されて生ずる。下腿外側や足背のしびれ、膝窩部痛、足の背屈障害（下垂足）が起こる。

(2) 検査所見

神経伝導検査では、圧迫部位での伝導障害（神経伝導速度の遅延、CMAPやSNAPの振幅低下）がみられる。

(3) 治療

まず、神経を圧迫するような肢位をとらないようにする。そのうえで、保存的治療として、ビタミンB_{12}、副腎皮質ステロイドなどの薬物療法、装具装着を行なう。ガングリオンなどの腫瘍による場合や、保存的治療でも改善しないときには手術療法を行なう

2.2 顔面神経麻痺

(1) 概念
原因のはっきりしない特発性末梢性顔面神経麻痺が多く、「ベル（Bell）麻痺」とよばれている。

(2) 症候
症候のまとめを表 12.5 に示す。典型的なベル麻痺の場合、耳介後部痛とともに急性に末梢性顔面神経麻痺が生ずる。舌の前 2/3 の味覚障害、アブミ骨筋麻痺による聴覚過敏を伴うこともある。3〜4 カ月後の慢性期に、病的共同運動（閉眼すると同時に口輪筋が収縮する、など）、ワニの涙（食事の際、唾液分泌に伴って涙が出る現象）、片側顔面痙攣が起こることがある。

表 12.5　ベル麻痺の症候

- 末梢性顔面神経麻痺
- 耳介（後部）痛
- 味覚障害
- 聴覚過敏

〈慢性期〉
- 病的共同運動
- ワニの涙
- 片側顔面痙攣

(3) 治療
ビタミン B_{12} と副腎皮質ステロイドを用いる。

(4) 経過
未治療でも、約 70% の症例で完全に回復するといわれている。逆に、治療をしても一部の症例では麻痺が残存する。

コラム 1　Ramsay Hunt（ラムゼイ ハント）症候群

ベル麻痺の次に多い末梢性顔面神経麻痺の原因疾患である。帯状疱疹ウイルスの感染による。表 12.6 に示した 3 症状からなる。帯状疱疹は耳介、外耳道以外に、舌や口蓋に生ずることもある。一般にベル麻痺よりも症状が重いことが多く、早期に抗ウイルス剤による治療が必要である。

表 12.6　Ramsay Hunt 症候群の症候

1. 末梢性顔面神経麻痺
2. 耳介、外耳道の帯状疱疹
3. 聴神経障害（聴力低下、めまい）

3 多発性単神経症（multiple mononeuropathy）

血管炎性ニューロパチーが多い。以下に、代表的疾患である「好酸球性多発血管炎性肉芽腫症」について解説する。

3.1 好酸球性多発血管炎性肉芽腫症
(1) 概念
以前はChurg-Strauss（チャーグ-ストラウス）症候群とよばれていた疾患である。全身性の血管炎に伴う神経症状として、多発性単神経症を呈する。
(2) 症候
気管支喘息、アレルギー性鼻炎などのアレルギー疾患が先行し、その後、多発性単神経症を呈する。経過中、血中の好酸球増加、IgE上昇がみられる。発熱や皮疹（紅斑、紫斑）を伴うこともある。
(3) 検査所見
神経伝導検査で末梢神経障害があることを確認する。血中のMPO-ANCA〔好中球のmyeloperoxidase（MPO）に対する抗好中球細胞質抗体（anti-neutrophil cytoplasmic antibody：ANCA）〕が陽性となる。神経生検では、好酸球浸潤を伴う細小血管の炎症と、血管外の肉芽腫形成がみられる。
(4) 治療
副腎皮質ステロイドを用いる。効果が不十分な場合には免疫抑制薬を併用する。免疫グロブリン静注療法（Intravenous Immunoglobulin：IVIg）も有効である。
(5) 経過
予後良好であるが、心、肺、腎病変を伴う場合は重症化し、死亡することもあり得る

4 多発性神経症（polyneuropathy）

4.1 糖尿病性ニューロパチー
(1) 概念と分類
表12.7に糖尿病によって生ずるニューロパチーの分類を示す。このなかで最も頻度の高いのが多発性神経症である。他の病型でも多発性神経症を合併している場合が多い。

表12.7 糖尿病性ニューロパチーの分類

- ■ 左右対称性ニューロパチー
  - ● 多発性神経症
    - ・感覚性
    - ・感覚・運動性
    - ・感覚・自律神経性
  - ● 対称性下肢運動性ニューロパチー
- ■ 局所性ニューロパチー
  - ● 単神経症
  - ● 非対称性下肢運動性ニューロパチー

(2) 症候

1) 多発性神経症

感覚障害が目立つタイプ（感覚性）、感覚障害と運動障害がともにみられるタイプ（感覚・運動性）、感覚障害と自律神経障害を呈するタイプ（感覚・自律神経性）がある。このうち、感覚性と感覚・自律神経性が多く、左右対称性の四肢末梢優位のしびれ、痛みと自律神経症状（膀胱直腸障害、起立性低血圧、陰萎など）がみられる。アキレス腱反射が初期から低下する。緩徐進行性の経過をとる。

2) 対称性下肢運動性ニューロパチー

四肢近位筋優位の筋委縮、筋力低下が緩徐に進行するタイプである。症状が下肢のみにみられることもある。

3) 単神経症

動眼神経麻痺が多い。糖尿病による場合は、瞳孔異常を伴わないことが特徴である。他に、外転神経、顔面神経、滑車神経も障害されることがある。前述の手根管症候群などの圧迫性ニューロパチーも起こりやすい。

4) 非対称性下肢運動性ニューロパチー

急性・亜急性に一側の大腿や腰帯筋の疼痛、筋力低下、筋委縮を呈する。経過とともに両側性となることがある。神経伝導検査では軸索障害の所見があり、針筋電図では神経原性変化を認める。造影MRIで、障害部位の神経根が造影されることが多い。何らかの免疫学的機序による可能性が考えられている。

(3) 検査所見

神経伝導検査が重要である。軽度の伝導速度の遅延もみられるが、糖尿病性ニューロパチーは軸索障害が主体であることから、重症度の判定にはCMAPやSNAPの振幅の変化が重要である。馬場[1]は神経伝導検査の結果から、糖尿病性ニューロパチ

一の重症度をⅠ度：速度系パラメータの異常のみ、Ⅱ度：腓腹神経 SNAP 低下、Ⅲ度：脛骨神経 CMAP 低下、Ⅳ度：脛骨神経 CMAP の高度の低下、の４段階に分類している。

(4) 治療

糖尿病の適切なコントロールが基本である。原因療法として、アルドース還元酵素阻害薬（糖尿病性神経障害の発症に関与するとされるソルビトールが神経内に蓄積するのを抑制する）がある。疼痛に対する対症療法には、抗うつ薬、抗てんかん薬、神経障害性疼痛に対する治療薬であるプレガバリンなどが用いられる。免疫学的機序が疑われる場合は、IVIg などの免疫性神経疾患に対する治療が有効なことがある。

4.2 クロウ・深瀬症候群（Crow-Fukase syndrome）

(1) 概念

形質細胞が異常に増殖し、そこから VEGF（vascular endothelialgrowth factor；血管内皮増殖因子）という異常蛋白が大量に分泌されることによって、全身の多彩な症状を呈する疾患である。

(2) 症候

主要症状の頭文字をとって、POEMS 症候群ともよばれる（図 12.2）。Organomegaly は肝・脾腫、endcrinopathy は糖尿病、甲状腺異常、edema は浮腫、胸・腹水、skin change は剛毛、色素沈着である。多発性神経症は下肢優位の運動・感覚障害を呈する。

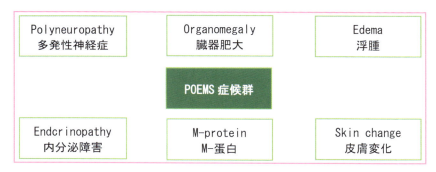

図 12.2　クロウ・深瀬症候群の症候

(3) 検査所見

血清の単クローン性免疫グロブリン血症（M 蛋白）と、VEGF の上昇が認められる。神経伝導検査では脱髄、軸索障害の両者の所見がみられる。

(4) 治療

自己末梢血幹細胞移植を伴う大量化学療法が第一選択である。適応がない場合は、

サリドマイド療法、多発性骨髄腫に準じた治療(メルファラン・プレドニンゾン療法：MP療法)を行う。

(5) 経過
自己末梢血幹細胞移植は大変有効な治療法であるが、長期予後についてはまだ不明である。

4.3 シャルコーーマリーートゥース (Charcot-Marie-Tooth：CMT) 病

(1) 概念と分類
遺伝性ニューロパチーのなかで最も発症頻度の高い疾患である。常染色体優性遺伝形式をとる。遺伝子異常のタイプからいくつかの病型に分けられるが、最も多い(全体の70〜80%)のはCMT1A型である。以下、このタイプについて解説する。表12.8に臨床像のまとめを示す。

表12.8 CMT1A型の臨床像

- 常染色体優性遺伝
- 10〜20代発症
- 下肢遠位部(腓骨神経支配筋中心)の筋力低下、筋萎縮　進行とともに上肢遠位部に及ぶ
- 軽度の感覚障害を伴うことがある
- 神経伝導速度の高度の遅延
- 神経生検：onion bulb 形成

(2) 症候
10〜20代に発症し、下肢遠位部(腓骨神経支配筋中心)の筋力低下、筋委縮を呈する。筋萎縮が大腿遠位部から下腿に目立つことから「逆シャンペンボトル型筋委縮」とよばれる。凹足などの足の変形を伴うことが多い。進行とともに上肢遠位部の筋萎縮も加わる。四肢末梢にごく軽度の感覚障害を認める。

(3) 検査所見
病態は脱髄であり、運動神経伝導速度が著しく低下する。神経生検では、長期間にわたり脱髄、再生を繰り返すために、増殖したシュワン細胞が軸索を何重にも取り囲む特徴的な所見がみられる(「onion bulb」形成)。

(4) 治療
有効な治療はないが、進行はきわめて緩徐である。

4.4 家族性アミロイドポリニューロパチー（familial amyloid polyneuropathy：FAP）

(1) 概念と分類

アミロイドとよばれる特異な蛋白が末梢神経や全身の諸臓器に沈着する疾患である。遺伝性ニューロパチーではCMT病についで多い。常染色体優性遺伝形式をとる。いくつかのタイプがあるが、異常なトランスサイレチン（transthyretin：TTR）が前駆蛋白となってアミロイドを形成するTTR型FAPが最も頻度が高い。20〜40歳代に発症する例が多い。以下、このタイプについて解説する。

(2) 症候（図12.3）

自律神経障害、感覚神経障害、全身症状の3症状が主体である。感覚障害は表在感覚が主体で、いわゆる「解離性感覚障害」を呈するが、進行すると深部感覚障害も加わる。自律神経症状では排尿障害、消化器症状（下痢、便秘）、起立性低血圧が多い。全身症状には、貧血、体重減少、浮腫、腎機能障害、内分泌障害、不整脈などがある。これらより数年遅れて運動症状（筋力低下、筋委縮）が起こる。

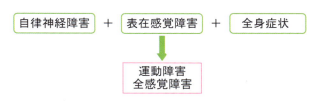

図12.3　家族性アミロイドポリニューロパチーの症候

(3) 検査所見

神経伝導検査では「軸索型」の所見を呈し、初期からSNAPの振幅低下がみられ、進行とともにCMAPの振幅低下も加わる。神経生検でアミロイドの沈着がみられる。確定診断は遺伝子検査による。

(4) 治療

上記症状への対症療法を行うが、TTRが主に肝臓で産生されるため、根治療法としては肝移植が行われる。他に、進行を抑える経口薬としてタファミジスが用いられている。

4.5 ギラン-バレー症候群（Guillain-Barré syndrome：GBS）

(1) 概念

次のCIDP同様、自己免疫機序に基づくニューロパチーである。髄鞘が障害される「脱髄型」（acute inflammatory demyelinating polyneuropathy：AIDP）と軸索が障

害される「軸索型」からなり、さらに軸索型は運動神経が障害される急性運動軸索型ニューロパチー（acute motor axonal neuropathy：AMAN）と、運動神経と感覚神経がともに障害される急性運動感覚軸索型ニューロパチー（acute motor-sensory axonal neuropathy：AMSAN）に分けられる（表12.9）。

表12.9 ギラン-バレー症候群

```
■脱髄型
  Acute inflammatory demyelinating polyneuropathy (AIDP)
■軸索型
  1) acute motor axonal neuropathy (AMAN)
  2) acute motor- sensory axonal neuropathy (AMSAN)
```

(2) 症候（図12.4）

半数以上の症例で、神経症状の出現前に先行感染がみられる。上気道感染、消化器感染（急性胃腸炎）が多い。病原体は特定できないことがほとんどだが、消化器感染ではcampylobacter Jenuniが検出されることがある。先行感染から4週以内に四肢のほぼ左右対称性の筋力低下が出現し、腱反射は低下～消失する。感覚障害は軽度で、ときに自覚的なしびれ感や疼痛がみられるが、他覚的感覚障害は少ない。

重症例では、四肢は完全麻痺となり、さらに脳神経麻痺、呼吸筋麻痺、自律神経症状が加わる。脳神経麻痺では、顔面神経麻痺が最も多く、以下、球麻痺（構音障害、嚥下障害）、眼球運動障害が続く。自律神経症状には、不整脈、高血圧、イレウス、排尿障害などがある。発症から4週以内（多くは1～2週以内）にピークに達し、その後2～4週以内に自然に回復が始まる。

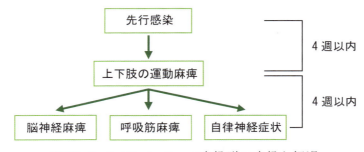

図12.4 Guillain-Barré症候群の症候と経過

(3) 検査所見

脱髄型と軸索型の鑑別に神経伝導検査が重要である。脱髄型では、運動神経の伝

導速度の遅延、伝導ブロック、F波潜時の遅延がみられる。軸索型では、CMAPが低下する。血液検査では、末梢神経の構成成分であるガングリオシドに対する抗体〔抗ガングリオシド抗体（抗GM1抗体など）〕の陽性率が高い。脳脊髄液検査では、「蛋白細胞解離」がよく知られており、神経根の障害を反映している。

(4) 治療

急性期には、コラム3（「免疫性神経疾患と治療」）にある治療法のなかで、IVIgと血液浄化療法が用いられる。GBSでは副腎皮質ステロイドは無効とされる。

(5) 経過と予後

予後は比較的良好で、完全回復する例が多いが、高齢者、球麻痺・呼吸筋麻痺を伴う症例、治療開始が遅れた症例などは種々の程度の後遺症を残す。一般に、脱髄型より軸索型の方が予後不良である。

コラム2　Fisher症候群とBickerstaff型脳幹脳炎（図12.5）

ともにGBSの亜型と考えられている。Fisher（フィッシャー）症候群は、①外眼筋麻痺、②運動失調、③腱反射消失を3主徴とする症候群である。眼瞼下垂や瞳孔散大を伴うこともある。球麻痺や四肢の筋力低下がみられることもあり、GBSとのオーバーラップと考えられている。検査所見はGBSと同様であるが、抗ガングリオシド抗体のなかの抗GQ1b抗体の陽性率が高い。Bickerstaff（ビッカースタッフ）型脳幹脳炎は、外眼筋麻痺や運動失調で初発するが、その後意識障害を伴う点がGBSやFisher症候群と異なる。いずれもGBSに準じた治療が行われる。

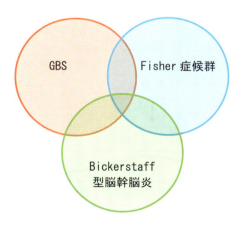

図12.5　Guillain-Barré症候群（GBS）の亜型

> **コラム3　免疫性神経疾患と治療**
>
> 　自己免疫機序に基づく神経疾患を「免疫性神経疾患」と総称する。末梢神経疾患のGBS、CIDPの他にも、中枢神経疾患の多発性硬化症、筋疾患の重症筋無力症、多発性筋炎などがある。これらの疾患に対しては共通した治療法がとられている（表12.10）。
>
> 　IVIgとは、献血で得られた血液から抽出した免疫グロブリンを比較的大量に患者に点滴静脈注射する治療法である。血漿浄化療法とは、患者の血液中の血漿成分に含まれる自己抗体を除去する方法である。残った血球成分に献血で得られた血漿成分を加えて、再び体内に戻す。血漿成分全部を入れ替える方法の他に、自己抗体のみを除去する方法もある。
>
> **表12.10　免疫性神経疾患の治療**
>
> - 副腎皮質ステロイド
> - 免疫抑制薬
> - 免疫グロブリン静注療法
>   （Intravenous Immunoglobulin：IVIg）
> - 血液浄化療法

4.6　慢性炎症性脱髄性多発神経炎（chronic inflammatory demyelinating polyneuropathy：CIDP）

(1) 概念

　GBS同様、免疫学的機序で末梢神経の脱髄を来す疾患である。GBSと異なり、2カ月以上にわたって緩徐に進行する。

(2) 症候

　四肢の運動障害あるいは運動・感覚障害が緩徐に進行する。GBSと異なり、脳神経麻痺や呼吸筋麻痺は少ない。寛解と増悪を繰り返しながら徐々に進行するタイプと、常に進行性の経過をとるタイプがある。

(3) 検査所見

　神経伝導検査で、運動神経伝導速度の低下、伝導ブロック、F波潜時の延長が認められる。髄液検査では蛋白細胞解離がみられる。CIDPでは自己抗体は確認されていない。

(4) 治療

　副腎皮質ステロイド、IVIg、血液浄化療法のいずれかを行う。これらが無効、あ

るいは効果が少ないときには免疫抑制薬を用いる。

(5) 経過
何らかの運動障害が持続する例が多く、長期にわたる治療が必要となる。

参考文献

1) 馬場正之：神経伝導検査による糖尿病性神経障害の重症度診断．臨床神経生理学 41：143―150，2013．

各論

第13章

筋疾患

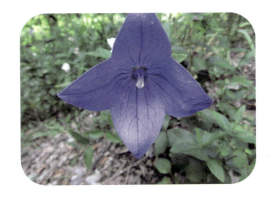

1 総論

　筋疾患（ミオパチー）は骨格筋の障害により筋力低下、筋萎縮、筋痛などの症状を呈する疾患群である。一般的に四肢近位筋、腰帯・肩甲帯、頸部、体幹に筋力低下を来しやすい。このため、階段上り、腕の挙上、起立、起き上がりなどが困難となる。腰帯の筋力低下によるGowers徴候（しゃがみ立ちのとき下肢に手をついて自分の体をよじ登る）、動揺歩行（歩行時に体幹が左右に動揺する）は特徴的所見である。生命に関わる症状として、嚥下筋、呼吸筋、心臓（心筋症や不整脈）の障害があり、誤嚥性肺炎、窒息、II型呼吸不全、心不全、致死的不整脈に至る場合があるので注意を要する。長期経過では筋萎縮を生じ、筋萎縮が高度になると不可逆的となる。例外的に四肢遠位筋優位の分布をとる疾患もある。これには遠位型ミオパチー、筋強直性ジストロフィー、一部の先天性ミオパチー、筋原線維性ミオパチーなどが含まれる。また、顔面筋罹患、眼症状（眼瞼下垂、外眼筋麻痺）を特徴とする疾患もある。

　血液検査では筋逸脱酵素であるCK（creatine kinase）がさまざまな程度に上昇する。ただし、先天性ミオパチーのようにCK正常（ときに低値）となりやすい疾患もあるため、CK上昇がないことを理由に筋疾患を否定できない。診断には筋生検が不可欠である。遺伝子変異と臨床型の関連が確立されている一部の遺伝性筋疾患では、先に遺伝子検査を行うことがある。治療に関しては、筋炎には免疫治療、Pompe病などの代謝性筋疾患には補充療法がある。近年はDuchenne型筋ジストロフィーなどの遺伝性筋疾患で遺伝子治療が開発されているため、早期診断の重要性が増している。筋疾患の分類名は、筋病理所見、臨床的特徴（発症年齢や罹患筋分布）、病態などに基づいて命名されている（表13.1）。

2 筋ジストロフィー（Duchenne、Becker、肢体型、顔面肩甲上腕型、福山型）

　筋ジストロフィーは、筋線維の壊死、再生が進行する遺伝性疾患である。原因遺伝子や臨床経過の異なる40種類以上の疾患があり、Duchenne型、Becker型、肢体型、顔面肩甲上腕型、福山型などが代表的である。疾患により頻度や程度は異なるが、呼吸筋、心筋が侵され、呼吸不全や心不全を合併することがある。根本的治療はないが、一部の疾患で研究開発が進められている。

表 13.1　筋疾患の分類

■筋病理所見による分類名	
筋ジストロフィー	Duchenne 型、Becker 型、肢体型、顔面肩甲上腕型、Emery-Dreifuss 型、三好型遠位型、先天性筋ジストロフィー（福山型、非福山型）など
自己貪食空胞性ミオパチー	筋鞘膜の性質を有する自己貪食空胞（AVSF）を伴うミオパチー（Pompe 病、Dannon 病など）、縁取り空胞（RV）性ミオパチー（縁取り空胞を伴う遠位型ミオパチー*、眼咽頭遠位型ミオパチー、眼咽頭型筋ジストロフィーなど）
筋原線維性ミオパチー	
脂質蓄積性ミオパチー	原発性カルニチン欠損症、multiple acyl-CoA dehydrogenase 欠損症など
■臨床的特徴による分類名	
先天性ミオパチー	ネマリンミオパチー、セントラルコア病、中心核ミオパチー、先天性筋線維タイプ不均等症など※
遠位型ミオパチー	(わが国では)縁取り空胞を伴う遠位型ミオパチー*、三好型遠位型筋ジストロフィー、眼咽頭遠位型ミオパチー
筋強直症候群	筋強直性ジストロフィー、非ジストロフィー性筋強直症候群（先天性ミオトニー(Thomsen 病、Becker 病)、カリウム惹起性ミオトニー、先天性パラミオトニー、遺伝性高 K 性周期性四肢麻痺など）
周期性四肢麻痺	一次性、二次性
■病態、原因による分類名	
炎症性筋疾患	皮膚筋炎、多発筋炎、封入体筋炎、免疫介在性壊死性ミオパチー、抗 aminoacyl-tRNA synthetase（ARS）症候群、非特異的筋炎など※
代謝性筋疾患	糖原病、脂質代謝異常症、ミトコンドリア病など
内分泌性筋疾患	甲状腺機能、副甲状腺機能、副腎機能異常など
コラーゲン異常症	Ullrich 型先天性筋ジストロフィー、Bethlem ミオパチーなど
筋チャネル病	周期性四肢麻痺、筋強直症候群
薬剤性ミオパチー	スタチン、副腎皮質ステロイドなど

*：別名、遺伝性封入体筋炎、大腿四頭筋が保持されるミオパチー、埜中ミオパチー、GNE ミオパチー
※：それぞれの疾患は筋病理所見により定義される。

2.1　Duchenne 型筋ジストロフィー

(1) 概念と分類

　Duchenne 型筋ジストロフィー（Duchenne muscular dystrophy：DMD）は、筋線維膜のジストロフィン蛋白をコードする遺伝子の変異により発症する、X 染色体劣性遺伝性疾患である。遺伝子変異の約 7 割はエクソン欠失または重複が原因である。筋ジストロフィーのなかで最も頻度が高く、男児出生 3,500 人当たり 1 人、人口 10

万人当たり 3〜5 人の頻度である。後述する Becker 型筋ジストロフィーは DMD の軽症型である。

(2) 症候

多くは 3〜5 歳頃に転びやすい、走れない、階段を昇れないなど歩行に関する異常で発症し、5 歳頃に運動能力のピークを迎えて以降、筋力低下が進行する。腰帯の筋力低下のため、しゃがみ立ちのとき殿部を高く上げるようになる。進行に伴い Gowers 徴候、動揺歩行を認める。10 歳前後で歩行不能となる。腓腹部肥大を認めることが特徴である。関節拘縮は足関節から始まり、四肢、脊柱へと進行する。また、進行とともに呼吸筋障害、心筋症が出現する。顔面筋は進行期に低下する。知能面では軽度から中等度の精神発達遅滞がしばしばみられる。

(3) 検査所見

血清 CK 値は幼児期で基準値の 10〜25 倍、通常 10,000 U/L 以上と著明高値であり、病気の進行に伴い低下する。診断には、MLPA (multiplex ligation-dependent probe amplification) 法でエクソンの欠失・重複を検出する。検出されない場合、生検筋の免疫組織化学染色で筋線維膜のジストロフィン蛋白の消失を確認し、診断した後、遺伝子解析で変異を同定する。

(4) 治療

ステロイドは歩行可能期間の延長、呼吸機能、心機能、側彎の進行抑制に有効性が示されているが、効果は限定的である。対症療法として、関節拘縮予防のリハビリテーション、側弯症に対する姿勢管理や手術療法、心筋症に対するアンギオテンシン変換酵素（ACE）阻害薬、β遮断薬などの薬物療法、呼吸筋障害に対する呼吸リハビリテーション、非侵襲的および侵襲的人工呼吸器、嚥下障害に対する食形態の工夫、経鼻および胃瘻栄養などがある。根本的治療として、遺伝子の out of frame 変異を in frame 変異に変化させ、BMD 様の軽症型へ変化させるエキソンスキップ療法が開発され、臨床試験が行われている。

(5) 経過

自然経過による予後は 10 歳代後半であったが、呼吸筋障害、心筋症の治療の進歩などにより、現在は 30 歳以上まで生存可能となっている。

2.2 Becker 型筋ジストロフィー

(1) 概念と分類

Becker 型筋ジストロフィー (Becker muscular dystrophy : BMD) は DMD と同様にジストロフィン遺伝子の異常で発症する。遺伝子変異の種類が、DMD では out of frame 変異（frame shift が起こり変異の下流で蛋白合成が停止する）であるのに対し、BMD は in frame 変異（frame shift は起こらず不完全な蛋白が合成される）であるため、不完全ながらジストロフィンが合成される。このため、発症、進行ともに DMD より遅く、軽症となる。経過が多様であるため正確な有病率は不明であるが、男児出生 10 万当たり 3〜6 人、人口 10 万人当たり 1 人の頻度とされている。

(2) 症候

発症は 5〜10 歳、歩行不能となるのは 20 歳以降が多い。20 歳以降の発症や、60 歳以降まで歩行可能な軽症例が存在する一方で、DMD 類似の早期発症重症例もあり、表現型は非常に幅広い。DMD と同様に歩行障害で発症し、腓腹部肥大を認める。DMD と比べ筋痛の頻度が高く、知能低下は少ない。筋力低下より心不全が前景にたつことがあり注意する。

(3) 検査所見

血清 CK 値の上昇は DMD よりは軽度である。診断は DMD に準ずる。筋の免疫組織化学染色において、正常では筋線維膜のジストロフィンが濃く均一に染色されるのに対し、BMD ではジストロフィンが淡くまだらに染色される（図 13.1）。

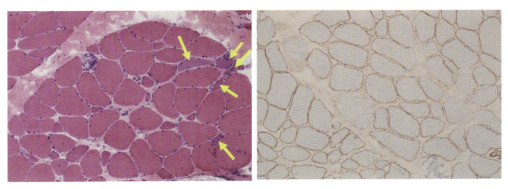

⇐ が再生線維

筋線維の大小不同があり、再生線維がみられる（左）。筋線維膜のジストロフィンが淡くまだらに（faint and patchy）染色される（右）。(Becker 型筋ジストロフィー、左 H & E、右 dystrophin 免疫染色）

図 13.1　Becker 型筋ジストロフィーの筋生検所見

(4) 治療

治療は DMD に準じて対症療法を行う。筋痛にダントロレンが有効な場合がある。

(5) 経過

運動機能の予後は比較的良好であるが、心不全が予後に関わることがあるため、早期に心機能低下を検出し、心不全対策の薬物療法を行う。

2.3 肢体型筋ジストロフィー

(1) 概念と分類

　肢体型筋ジストロフィー（limb-girdle muscular dystrophy：LGMD）は、Duchenne型、顔面肩甲上腕型、先天性などの臨床的特徴をもたない筋ジストロフィーの総称であり、原因遺伝子、臨床症状の異なるさまざまな疾患が含まれる。常染色体優性を LGMD1、劣性を LGMD2 とし、原因遺伝子や遺伝子座が同定されたものからアルファベット順に命名されている。これまでに LGMD1 は 8 遺伝子、LGMD2 は 20 遺伝子以上が同定されているが、遺伝子不明の疾患もあり、今後も増加することが予想される。頻度は LGMD2 が大半であり、わが国では LGMD2A、2B が最も多い。

(2) 症候

　疾患により臨床経過は異なる。また、同一遺伝子の変異でも異なる病型を示すことがある。例えば、LGMD2B は筋細胞膜のディスフェルリン蛋白をコードする遺伝子の変異で発症し四肢近位筋の筋力低下を呈するが、同じ遺伝子の変異でも、下腿後面が強く障害される三好遠位型筋ジストロフィーを発症する場合がある。

(3) 検査所見

　疾患により血清 CK 値はさまざまである。上述のディスフェルリン異常症では正常の 20 倍以上と著しく高い。疾患により罹患筋分布に特徴があることから、鑑別に筋 CT が有用である。

(4) 治療

　対症療法を行う。

(5) 経過

　疾患により異なる。呼吸筋障害、心筋症がみられる疾患もある。

2.4 顔面肩甲上腕型筋ジストロフィー

(1) 概念と分類

　顔面肩甲上腕型筋ジストロフィー（fascioscapulohumeral muscular dystrophy：FSHD）は第 4 染色体にある D4Z4 とよばれる繰り返し配列が短縮することで発症すると考えられている。常染色体優性遺伝性疾患であるが、孤発例も多い。遺伝子変異は同定されていない。顔面、肩甲骨周囲、上腕の筋が強く障害される。頻度は人口 10 万人当たり 5 人程度である。

(2) 症候

　発症年齢は幼児期から成人中期まで幅がある。典型的には 20〜30 歳代に顔面筋の筋力低下で発症し、緩徐に肩甲骨周囲、上腕、下肢へと進行する。翼状肩甲（肩甲

骨周囲筋の萎縮により肩甲骨が浮き上がる）、肩外転時の肩甲骨上方移動（上肢挙上はできないが、肩甲挙筋は保たれるため肩甲骨挙上が起こる）が特徴的である。一般的な筋疾患と異なり、左右差があることが特徴である。筋以外の症状として、難聴や滲出性網膜炎がある。

(3) 検査所見

血清CK値は基準値の5倍程度まで上昇する。筋病理は特異的な所見に乏しいため、遺伝子検査でD4Z4リピートの短縮を確認する。

(4) 治療

対症療法を行う。

(5) 経過

心筋、呼吸筋は障害されにくいため、生命予後は良好である。

2.5 福山型先天性筋ジストロフィー

(1) 概念と分類

福山型先天性筋ジストロフィー（Fukuyama-type congenital muscular dystrophy：FCMD）は、筋線維膜の糖蛋白α-ジストログリカンの糖鎖修飾に関わるフクチン蛋白をコードする遺伝子の変異により発症する、常染色体劣性遺伝性疾患である。日本人の約90人に1人が保因者であり、わが国ではDuchenne型の次に多い小児期発症筋ジストロフィーである。頻度は約3万出生に1人、10万人当たり2〜4人程度である。

(2) 症候

生後から乳児早期に自発運動の少なさ、筋緊張低下で気づかれ、発育・発達が著明に遅れる。骨格筋の他、脳（多小脳回などの脳奇形）、眼（近視、白内障、視神経低形成、網膜剝離など）が障害される。中等度から高度の精神発達遅滞を合併し、約半数に痙攣を伴う。

(3) 検査所見

血清CK値は数千U/Lに上昇する。頭部MRIで多小脳回、大脳白質の髄鞘化遅延、脳萎縮などを認める。診断には遺伝子検査を行う。筋病理では筋線維の壊死・再生、円形・小型化、間質結合織の著しい増加を認める。免疫組織化学染色ではα-ジストログリカンの染色性が低下している。

(4) 治療

嚥下障害、心不全、呼吸不全には対症療法を行う。発熱時に横紋筋融解症、ケトン性低血糖が起こりやすいため対処が必要である。根本治療として遺伝子変異に対

するエキソントラップ阻害療法が有望視されている。

(5) 経過

座位をとれるようになる例は多いが、歩行を獲得することはまれであり、その場合も歩行可能期間は2〜3年である。自然歴での予後は10代半ばであったが、人工呼吸器、心不全治療、栄養管理などの発展により、30歳代の生存例もみられるようになっている。

3 炎症性筋疾患

3.1 多発筋炎・皮膚筋炎・免疫介在性壊死性筋症・抗ARS抗体症候群

(1) 概念と分類

炎症性筋疾患（筋炎）は、自己免疫機序により起こる筋疾患である。歴史的にBohan and Peterの診断基準が用いられ、典型的皮膚症状の有無により皮膚筋炎または多発筋炎と診断されてきた。しかし、近年は筋病理所見の違いから皮膚筋炎、多発筋炎、免疫介在性壊死性筋症、封入体筋炎、それ以外の非特異的筋炎の5つに分類することが提唱されている。さらに、抗ARS（aminoacyl transfer RNA synthetase）抗体が陽性で特徴的な臨床型を示す抗ARS抗体症候群も分類に加えることがある。

新分類を用いると多発筋炎と診断される症例はきわめて少ないことが判明している。これまで多発筋炎と診断されていたものには、新分類の免疫介在性壊死性筋症、抗ARS症候群、封入体筋炎などが含まれていたと思われる。2000年以降、筋炎特異的自己抗体の同定が進み、自己抗体、臨床、筋病理所見の関連性が明らかにされつつあるが、病態は十分に解明されていない。

(2) 症候および検査所見

抗ARS抗体症候群は小児ではまれである。その他の筋炎は小児、成人ともに発症する。亜急性進行性が多いが、急性や慢性経過もある。一般に、四肢近位筋、体幹、頸部（屈筋）、嚥下筋、呼吸筋の筋力低下が進行する。筋症状以外に、皮疹、間質性肺炎、膠原病、悪性腫瘍をしばしば合併する。血清CK値は正常からさまざまな程度に上昇し、壊死性筋症では千U/Lを超えることが多い。診断は筋生検による。自己抗体の測定は病型分類に有用である。

1) 多発筋炎（polymyositis：PM）

筋病理では、内鞘で非壊死線維を取り囲み、ときに内部へ侵入するリンパ球浸潤を認める（図13.2）。

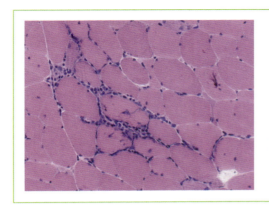

非壊死線維周囲を取り囲み、非壊死線維内に侵入するリンパ球（H & E）

図 13.2　多発筋炎の筋生検所見

2）皮膚筋炎（dermatomyositis：DM）

典型的皮疹には、ヘリオトロープ疹（上眼瞼の浮腫を伴う紅斑）、ゴットロン徴候（手指関節伸側の紅色〜紫紅色斑）がある。皮膚症状のみで筋症状がない場合、CADM（clinically amyopathic DM）とよぶ。筋病理では筋束周囲萎縮（perifasicular atrophy）が診断的所見である（図 13.3）。後述する抗 ARS 抗体症候群の筋束周囲壊死（perifascicular necrosis）と似ているが、前者のみ免疫組織化学染色で筋線維内の MxA（myxovirus resistance protein A）が陽性となるため鑑別できる（図 13.4）。自己抗体は抗 Mi2、MDA5（melanoma differentiation-associated gene 5）、TIF1γ（transcriptional intermediary factor 1γ）、NXP2（nuclear matrix protein 2）、SAE（small ubiquitin-like modifier activating enzyme）抗体の 5 種類が判明している。臨床との関連では、抗 Mi2 抗体と古典的 DM、抗 MDA5 抗体と CADM や急速進行性間質性肺炎、抗 NXP-2 抗体と皮膚石灰沈着などが知られている。悪性腫瘍合併例は抗 TIF1γ 抗体が最多であり、抗 NXP2、SAE 抗体がこれに次ぐ。小児は成人に比べ抗 NXP2 抗体の頻度が高い。

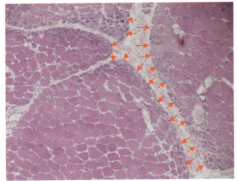

筋束周辺部の筋線維が小径で perifasicular atrophy を呈する（H & E）

図 13.3　皮膚筋炎の筋生検所見

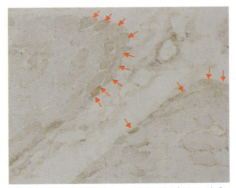

筋束周辺部の萎縮した筋線維が MxA 染色陽性である

図 13.4　MxA 免疫染色

3）免疫介在性壊死性筋症（immune-mediated necrotizing myopathy：IMNM）

筋病理では筋線維の壊死・再生がみられる。リンパ球浸潤はないか反応性のものである。自己抗体は抗 SRP（signal recognition particle）、HMGCR（3-hydroxy-3-methylglutaryl-coenzyme A reductase）、ARS、ミトコンドリア M2 抗体が知られている。抗 HMGCR 抗体陽性例の一部は悪性腫瘍を合併する。慢性進行例では、筋ジストロフィーと誤診される可能性があるが、本疾患は治療可能であるため見逃してはならない。

4）抗 ARS 抗体症候群

抗 ARS 抗体症候群は、筋炎、間質性肺炎、機械工の手（機械工でみられるような手荒れ様の角化性皮疹）を三徴とする。発熱、関節炎、Raynaud 現象、その他の皮疹も高率に合併する。抗 ARS 抗体はアミノ酸を tRNA に結合させる細胞質内酵素に対する抗体で、アミノ酸の種類別に8種類が知られているが、筋炎では抗 Jo-1（約30％で最多）、OJ、PL-7、EJ、PL-12、KS 抗体の6つが重要である。病理所見は、perifasicular necrosis（図13.5、上述）が報告されている。

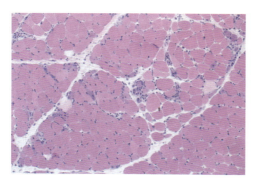 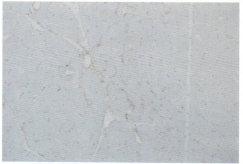

壊死・再生線維が筋束周囲部に多い perifasicular necrosis の所見（左）。皮膚筋炎のperifasicular atrophy と異なり MxA 陰性となる（右）。（左 H＆E、右 MxA 免疫染色）

図13.5 Jo-1 抗体陽性の ARS 症候群の筋生検所見

(3) 治療

ステロイドの内服を行う。急性期はステロイドパルス療法や免疫グロブリン大量静注療法を併用する場合がある。間質性肺炎の合併例や、ステロイドの減量に伴い再燃する症例では免疫抑制剤の併用が必要となることがある。難治例において抗 CD20 抗体であるリツキシマブなどの生物学的製剤が有効との報告もあるが、筋病理分類に基づいた疾患ごとの治療選択基準はなく、今後の課題である。悪性腫瘍合併例では、筋炎よりも腫瘍が予後を規定することや、腫瘍自体が筋炎を惹起すると考えられているため、腫瘍の治療を優先的に行う。

(4) 経過

ステロイド反応性であるが、減量により再燃することがある。未治療で長期に経過すると不可逆的な筋萎縮に陥り、治療反応性不良となるため早期診断・治療が重要である。生命予後は筋炎よりも合併する間質性肺炎、悪性腫瘍、感染症により決まる。

コラム　封入体筋炎（sporadic inclusion body myositiss：sIBM）

中高年で発症し、深指屈筋、大腿四頭筋に強い筋力低下を来す点が特徴的な緩徐進行性の疾患であり、50歳以降発症の筋炎で最多である。深指屈筋の障害によりペットボトルのふたや引き出しが開けにくくなり、大腿四頭筋の障害により膝折れしやすく、転倒しやすくなる。頸部、嚥下筋も障害されやすい。心筋、呼吸筋は保たれるため予後は良好である。一般的な経過は、約7年で歩行補助、約15年で車いすが必要となる。筋病理は多発筋炎でみられる細胞浸潤に加え、縁取り空胞などの変性所見を認める（図13.6）。他の筋炎と異なり免疫治療が奏効せず、根本的治療がないため、筋力低下、筋萎縮が進行する。

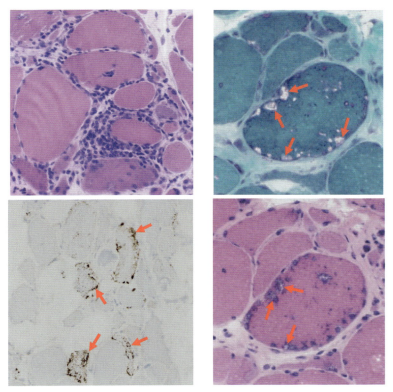

非壊死線維を取り囲む細胞浸潤（左上、H＆E）と縁取り空胞（右、上：mGT、下：H＆E）P62がdot-like patternで染まる（左下、p62免疫染色）（封入体筋炎）。

図13.6　封入体筋炎の筋生検所見

4 周期性四肢麻痺

(1) 概念と分類

発作性の四肢筋力低下を来す疾患群である。骨格筋細胞膜に存在するイオンチャネルをコードする遺伝子の変異による一次性（遺伝性）と、甲状腺機能亢進症などの疾患によりイオンチャネルの発現や機能が変化する二次性（続発性）があり、発作時の血清K値により低K性と高K性に分けられる。二次性低K性の原因には、甲状腺機能亢進症、アルコール多飲、原発性アルドステロン症、K排出性利尿薬・甘草の使用、Bartter症候群、Gitelman症候群、腎尿細管性アシドーシス、下痢、嘔吐、高K性の原因にはK保持性利尿薬の使用、Addison病、腎不全などがある。

周期性四肢麻痺のなかで最も多いのは、甲状腺機能亢進症によるものである。一次性は、いずれも常染色体優性遺伝形式をとり、低K性、高K性、Andersen-Tawil症候群に大別される。低K性の約80％は、骨格筋型Caチャネルをコードする*CACNA1S*遺伝子や骨格筋型Naチャネルをコードする*SCN4A*遺伝子の変異が原因であり、高K性も*SCN4A*遺伝子の変異で起こる。Andersen-Tawil症候群は、Kチャネルをコードする*KCNJ2*や*KCNJ5*遺伝子の変異が原因であり、周期性四肢麻痺に小奇形、不整脈を合併する。

(2) 症候

発作性に四肢の弛緩性麻痺を来す。麻痺症状は下肢に強く、顔面、嚥下、呼吸筋の障害はあっても軽度である。一次性低K性は5〜20歳で発症し、麻痺発作の持続は数時間から数日であり、炭水化物、運動後の安静、ストレスなどが誘因となる。高K性は通常10歳以下で発症し、四肢や眼瞼にミオトニアを認めることがあり、麻痺発作の持続は数十分から数時間で、運動後の安静、寒冷、K摂取、妊娠などが誘因となる。低K性、高K性ともに、慢性進行性のミオパチーを合併することがある。Andersen-Tawil症候群は、10歳前後で発症し、小奇形（眼間解離、耳介低位、幅広い鼻、下顎低形成など）、不整脈（QT延長など）を合併する。

(3) 検査所見

麻痺発作極期には低K血症、高K血症を認めるが、極期を過ぎると、麻痺が残っていてもこれらの異常を認めない場合がある。検査で二次性の疾患を鑑別する。心電図で低K、高K血症に伴う異常を確認する。針筋電図でミオトニー放電の有無を、神経伝導検査のExercise testで、運動負荷や寒冷刺激による麻痺を電気生理学的に確認する。

(4) 治療

発作急性期は、低/高K血症による不整脈、心停止に注意する。低K性ではKを補充する。高K性では麻痺は軽度で持続も短いことが多い。発作予防には、誘因の回避やアセタゾラミドなどの薬物療法がある。低K性では徐放性K製剤、K保持性利尿薬、高K性では、K喪失性利尿薬の使用も検討する。ミオトニアの対症療法にはメキシレチンなどがある。

(5) 経過

脱力発作の回数は中年以降に減少する。同一遺伝子の異常でも、発作の回数は生涯数回から頻回まであり、重症度はさまざまである。

5 筋強直性ジストロフィー

(1) 概念と分類

筋強直性ジストロフィー（dystrophia myotonica、myotonic dystrophy：DM）は、進行性の筋力低下、筋萎縮、ミオトニア、多臓器障害を主徴とする。骨格筋を収縮させた後に収縮をやめると正常筋はすぐに弛緩するが、筋の収縮が続く場合を筋強直（ミオトニア）という。成人の遺伝性筋疾患のなかで最も多く、頻度は人口10万人当たり8人程度である。DM1とDM2に分類されるが、わが国では前者が99％を占めるため、以後DM1について述べる。DM1は第19染色体にあるDMPK（DM protein kinase）をコードする遺伝子の異常で発症し、常染色体優性遺伝形式をとる。遺伝子のCTGからなる繰り返し配列が異常に伸長している。この繰り返しは世代を経るごとに増加し、発症年齢が早まり重症化する表現促進現象（anticipation）を認める。

(2) 症候

発症年齢は20〜30歳に多いが、先天性から高齢発症までさまざまであり、先天性のものは重症である。一般的な筋疾患と異なり、四肢は遠位筋から障害され、手先の脱力、つまずきやすさが出現する。前頭部禿頭、眼瞼下垂、斧様顔貌（咬筋と側頭筋の萎縮による）、頸部筋の筋力低下・筋萎縮も特徴である。ミオトニアは、把握ミオトニア（強く握った状態から手を開く際、スムーズに開けずゆっくり開く現象）、叩打ミオトニア（打腱器で母指球筋や舌などの筋腹を叩打すると、その部位に限局性の筋収縮が起こりしばらく持続する現象）を認める。筋以外には、脳（高次機能障害）、眼（白内障、網膜色素変性症）、心臓（心伝導障害）、内分泌（糖尿病、性腺機能異常など）、免疫系（低IgG血症）などの全身臓器の異常や、悪性腫瘍を合併す

(3) 検査所見

血清 CK 値は正常から軽度上昇する。針筋電図でミオトニー放電を認める。筋病理は特異的所見に乏しいため、診断は遺伝子検査で行う。

(4) 治療

リハビリテーション、合併症への対症療法などを行う。

(5) 経過

軽症から重症まで経過はさまざまである。緩徐進行性であるが突然死も多い。その主な原因として、誤嚥、睡眠時無呼吸、不整脈がある。このため、嚥下機能、睡眠時呼吸機能検査、24 時間心電図などの定期的評価と早期対応が重要である。

6 ミトコンドリア病

(1) 概念と分類

ミトコンドリアは好気呼吸の場でエネルギーを産生する細胞小器官である。ミトコンドリア病は、遺伝子変異によりミトコンドリアの機能低下が起こり、好気呼吸が盛んな筋肉や中枢神経系を中心として全身臓器に障害が起こる疾患群である。ミトコンドリアは核遺伝子（核 DNA）とミトコンドリアが独自に保有するミトコンドリア遺伝子（mtDNA）の両者によりコードされており、いずれの変異でも発症する。mtDNA は母親の卵子由来であるため、mtDNA 変異による疾患は母系遺伝形式をとる。一方、核 DNA 変異による疾患は常染色体遺伝、X 連鎖性遺伝形式をとる。mtDNA 変異による疾患の場合、細胞内で変異型と正常型 mtDNA が混在しており（ヘテロプラスミー）、変異型 mtDNA がある割合を超えると細胞機能障害が起こり（閾値効果）発症する。

(2) 症候

発症年齢、罹患臓器やその組み合わせ、重症度はさまざまである。同一家系内であっても表現型に幅があることが多い。逆に、同じ臨床病型でも原因遺伝子はひとつではない。この多様性は、mtDNA の変異率が細胞ごとに異なり、細胞分裂ごとに変化し、変異率の高い細胞がどの組織・臓器に多く分布するかは個体ごとに異なる、という mtDNA の特徴による。臨床病型によらず共通してみられやすい症状としては、低身長、筋症、心筋症、不整脈、感音性難聴、糖尿病、腎障害などがある。

代表的な病型には慢性進行性外眼筋麻痺症候群（chronic progressive external ophthalmoplegia：CPEO）、ミトコンドリア脳筋症・乳酸アシドーシス・脳卒中様発

作症候群（mitochondrial myopathy, encephalopathy, lactic acidosis and stroke-like episodes：MELAS）、赤色ぼろ線維・ミオクローヌスてんかん症候群（myoclonus epilepsy associated with ragged red fiber：MERRF）がある。MELAS、MERRFはmtDNA変異によるため母系遺伝であるが、CPEOはmtDNA、核DNAいずれの変異によるものもあり、突然変異も多いため遺伝形式はさまざまである。

CPEOは小児期または成人期に眼瞼下垂で発症し、緩徐に全外眼筋麻痺に至る。ほぼ全例で顔面、四肢の筋力低下も認める。CPEOに網膜色素変性と心伝導障害を合併したものはKearns-Sayre syndrome（KSS）とよばれる。MELASの典型例は小児期に発症し、突然の頭痛と嘔吐、痙攣などの脳卒中様発作を認め、一過性に片麻痺、皮質盲などの巣症状を認める。脳卒中様発作は徐々に増加する。MERRFの典型例は小児期から40歳に発症し、小脳性運動失調、ミオクローヌス、痙攣発作を認める。MELAS、MERRFともに筋力低下、知的退行が緩徐に進行する。

(3) 検査所見

血液、髄液で乳酸、ピルビン酸が上昇することが多い。頭部画像検査では、両側基底核の石灰化や小脳萎縮を認めることが多い。MELASの脳卒中様発作では、脳梗塞と同様にMRIのT2強調画像で高信号の病変を認めるが、脳梗塞との違いは、血管支配域に一致せず、病変が移動し、MRA（MR angiography）で血管拡張を認め、ASL（arterial spin labeling）撮影法による還流画像で血流増加を伴う点である。また、脳梗塞が虚血による細胞性浮腫であるのに対し、脳卒中様発作の病変では血管原性浮腫が主病態であるため、DWI（diffusion weighted image）での強い高信号やADC（apparent diffusion coefficient）での強い低信号は、来しにくいとされる。MERRFでは、小脳、脳幹、大脳皮質の萎縮を認める。

筋病理では筋線維の大小不同、赤色ぼろ線維（ragged red fiber：RRF）を認める（図13.7）。チトクロームc酸化酵素（cytochrome c oxidase：COX）染色で不染の筋線維が散在するCOX部分欠損はCPEO、MERRFで必発である。コハク酸脱水素酵素（succinate dehydrogenase：SDH）染色にて血管壁にミトコンドリアが異常集積するstrongly SDH-reactive vessels（SSV）はMELAS、MERRFで高頻度である（図13.8）。SSVはMELASでCOX陽性、MERRFでCOX陰性となる。診断に関しては、MELAS、MERRFの典型例では血液でmtDNAの点変異を検索し、診断がつかなければ筋生検を行う。CPEOでは血液で変異が検出されにくいので、初めから筋生検を考慮する。

(4) 治療

現在、根本的治療はない。脳卒中様発作の急性期、慢性期における発作予防にL-アルギニンが有効である。対症療法として、てんかんに対する抗てんかん薬、眼瞼

下垂に対する眼瞼挙上術、難聴に対する人工内耳、心伝導ブロックに対するペースメーカー装着、リハビリテーションなどがある。

(5) 経過

症例によりさまざまである。

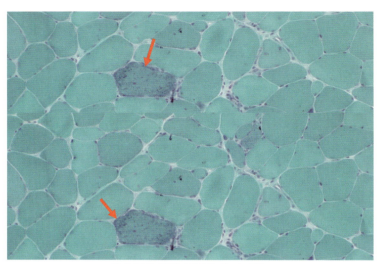

赤色ぼろ線維を認める（mGT）
図 13.7　MELAS の筋生検所見

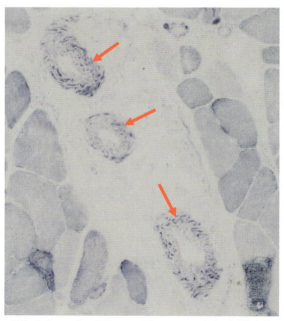

SSV (strongly SDH reactive vessels) を認める
図 13.8　SDH 染色

各論

第 14 章

神経筋接合部疾患

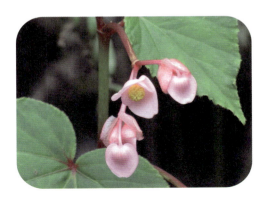

1 神経筋接合部疾患とは

1.1 総論

　骨格筋神経筋接合部シナプス間隙で運動神経終末から放出されたアセチルコリンが、筋細胞表面のアセチルコリン受容体に結合して筋線維に終板電位を発生させる。その終板電位によって誘発された活動電位が筋線維に沿って伝わり、筋細胞膜の電気的興奮に続いて筋線維の収縮が起こる。この過程を興奮収縮連関という。運動神経終末からアセチルコリンが放出されて筋収縮に至る過程のどこかに異常があり、そのため筋力低下を来す疾患を神経筋接合部疾患という。神経筋接合部疾患では運動神経から筋へのアセチルコリン放出あるいは受け渡しが不安定となるため、筋力低下の程度が不安定となることが特徴的である。

　なお神経筋接合部は血液神経関門の保護がないため、自己抗体による神経疾患が生じやすい。重症筋無力症は免疫性神経疾患のなかで最も患者数が多い疾患のひとつである。

1.2 重症筋無力症（myasthenia gravis：MG）

(1) 概念と分類

　重症筋無力症は自己抗体により骨格筋神経筋接合部の障害を来す疾患であり、その臨床症状の特徴は、運動の反復に伴い骨格筋の筋力が低下し（易疲労性）、休息により改善すること、夕方に症状が悪化すること（日内変動）、日によって症状が変動すること（日差変動）である。ここでいう易疲労性とは、疲れやすいということではなく筋力の維持が困難となることをいう。例えば、上方視を短時間続けているだけで眼瞼が下垂してくるが、安静で改善することが特徴的である。

　また、他の自己免疫疾患を合併することがしばしばあり、関節リウマチ、バセドー病、橋本病、全身性エリテマトーデス、赤芽球癆、円形脱毛、低ガンマグロブリン血症、心筋炎、味覚障害などを合併することがある。

　臨床病型としては眼筋型と全身型に大別される。MGの初発症状は、眼瞼下垂あるいは複視であることが多いが、発症2年以上眼瞼下垂・複視に限局するものを眼筋型という。四肢筋・体幹筋・呼吸筋・球筋の筋力低下を来す場合には全身型という。重症例では急性の経過で呼吸障害を来すことがあり、気管内挿管・人工呼吸器管理を必要とする状況を呼吸筋クリーゼという。

重症度を加味した臨床分類で広く用いられているのが MGFA（MG Foundation of America）分類である（表 14.1）。これは発症から現在に至るまでの最重症時の状態により MG 患者を分類する分類法であり、本来は治療の評価として用いるべきものではないが、現在の重症度を簡便に表すために用いられることがある。MG に特異的な ADL スケールとして以前から用いられてきた MG Activities of Daily Living profile（MG-ADL）は 8 項目の質問に答えるもので、現在も簡便かつ有用な臨床スケールとして頻用されており、翻訳・改変されたものを特定疾患医療給付申請に必要な臨床調査個人票に記載することになっている（表 14.2）。半定量性もあり、重症度の指標として用いられる。

表 14.1　MGFA 分類

Class I		眼筋筋力低下。閉眼の筋力低下があってもよい。他のすべての筋力は正常。
Class II		眼筋以外の軽度の筋力低下。眼筋筋力低下があってもよく、その程度は問わない。
	IIa	主に四肢筋、体幹筋、もしくはその両者をおかす。それよりも軽い口咽頭筋の障害はあってもよい。
	IIb	主に口咽頭筋、呼吸筋、もしくはその両者をおかす。それよりも軽いか同程度の四肢筋、体幹筋の筋力低下はあってもよい。
Class III		眼筋以外の中等度の筋力低下。眼筋筋力低下があってもよく、その程度は問わない。
	IIIa	主に四肢筋、体幹筋、もしくはその両者をおかす。それよりも軽い口咽頭筋の障害はあってもよい。
	IIIb	主に口咽頭筋、呼吸筋、もしくはその両者をおかす。それよりも軽いか同程度の四肢筋、体幹筋の筋力低下はあってもよい。
Class IV		眼以外の筋の高度の筋力低下。眼症状の程度は問わない。
	IVa	主に四肢筋、体幹筋、もしくはその両者をおかす。それよりも軽い口咽頭筋の障害はあってもよい。
	IVb	主に口咽頭筋、呼吸筋、もしくはその両者をおかす。それよりも軽いか同程度の四肢筋、体幹筋の筋力低下はあってもよい。
Class V		気管内挿管された状態。人工呼吸器の有無は問わない。通常の術後管理における挿管は除く。挿管がなく経管栄養のみの場合は IVb とする。

表 14.2 MG-ADL スケール

	0点	1点	2点	3点
会話	正常	間欠的に不明瞭もしくは鼻声	常に不明瞭もしくは鼻声、しかし聞いて理解可能	聞いて理解するのが困難
咀嚼	正常	固形物で疲労	柔らかい食物で疲労	経管栄養
嚥下	正常	まれにむせる	頻回にむせるため、食事の変更が必要	経管栄養
呼吸	正常	体動時の息切れ	安静時の息切れ	人工呼吸を要する
歯磨き・櫛使用の障害	なし	努力を要するが休息を要しない	休息を要する	できない
椅子からの立ち上がり障害	なし	軽度、ときどき腕を使う	中等度、常に腕を使う	高度、介助を要する
複視	なし	あるが毎日ではない	毎日起こるが持続的でない	常にある
会話	正常	間欠的に不明瞭もしくは鼻声	毎日起こるが持続的でない	常にある

　血清学的には、①神経筋接合部の後シナプス膜上にあるアセチルコリン受容体 (acetylcholine receptor : AChR) に対する抗体が存在する抗 AChR 抗体陽性 MG、②筋特異的チロシンキナーゼ (Muscle specific tyrosine kinase : MuSK) に対する抗体が存在する抗 MuSK 抗体陽性 MG、③いずれの抗体も認められない抗体陰性 (double seronegative) MG に分類される。抗 AChR 抗体陽性 MG ではしばしば胸腺の異常を伴う。

　日本での MG の有病率は、1987 年に人口 10 万人当たり 5.1 人と推計されたが、2006 年には有病率は 11.8 人に上昇した。男女比は 1:1.7、発症年齢は 5 歳以下と 50〜55 歳にピークがあり、高齢発症の頻度が増えていることが指摘されている。

(2) 症候

　四肢の易疲労性・筋力低下は近位筋に目立ち、髪をとかす、洗濯物を干す、歯を磨く、階段を登るといった動作の際に異常に疲れやすく、力が入らなくなることなどで気づかれる。顔面筋・咀嚼筋の障害では頬をふくらませられない、目を閉じにくい、食事の途中で噛めなくなる、などがある。前頸筋の障害では臥位からの頭部挙上が困難となる。軟口蓋・咽喉頭筋・舌筋の障害により嚥下障害、構音障害が生じると、ひどくむせたり、長い会話の途中から声が鼻にぬけて鼻声となり聞き取りにくくなったりする。呼吸筋の障害では息切れが目立ち、ときに急性増悪して人工

呼吸器管理が必要となることがある。

　MGの症状は時間帯・活動性・疲労の程度により変動する可能性があり、診察室における短時間の診察では病状を正確に評価することは難しいことがある。ときに医療者の判断と患者の自覚症状や障害の認識に違いを生じることがあるため注意が必要である。

(3) 検査所見

1) 血清学的検査

　前述の抗AChR抗体あるいは抗MuSK抗体が検出されればMGと診断できる。

2) 塩酸エドロホニウム試験

　テンシロン試験あるいはアンチレクス試験ともいう。コリンエステラーゼ阻害薬であるエドロホニウム（商品名：アンチレクス）10mgを静脈内投与する。アセチルコリンの分解が阻害されてアセチルコリンの作用が増強されるので、MGであれば症状の劇的改善が得られる。抗AChR抗体陽性MGでは、症状の改善が明らかであるが、抗MuSK抗体陽性MGや抗体陰性MGでは効果がみられないこともある。この試験では除脈や腹痛などの副作用をみることがあるが10分程度で消失する。図14.1にMG患者における塩酸エドロホニウム試験の結果を示す。

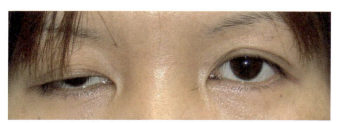
エドロホニウム静脈注射前：右優位に両側眼瞼下垂を認める。

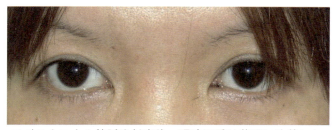
エドロホニウム静脈注射直後：眼瞼下垂は著明に改善した。

図14.1　塩酸エドロホウムテスト

3) 反復刺激試験

　鼻筋、僧帽筋、手内在筋などにおいて行う。運動神経に電気刺激を反復して行い、第1刺激における複合筋活動電位（compound muscle action potential：CMAP）の

振幅に対する、後続する CMAP のうちの最小振幅の比率（％）で反復刺激法における減衰率を表す。3 Hz の刺激では 4 あるいは 5 発目でアセチルコリンの放出量が最低になるため、1 発目に対する 4 あるいは 5 発目の比率を減衰率とする。10 回の電気刺激を行って減衰率が 10% 以上になった場合を異常と判定する。図 14.2 に MG 患者の正中神経刺激、短母指外転筋記録による反復刺激試験の結果を示す。

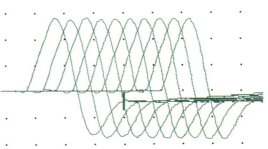

正常例：減衰現象を認めない。

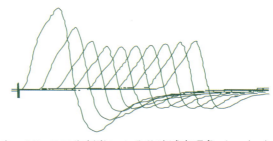

重症筋無力症：3 Hz の反復刺激による M 波減衰現象（waning）を認める。

図 14.2　反復刺激試験 (Harvey‐Masland test)

4) 単線維筋電図 (single fiber electromyogram：SFEMG)

前頭筋、眼輪筋、総指伸筋などにおいて行う。図 14.3 に MG 患者における SFEMG の結果を示す。正常所見では刺激から筋活動電位の潜時は揺らいでいないが、MG では潜時の揺らぎがあり（ジッター異常）、ときに活動電位が発生しない（ブロック）。これらは神経筋接合部の不安定さを示す所見である。

5) 眼瞼の易疲労性試験

患者に上方視を最大約 1 分程度まで続けさせ、眼瞼下垂が出現または増悪すれば陽性である。正中視した状態で上眼瞼が瞳孔上縁に掛かっていれば眼瞼下垂があると判断する。

6) アイスパック試験

冷凍したアイスパックをガーゼなどで包み、3〜5 分間上眼瞼に押しあてることにより、眼瞼下垂が改善すれば陽性である。

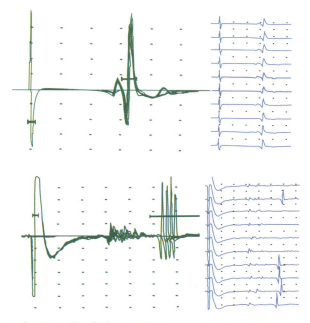

上段（前頭筋）：正常所見であり刺激から筋活動電位の潜時は揺らいでいない。刺激に対する波形の乱れはない。

下段（総指伸筋）：潜時の揺らぎがあり（ジッター異常）、ときに活動電位が発生しない（ブロック）。神経筋接合部の不安定さを示す所見である。

図 14.3　単線維筋電図（single fiber electromyogram：SFEMG）

7) 胸部画像検査

CT/MRI により胸腺組織の異常について検索する。図 14.4 に胸腺腫合併 MG 例を示す。

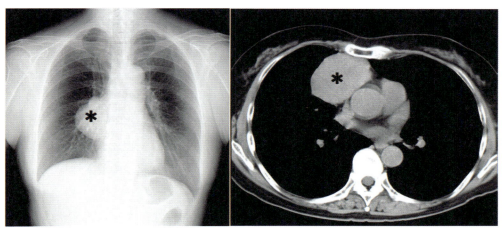

単純胸部レントゲン（左）と単純胸部 CT（右）：＊の部位に胸腺腫を認める。

図 14.4　胸腺腫合併重症筋無力症

(4) 治療
1) 治療法
(ⅰ) 根治療法（自己抗体産生抑制を目的とした治療）
①副腎皮質ステロイド

　MG治療の中心的な役割を果たし、標準的治療として広く受け入れられているが、満月様顔貌、糖尿病、骨粗鬆症、胃潰瘍、白内障、易疲労性などの多様な副作用を呈することがある。治療効果が早期に得られやすい根治療法ではあるが、免疫抑制作用を得るためには比較的高容量を要すことがある。ステロイドの導入に関しては、初期から高用量を用いると回復は早いものの初期増悪を来しやすいばかりでなく、クリーゼに至る可能性もあり、低用量からの導入のほうが安全である。高用量を点滴することもありステロイドパルスと称する。

②ステロイド以外の免疫抑制薬

　ステロイド抵抗性あるいはステロイドの副作用のため使用できない場合、タクロリムスあるいはシクロスポリンがステロイド薬と併用あるいは単独に用いられている。症状改善やステロイド減量を目的として用いる。

③胸腺摘除術

　胸腺は抗AChR抗体の産生に密接に関係しているため、治療の標的臓器として重要である。胸腺腫を有する例では年齢、重症度にかかわらず胸腺摘除が検討される。抗AChR抗体陽性MGで胸腺腫を伴わない症例については、重症度により治療法が選択されることが多い。治療効果の発現に6カ月から3年を要すとされる。

④放射線療法

　浸潤型胸腺腫の術後に施行されることがある。

(ⅱ) 対症療法（症状を改善させるが自己抗体産生を抑制しない治療）
①抗コリンエステラーゼ薬

　神経終末から放出されるアセチルコリンの分解を抑制し、シナプス間のアセチルコリン濃度を高めることにより筋収縮力を増強する。すべての型のMGに使用され、ほとんどの症例で症状の一時的な改善を得られるが、過剰なアセチルコリンによる腹痛、下痢、流涎、発汗などのムスカリン様副作用や徐脈、血圧低下など循環器系の副作用がある。過剰投与によりコリン作動性クリーゼを起こす危険性もある。

②血液浄化療法

　自己抗体を除去することにより症状の改善を得る。主として筋無力症状の急性増悪期に用いられる。治療効果に即効性が期待でき有効性も高いが、本法による抗体除去は一時的であり、他の根治的治療法と組み合わせる必要がある。

③免疫グロブリン静注療法（intravenous immunoglobulin：IVIg）

血液浄化療法とほぼ同様の位置づけとなる。血液浄化療法と比較して治療効果の立ちあがりが緩やかである。点滴治療なので、全身状態が不良であったり小さな体格の小児や高齢者にも施行できる。

④エクリズマブ

抗AChR抗体陽性の難治例に使用される。補体に作用する新規治療薬である。

2）病型と治療ストラテジー

治療のストラテジーを構築するためには、MGの多様性に留意することが必要である。発症年齢（小児、若年、高齢）、罹患筋の分布（眼筋、四肢筋、球筋、呼吸筋など）、AChRあるいはMuSKに対する自己抗体の種類、胸腺組織（胸腺腫、過形成、萎縮胸腺など）や合併する自己免疫疾患の有無などを整理する。短期的には対症療法で筋無力症状のコントロールを図り、長期的には自己抗体産生の抑制を目指すが、実際にはこれらの治療が単独または組み合わせて用いられている。なお重症筋無力症診療ガイドライン[1]が2014年に発刊されており、MG診療に利用できる。

（i）眼筋型

発症時から一貫して眼筋症状のみを示す症例はMG全体の約15％を占める。一方、眼筋症状で発症した後、全身型へ進展することは多い。この全身型への進展は発症後1年以内の頻度が高く、約80％の症例は発症後2年以内に全身型へ進展することに留意して経過をみる。抗コリンエステラーゼ薬、低用量のステロイドや免疫抑制薬で経過をみることが多いが、難治例にはステロイドパルスや免疫抑制薬の投与が行われる。

（ii）全身型

ステロイドを中心とした免疫治療を行うのが基本であり、抗AChR抗体陽性であれば胸腺摘除施行について検討する。症状の改善が十分でなければ他の免疫抑制薬を併用し、急性増悪時には血液浄化療法やIVIgを施行する。

（iii）クリーゼ

嚥下障害、構音障害などの球麻痺症状や呼吸症状が急激に増悪し、全身の筋力低下・呼吸不全に至った状態をクリーゼといい、緊急処置が必要となる。感染、過労、抗コリンエステラーゼ薬増量、ステロイドの急速な減量、MG禁忌薬剤の導入、（胸腺摘除を含む）手術ストレスなどがクリーゼを来たす誘因となる。MGのクリーゼにおいて呼吸筋力低下や易疲労性が急速に回復することは期待しにくく、むしろ急激に悪化することがあるため、発症早期に気管内挿管・人工呼吸器管理を施行して全身管理を行う必要がある。

(5) 経過と予後

　MGの自然経過は明らかではないが、免疫治療を施行されていない時代には発症3年以内に約1/4が筋無力症状のために死亡していたとされる。現在では免疫治療であるステロイド、免疫抑制薬、胸腺摘除、血液浄化療法、IVIgなどが広く使用されるようになり、重症例・死亡例は減少し、生命予後・機能予後は改善した。筋無力症状のため死亡することはほとんどなく、十分な機能改善を得ないMG症例も減少したが、一方で経過中に呼吸筋クリーゼを経験する症例は現在でも10％以上存在している。クリーゼはMGの診断確定2年以内に起きやすく、高齢者・若年女性・球症状を有する症例・胸腺腫合併例で来しやすい。

1.3 Lambert-Eaton筋無力症様症候群（Lambert-Eaton myasthenic syndrome: LEMS）

(1) 概念と分類

　Lambert-Eaton型筋無力症候群（LEMS）は、神経筋接合部の前シナプス膜に存在する電位依存性カルシウム・チャネル（voltage gated Ca channel：VGCC）に対する自己抗体が産生されることにより発症する自己免疫疾患である。抗VGCC抗体により神経終末からのアセチルコリンの分泌・放出が低下し、無筋力症状を呈する。四肢近位筋の易疲労性と筋力低下を主徴とし、眼症状・自律神経症状・小脳失調も認められる。

　有病率は0.48～0.75/10万人とされ、まれな疾患である。男性：女性＝3：1と男性に多く、発症年齢は平均62歳である。悪性腫瘍合併例が7割近くあるが、そのほとんどが肺小細胞癌で、その他の癌として、胃癌、白血病、悪性胸腺腫、結腸癌などが多い。その多くは悪性腫瘍発見前にLEMSを発症している。

　肺小細胞癌などの担癌患者で、進行する四肢（特に下肢）の筋力低下、顔面筋低下や嚥下困難に加えて、口渇、便秘などの自律神経症状がみられる際には、LEMSを疑う必要がある。LEMS症状が腫瘍発見の契機となることがあるので臨床的に重要である。悪性腫瘍合併例では、非合併例と比較して進行が速く、また早期に嚥下障害などの球症状や眼症状が出現することがある。

(2) 症候

　臨床的3徴として、近位筋の筋力低下、自律神経症状、腱反射の消失があげられる。初発症状として下肢の筋力低下が最も多いが、上肢の近位筋の筋力低下を来すこともある。MGが眼症状で発症し、球麻痺、四肢症状と進展するのに対して、LEMSは下肢近位筋の脱力を訴えることが多い。臨床症状として重要なのは腱反射消失で

ある。これは1回の打腱では十分なアセチルコリンが遊離されないためであり、反復刺激試験で1発目の筋電位振幅が非常に低下していることと対応している。

徒手筋力テストでは随意収縮中に筋力の漸増現象が起こり、明らかな筋力低下が認められないことがある。筋力検査の際に、繰り返し運動させると最初は力が弱いが徐々に強くなる inverse myasthenia がみられることもある。

眼瞼下垂、複視などの眼症状と顔面筋、頸部の筋力低下を来すこともあるが、重症筋無力症とは異なり外眼筋のみの障害を来すことはまれである。アセチルコリンのムスカリン作用も阻害されるため、自律神経症状として、口腔内乾燥、陰萎、便秘、排尿障害などを合併することが多い。四肢末梢の異常感覚を訴えることもある。

(3) 検査所見
1) 反復刺激試験

3Hzの低頻度刺激に対してはMGと同様に減衰するので注意が必要である。ただし1発目の筋電位振幅は低いことで区別できる。高頻度刺激の場合には著明な漸増現象がみられるが、20Hz程度では漸増がみられず50Hzの刺激で漸増が明らかになることがある。

2) 抗P/Q型電子依存性カルシウムチャネル（抗P/Q型VGCC）抗体

アセチルコリン放出を抑制する抗P/Q型VGCC抗体は、LEMSの85～90%で陽性になり、小細胞肺癌合併LEMSにおいては100%陽性になるとの報告もある。

(4) 治療

悪性腫瘍合併例では、癌に対する治療が最優先される。薬物療法としては、筋力改善を期待して3,4-diaminopyridineが用いられるが、症例が少なく明らかなエビデンスはない。3,4-diaminopyridineは電位依存性カリウムチャネル阻害剤で、アセチルコリン遊離促進作用をもつ。しかし、この薬剤は日本では試薬としてしか入手できず、その臨床使用には限界がある。副作用としては、口周囲や手掌の異常感覚や腸管蠕動運動亢進に伴う腹痛や下痢、痙攣、喘息発作などがある。抗コリンエステラーゼ薬も、わずかに分泌されたアセチルコリンを長持ちさせるために用いられる。

癌を合併しないLEMSや癌のコントロールが十分行われている症例では副腎皮質ステロイド、免疫抑制薬、血液浄化療法、免疫グロブリン静注療法なども試みられる。

(5) 経過と予後

悪性腫瘍合併例の多くが、1年以内に死亡するとされる。LEMSが悪性腫瘍に先行する場合には、LEMSを発症した後最低5年は悪性腫瘍の発症の可能性があり追跡が必要であるが、ほとんどは発症1年以内に悪性腫瘍が確認される。

参考文献

1) 日本神経学会監修「重症筋無力症診療ガイドライン」作成委員会編集：重症筋無力症診療ガイドライン 2014, p 64-66, 南江堂, 2014.

付録

国試問題と解説

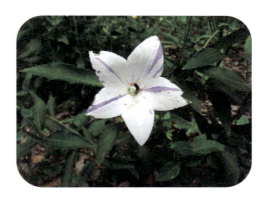

総 論
1 神経系の診察法

1 動眼神経麻痺の症候はどれか。2つ選べ。

1. 眼瞼下垂　2. 縮瞳　3. 対光反射消失　4. 眼球の外転障害　5. 眼輪筋麻痺

2 三叉神経1枝の支配領域にあるのはどれか。2つ選べ。

1. 上眼瞼　2. 下眼瞼　3. 結膜　4. 上口唇　5. 下口唇

3 対光反射に関係しないのはどれか。2つ選べ。

1. 視神経　2. 中脳　3. 動眼神経　4. 顔面神経　5. 三叉神経

4 障害された脳神経の対側(つまり健側)にみられるのはどれか。

1. カーテン徴候における咽頭壁の移動　2. 突出時の舌の偏倚　3. 腕偏倚試験における上肢の偏倚　4. 開口時の顎の偏倚　5. 顔面の感覚低下

5 腱反射と反射中枢との組み合わせで誤っているのはどれか。

1. 上腕二頭筋反射 ─ C5　2. 上腕三頭筋反射 ─ C7　3. 腕橈骨筋反射 ─ C6
4. 膝蓋腱反射 ─ L5　5. アキレス腱反射 ─ S1

6 下位運動ニューロン徴候はどれか。2つ選べ。

1. 筋委縮　2. 腱反射亢進　3. 表在反射消失　4. 強剛　5. 痙縮

7 間代(クローヌス)は何を意味するか。

1. 運動麻痺　2. 腱反射の亢進　3. 錐体外路症状　4. 小脳症状　5. 表在感覚消失

8 脊髄髄節と感覚支配領域との組み合わせで誤っているのはどれか。

1. C5 ─ 肩　2. C6 ─ 母指　3. C8 ─ 小指　4. T10 ─ 臍　5. L4 ─ 下腿外側

9 識別感覚に属するのはどれか。2つ選べ。

1. 温痛覚　2. 触覚定位覚　3. 皮膚書字覚　4. 位置覚　5. 振動覚

10 誤っている組合せはどれか。

1. 片麻痺歩行 ─ 動揺性　2. パーキンソン歩行 ─ すくみ足　3. 失調性歩行 ─ 開脚性　4. 鶏様歩行 ─ 垂れ足　5. 前頭葉障害性歩行 ─ 開脚して小刻み

2 高次脳機能障害の診かた

1 健忘症候群で障害されるのはどれか。

1. エピソード記憶　2. 手続き記憶　3. 作業記憶　4. 即時記憶　5. 知能

2 パペッツの回路に含まれないのはどれか。

1. 視床前核　2. 乳頭体　3. 脳弓　4. 前脳基底部　5. 海馬

3 脳梁損傷時に右手にみられるのはどれか。2つ選べ。

1. 失書　2. 失行　3. 触覚性呼称障害　4. 半側空間無視　5. 構成障害

4 復唱が良好な失語型はどれか。2つ選べ。

1. ブローカ失語　2. ウエルニッケ失語　3. 超皮質性感覚性失語　4. 伝導性失語
5. 健忘性失語

5 日常生活に支障を来さないのはどれか。

1. 肢節運動失行　2. 観念運動性失行　3. 観念性失行　4. 半側空間無視　5. 運動無視

6 道具の強迫的使用の病巣に含まれるのはどれか。

1. 後部帯状回　2. 前部帯状回　3. 脳梁幹後部　4. 脳梁膨大部　5. 脳梁膝部

7 相貌失認と合併する頻度の高いのはどれか。2つ選べ。

1. 観念運動性失行　2. 半側空間無視　3. 街並失認　4. 観念性失行　5. 失語

8 バリント症候群に含まれる症候はどれか。2つ選べ。

1. 精神性注視麻痺　2. 立体覚障害　3. 構成障害　4. 遠近視障害　5. 視覚性運動失調

9 遂行機能障害の症状はどれか。2つ選べ。

1. 自分の行動の計画が立てられない。　2. ハサミの使い方が分からない。　3. 過去の出来事を忘れる。　4. 手順が悪い。　5. 言葉が思い出せない。

10 注意障害を評価するための検査はどれか。

1. RBMT　2. WMS-R　3. TMT　4. BADS　5. SLTA

3 認知症の診かたと原因疾患

1 アルツハイマー病でみられる症状はどれか。2つ選べ。

1. 小脳症状　2. 記憶障害　3. 精神症状　4. 感覚障害　5. 意識障害

2 特発性正常圧水頭症でみられる症状はどれか。2つ選べ。

1. 歩行障害　2. 尿失禁　3. てんかん　4. 片麻痺　5. 小脳症状

3 血管性認知症（皮質下血管性認知症）に合併する頻度が<u>少ない</u>のはどれか。

1. 歩行障害　2. 排尿障害　3. 構音障害　4. 自発性低下　5. 感覚障害

4 MMSEにあってHDS-Rにない評価項目は何か。2つ選べ。

1. 記憶　2. 見当識　3. 言語　4. 視覚構成機能　5. 作動記憶

5 FASTは認知症の重症度を何段階で評価するか。

1. 4　2. 5　3. 6　4. 7　5. 8

6 橋本脳症について<u>誤っている</u>のはどれか。

1. 高齢女性に多い。　2. 意識障害、精神症状、認知症を呈する。　3. 急性または亜急性に進行することが多い。　4. 脳波では徐波化がみられる。　5. 治療法はない。

7 慢性硬膜下血腫について<u>誤っている</u>のはどれか。

1. 治療可能な認知症のひとつである。　2. 若年者に多く発症する。　3. 頭部外傷後、1～2カ月してから症状が出現する。　4. 外傷歴の明らかでない症例もある。　5. 血腫は片側性と両側性がある。

8 アルツハイマー病の治療薬はどれか。2つ選べ。

1. L-ドーパ　2. ドーパミン受容体作動薬　3. アセチルコリンエステラーゼ阻害薬　4. グルタミン酸受容体拮抗薬　5. 抗コリン薬

9 行動障害型前頭側頭型認知症で出現頻度の高い症状はどれか。2つ選べ。

1. 反社会的行動　2. 幻覚　3. 妄想　4. 失語　5. 常同行動

10 パーキンソン病とレビー小体型認知症でともにみられる症状はどれか。2つ選べ。

1. 幻覚　2. 妄想　3. パーキンソン症状　4. レム睡眠行動障害　5. 感覚障害

4 主要な神経症候の診かた

<u>1</u> 最も意識障害の程度が軽いのはどれか。2つ選べ。

1. GCS 3点　2. GCS 15点　3. GCS 0点　4. JCS 1点　5. JCS 300点

[GCS：Glasgow Coma Scale　JCS：Japan Coma Scale]

<u>2</u> 意識障害が<u>ない</u>のはどれか。

1. 失外套症候群　2. 無動性無言症　3. 植物状態　4. 閉じ込め症候群　5. 除皮質硬直

<u>3</u> 意識の維持に関係する脳部位はどれか。2つ選べ。

1. 大脳基底核　2. 小脳　3. 視床　4. 脊髄　5. 脳幹網様体

<u>4</u> 重度の意識障害時に運動麻痺の有無を診るのに<u>適当でない</u>のはどれか。

1. 自発運動の左右差　2. まぶた持ち上げ試験　3. 腕落下試験　4. 痛み刺激に対する動きの左右差　5. バレー（Barré）徴候

<u>5</u> 髄膜刺激徴候はどれか。2つ選べ。

1. 項部硬直　2. ラゼーグ徴候　3. ロンベルグ徴候　4. バビンスキー徴候　5. ケルニッヒ徴候

<u>6</u> 右視放線背側部が障害されたときの視野異常はどれか。

1. 右上四分盲　2. 右下四分盲　3. 左上四分盲　4. 左下四分盲　5. 水平性下半盲

<u>7</u> 障害により同名性半盲を起こすことが<u>ない</u>のはどれか。

1. 視神経　2. 視索　3. 外側膝状体　4. 視放線　5. 一次視覚野

<u>8</u> 前脈絡叢動脈症候群に含まれるのはどれか。2つ選べ。

1. 対側の片麻痺　2. 対側の同名性半盲　3. 対側の運動失調　4. 同側の感覚障害　5. 同側の不随意運動

<u>9</u> ホルネル症候群でみられるのはどれか。2つ選べ。

1. 縮瞳　2. 発汗亢進　3. 皮膚温低下　4. 複視　5. 眼瞼下垂

<u>10</u> 障害されると眼瞼下垂を生ずるのはどれか。

1. 滑車神経　2. 動眼神経　3. 外転神経麻　4. 顔面神経　5. 舌咽神経

付録　国試問題と解説

11 MLF症候群でみられるのはどれか。2つ選べ。
1. 病変側の眼の内転障害　2. 対側の眼の外転時の眼振　3. 輻輳障害　4. 散瞳　5. 眼瞼下垂

12 構音に関係する脳神経はどれか。2つ選べ。
1. 外転神経　2. 顔面神経　3. 聴神経　4. 副神経　5. 舌下神経

13 失調性構音障害に特徴的な所見はどれか。2つ選べ。
1. 無力性　2. 不規則性　3. 爆発性　4. 減衰　5. 加速化

14 偽性球麻痺ではみられないのはどれか。
1. 構音障害　2. 嚥下障害　3. 下顎反射亢進　4. 軟口蓋反射消失　5. 舌萎縮

15 嚥下の口腔期に関係する脳神経はどれか。2つ選べ。
1. 滑車神経　2. 三叉神経　3. 外転神経　4. 迷走神経　5. 舌下神経

16 錐体路の障害を示す所見はどれか。
1. 筋萎縮　2. 筋強剛　3. 弛緩性麻痺　4. 腱反射の消失　5. Babinski徴候陽性

17 錐体外路の障害を示す所見はどれか。2つ選べ。
1. 無動　2. 筋強剛　3. 筋萎縮　4. 病的反射　5. 腱反射の亢進

18 小脳と大脳皮質との神経回路に含まれないのはどれか。
1. 赤核　2. 黒質　3. 視床　4. 橋核　5. 小脳脚

19 平衡障害を診るための診察法でないのはどれか。
1. 腕偏倚試験　2. Romberg試験　3. 閉眼足踏み試験　4. 踵膝試験　5. Mann試験

20 左小脳障害時の小脳症状の発現部位はどれか。
1. 右上下肢　2. 左上下肢　3. 右上肢と左下肢　4. 左上肢と右下肢　5. 両下肢

21 ボツリヌス菌毒素製剤の作用機序について正しいのはどれか。
1. 末梢神経の破壊　2. ミトコンドリアのATP産生停止　3. アクチンとミオシン頭部の結合抑制　4. 抗アセチルコリン受容体抗体の産生　5. 神経終末部でのアセチルコリン分泌抑制

> 22　Parkinson 病の症状、徴候について正しいのはどれか。

1. 静止時振戦　　2. アテトーゼ運動　　3. ミオクロニー発作　　4. 折り畳みナイフ現象
5. β-遮断薬が有効

5　神経学的検査法

> 1　65 歳女性、右利き。頭部 CT を示す。出現し得る症状はどれか。

1. 左半側空間無視　　2. 失語　　3. 視野障害　　4. 体幹運動失調
5. 右半身感覚障害

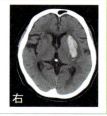

> 2　50 歳の男性、頭部 MRA を示す。閉塞している血管はどれか。

1. 左内頸動脈　　2. 左前大脳動脈　　3. 左中大脳動脈
4. 左後大脳動脈　　5. 左椎骨動脈

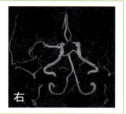

> 3　神経伝導検査で軸索障害を示唆する所見はどれか。

1. 振幅低下　　2. 伝導速度低下　　3. 時間的分散　　4. 遠位潜時延長　　5. 伝導ブロック

> 4　神経原性疾患を示唆する所見はどれか。2 つ選べ。

1. 刺入電位　　2. 線維自発電位　　3. 陽性鋭波　　4. ミオトニー放電　　5. 低振幅

> 5　PSD（周期性同期性放電）を認めたとき、考えられる疾患はどれか。

1. 脳梗塞　　2. 脳出血　　3. 脳腫瘍　　4. クロイツフェルトヤコブ病　　5. パーキンソン病

> 6　筋生検の方法、検体処理、所見について正しいものはどれか。

1. 筋生検は前腕や下腿の筋から行われることが多い。
2. 筋の採取には痛みを伴うため、筋内に局所麻酔を行う。
3. 採取した筋は乾燥しないよう、固定するまで生理食塩水に浸しておく。
4. 筋生検ではパラフィン包埋ホルマリン固定標本が最も重要である。
5. H & E 染色で壊死線維は薄ピンクに、再生線維は好塩基性に染色される。

各　論
1 脳血管障害

1　奇異性脳塞栓症の原因となるのはどれか。2つ選べ。

1. 左室内血栓　　2. 左房内血栓　　3. 大動脈弁狭窄症　　4. 心房中隔欠損症　　5. 卵円孔開存

2　脳（実質内）出血の原因として最も多いのはどれか。

1. 高脂血症　　2. 高血圧症　　3. 脳血管奇形　　4. もやもや病　　5. 脳腫瘍

3　脳（実質内）出血が最も起こりやすい部位はどれか。

1. 尾状核　　2. 被殻　　3. 淡蒼球　　4. 視床　　5. 橋

4　くも膜下出血について誤っているのはどれか。

1. 突然の頭痛で発症する。　　2. 水頭症の原因となる。　　3. 脳動脈瘤からの出血が多い。
4. 診断には頭部CTが有用である。　　5. 男性に多い。

5　脳血管とその灌流域との組み合わせで誤っているのはどれか。

1. 視床 ─ 中大脳動脈　　2. 橋 ─ 脳底動脈　　3. 島 ─ 中大脳動脈
4. 被殻 ─ レンズ核線条体動脈　　5. 脳梁 ─ 前大脳動脈

2 変性疾患

1　神経変性疾患に属するのはどれか。2つ選べ。

1. パーキンソン病　　2. もやもや病　　3. 多発性硬化症　　4. Wilson病　　5. 筋萎縮性側索硬化症

2　50歳男性、1年前から左手指の筋力低下、3カ月前から左上肢の筋萎縮と右手の筋力低下、最近構音障害を認めるようになった。神経内科で筋萎縮性側索硬化症と診断された。現時点で認められる可能性が高いのはどれか。

1. 褥瘡　　2. 振動覚低下　　3. 眼球運動障害　　4. 膀胱直腸障害　　5. 線維束性収縮

3　パーキンソン病のすくみ足を改善させる方法はどれか。

1. 足元を注視する。　　2. 体幹を屈曲する。　　3. 踵を持ち上げる。　　4. 一歩目を小さく前に出す。　　5. 床に引かれた横線をまたぐ。

| 4 | 両側に振戦と筋強剛がみられるが、姿勢反射障害のないパーキンソン病患者のHoehn and Yahr重症度分類はどれか。 |

1. Ⅰ度   2. Ⅱ度   3. Ⅲ度   4. Ⅳ度   5. Ⅴ度

| 5 | 多系統萎縮症に含まれるのはどれか。2つ選べ。 |

1. 皮質基底核変性症   2. オリーブ橋小脳萎縮症   3. 進行性核上性麻痺   4. 皮質性小脳萎縮症   5. 線条体黒質変性症

| 6 | 多系統萎縮症では発現しない症状はどれか。 |

1. 小脳症状   2. 自律神経症状   3. パーキンソン症状   4. 錐体路症状   5. 感覚障害

| 7 | 非遺伝性疾患はどれか。 |

1. MSA   2. SCA6   3. SCA31   4. Machado-Joseph病   5. DRPLA

| 8 | Shy-Drager症候群の初発症状はどれか。 |

1. パーキンソン症状   2. 小脳症状   3. 自律神経症状   4. 認知症   5. 錐体路症状

| 9 | MRIで小脳と脳幹に萎縮がみられるのはどれか。2つ選べ。 |

1. 皮質性小脳萎縮症   2. 多系統萎縮症   3. SCA6   4. SCA31   5. DRPLA

3 感染症

| 1 | 細菌感染によるのはどれか。2つ選べ。 |

1. 梅毒   2. 痘瘡   3. 風疹   4. 猩紅熱   5. トラコーマ

| 2 | 病原体と主な感染経路の組み合わせで正しいのはどれか。2つ選べ。 |

1. 結核 ― 経口感染   2. MRSA ― 接触感染   3. 破傷風 ― 媒介動物による感染
4. A型肝炎 ― 血液による感染   5. 帯状疱疹 ― 飛沫感染

| 3 | 中枢神経系の感染症と病原体との組み合わせで誤っているのはどれか。 |

1. エイズ脳症 ― ウイルス   2. クロイツフェルト・ヤコブ病(CJD) ― プリオン
3. 進行麻痺 ― スピロヘータ   4. 日本脳炎 ― ウイルス   5. 急性灰白髄炎 ― 細菌

4 頭部外傷

| 1 | 昏睡を呈する頭部外傷患者の初期診療において最優先すべきなのはどれか。 |

1. 低換気の是正　　2. 頭部CTの撮影　　3. 目撃者からの情報収集　　4. 一次的脳損傷の修復治療　　5. 脳神経外科医へのコンサルテーション

2　25歳の男性。交通事故で頭部を強く打ち、10分間ほど意識がなかった。頭痛が続くため、30分後に友人に伴われて独歩で来院した。意識は清明。数字の順唱は4桁しかできない。頭部CTにて側頭骨に線状骨折を認め、少量の硬膜外血腫を認める。現時点の対応として適切なのはどれか。

1. そのまま帰宅させる。　　2. 直ちに脳波検査を行う。　　3. 直ちに脳血管造影を行う。
4. 2～4時間後に頭部CTを撮影する。　　5. 翌日、線状骨折に対して手術を行う。

3　23歳の男性。バイクを運転中に転倒して頭部を受傷したため救急車で搬入された。意識は清明。体温36.6℃。脈拍100/分、整。血圧130/80mmHg。呼吸数24/分。SpO$_2$ 99%（room air）。胸部と腹部とに異常を認めない。右側頭部を強打しており右外耳からの出血がある。血液検査と尿検査とに異常を認めない。頭部CTで内耳道に達する側頭骨骨折と気脳症とを認める。出現が予想される症状はどれか。2つ選べ。

1. 嗄声　　2. 複視　　3. 難聴　　4. 髄液漏　　5. 顔面の知覚低下

5　脳腫瘍

1　髄膜腫について誤っているのはどれか。
1. くも膜細胞から発生する。　　2. 中年以降に多い。　　3. 男性に多い　　4. 治療は外科的摘出が中心である。　　5. 一般に予後は良好である。

2　神経鞘腫の発生頻度が最も高い脳神経はどれか。
1. 第Ⅲ脳神経　　2. 第Ⅳ脳神経　　3. 第Ⅵ脳神経　　4. 第Ⅷ脳神経　　5. 第Ⅺ脳神経

3　転移性脳腫瘍の原発巣で最も頻度の高いのはどれか。
1. 甲状腺癌　　2. 舌癌　　3. 胃癌　　4. 肺癌　　5. 前立腺癌

6　てんかん

1　特発性全般性てんかんに属するのはどれか。2つ選べ。
1. 小児良性ローランドてんかん　　2. ウエスト症候群　　3. 側頭葉てんかん　　4. 欠神てんかん　　5. 若年ミオクローヌスてんかん

[2] てんかんの治療薬（抗てんかん薬）はどれか。2つ選べ。
1. バルプロ酸　2. 塩酸ドネペジル　3. L－ドーパ　4. 抗血小板薬　5. フェニトイン

[3] 精神運動遅滞を伴うのはどれか。
1. 側頭葉てんかん　2. 欠神てんかん　3. 若年ミオクローヌスてんかん　4. ウエスト症候群　5. 強直間代発作

[4] てんかんでみられる異常波でないのはどれか。
1. 棘波　2. 鋭波　3. 棘徐波複合　4. 多棘徐波複合　5. 紡錘波

[5] 自然治癒が期待できるのはどれか。2つ選べ。
1. 欠神てんかん　2. 側頭葉てんかん　3. ウエスト症候群　4. レノクス‐ガストー症候群　5. 小児良性ローランドてんかん

7 中毒・代謝性疾患

[1] 一酸化炭素中毒間歇型で生じにくい症状はどれか。
1. 意欲・自発性低下　2. パーキンソン症状　3. 記憶障害　4. 注意障害　5. 運動失調

[2] ビタミンB_1欠乏によって生ずる疾患はどれか。2つ選べ。
1. 脚気　2. 副腎白質ジストロフィー　3. 多発性硬化症　4. ギラン‐バレー症候群　5. ウエルニッケ脳症

[3] ウエルニッケ脳症で出現しない症状はどれか。
1. 意識障害　2. 筋強剛　3. 眼球運動障害　4. 歩行障害　5. 眼振

[4] 亜急性脊髄連合変性症について誤っているのはどれか。
1. ビタミンB_{12}の欠乏による。　2. 深部感覚障害がみられる。　3. Romberg徴候が陽性となる。　4. 錐体路症状はみられない。　5. 進行すると認知症を呈する。

[5] ウイルソン病において、銅が蓄積しやすい臓器はどれか。2つ選べ。
1. 肝　2. 膵臓　3. 肺　4. レンズ核　5. 骨髄

8 脱髄性疾患

1 多発性硬化症患者と視神経脊髄炎の比較である。誤っているのはどれか。

1. 多発性硬化症の発症率は日本に比し欧米で多い。
2. 視神経脊髄炎の多くの患者血清中に抗アクアポリン4抗体が認められる。
3. 視神経脊髄炎の方が多発性硬化症より女性患者の比率が高い。
4. 視神経脊髄炎では脊髄に長大な脊髄病変を来すことが多発性硬化症より多い。
5. 多発性硬化症の再発を予防する方法としてステロイドの内服を年余にわたり継続するのが一般的である。

2 多発性硬化症患者にみられるUhthoff現象について誤っているのはどれか。

1. 多発性硬化症のみならず、視神経脊髄炎でも認める。
2. 病態は脱髄部位からの電気漏出に伴う伝導障害である。
3. 入浴や運動後の体温上昇で引き起こされる。
4. 1890年に旧東ドイツ領出身の眼科医Uhthoff（ドイツ読みウットホッフ、英語読みウートフ）によって記載された。
5. 30度を超えるような温水療法は多発性硬化症には使用するべきではない。

9 頭痛

1 片頭痛について正しいのはどれか。2つ選べ。

1. 発作性である。　2. 中年男性に多い。　3. 数日から数週間持続する。　4. 体動による増悪はない。　5. 感覚過敏を伴うことがある。

2 誤っている組み合わせはどれか。

1. くも膜下出血 ― 突発性頭痛　2. 片頭痛 ― 拍動性頭痛　3. 緊張性頭痛 ― 圧迫性頭痛　4. 群発頭痛 ― 眼窩部痛　5. 三叉神経痛 ― 持続性顔面痛

3 脳脊髄液減少症について誤っているのはどれか。

1. 起立性頭痛を特徴とする。
2. 外傷性と特発性がある。
3. 硬膜下血腫を合併することがある。
4. 確定診断にはRI脳槽シンチグラフィーが有用である。
5. 保存的治療（安静、水分摂取など）で治癒することはない。

> **4** 巨細胞性動脈炎について正しいのはどれか。2つ選べ。

1. 若年者に多く発症する。
2. 男性に多い。
3. 視力障害を合併することがある。
4. 徐々に発症し、慢性の経過をとる。
5. 治療には副腎皮質ステロイドを用いる。

> **5** Tolosa−Hunt症候群で障害されない脳神経はどれか。

1. 動眼神経　2. 三叉神経　3. 外転神経　4. 滑車神経　5. 舌咽神経

10 めまい

> **1** 障害されても真性めまいを生じない部位はどれか。

1. 半規管　2. 前庭神経　3. 脳幹　4. 蝸牛神経　5. 小脳

> **2** メニエル病について誤っているのはどれか。

1. 真性めまいを呈する。　2. 発作性におこる。　3. 反復性である。　4. 聴覚異常（耳鳴り、難聴など）を伴う。　5. 持続は数秒以内である。

> **3** 良性発作性頭位性めまいについて誤っているのはどれか。

1. 小児に多い。　2. 真性めまいを呈する。　3. 頭位の変化によって誘発される。　4. 持続は数分以内である。　5. 反復により軽減する。

11 脊椎・脊髄疾患

> **1** ブラウン−セカール症候群について正しいのはどれか。

1. 病変側の深部感覚障害と対側の運動麻痺
2. 病変側の表在感覚障害と対側の運動麻痺
3. 病変側の深部感覚障害と同側の運動麻痺
4. 病変側の深部感覚障害と同側の表在感覚障害
5. 病変側の深部感覚障害と対側の筋委縮

> **2** 脊椎・脊髄疾患と好発部位との組み合わせで誤っているのはどれか。

1. 変形性脊椎症 ― 頸椎　2. 脊髄空洞症 ― 腰髄　3. 後縦靱帯骨化症 ― 頸椎
4. 黄色靱帯骨化症 ― 胸椎　5. 脊髄血管奇形 ― 胸髄

| 3 | 前脊髄動脈症候群で生じないのはどれか。

1．温痛覚障害　2．触覚障害　3．深部感覚障害　4．下枝の運動麻痺　5．膀胱直腸障害

| 4 | 脊髄硬膜内髄外に発生する頻度が高いのはどれか。2つ選べ。

1．上衣腫　2．髄膜腫　3．神経鞘腫　4．星細胞腫　5．転移性腫瘍

| 5 | 脊髄空洞症の初期症状として頻度の低いのはどれか。2つ選べ。

1．上肢の筋委縮・筋力低下　2．深部感覚障害　3．膀胱直腸障害　4．上肢の痛み　5．表在感覚障害

12 末梢神経障害

| 1 | 多発性単神経症を呈することが多いのはどれか

1．糖尿病性ニューロパチー　2．GBS　3．CIDP　4．家族性アミロイドポリニューロパチー　5．好酸球性多発血管炎性肉芽腫症

| 2 | 疾患と症状との組み合わせで誤っているのはどれか。

1．手根管症候群 ― 小指の感覚障害　2．肘部管症候群 ― 鷲手　3．橈骨神経麻痺 ― 下垂手　4．総腓骨神経麻痺 ― 足背のしびれ感　5．ベル麻痺 ― 眼輪筋の筋力低下

| 3 | Charcot-Marie-Tooth病について誤っているのはどれか。

1．遺伝性ニューロパチーである。　2．四肢の遠位部に強い筋力低下を呈する。　3．感覚障害を伴う。　4．神経生検でonion-bulbの形成がみられる。　5．急性発症する。

| 4 | Guillain-Barré症候群について誤っているのはどれか。

1．半数以上の症例に先行感染がある。　2．髄液検査で蛋白細胞解離がみられる。　3．脱髄型と軸索型がある。　4．診断には神経伝導検査が有用である。　5．副腎皮質ステロイドが著効する。

| 5 | Fisher症候群でみられるのはどれか。2つ選べ。

1．外眼筋麻痺　2．意識障害　3．筋強剛　4．腱反射亢進　5．運動失調

13 筋疾患

| 1 | 遠位筋優位の筋力低下を来す筋疾患はどれか。

1. 顔面肩甲上腕型筋ジストロフィー　　2. 筋強直性筋ジストロフィー
3. 福山型先天性筋ジストロフィー　　4. Becker 型筋ジストロフィー
5. 眼咽頭型筋ジストロフィー

> **2** 炎症性筋疾患（筋炎）で一般的にみられる合併症<u>でない</u>のはどれか。

1. 悪性腫瘍　　2. 皮疹　　3. 関節炎　　4. 間質性肺炎　　5. 肝機能障害

14 神経筋接合部疾患

> **1** 32 女性。夕方になるとものが二重に見えることに気づいた。10 日後には左優位両側のまぶたが下がっていることに気づいた。さらにその 1 週後には首が重く感じられ、硬いものを食べるとあごが疲れやすくなった。電話で 10 分ほど話し続けたところ声が鼻に抜けてしまうことがあった。これらの症状は朝にはよく、夕方や夜になると増悪する傾向にあった。診察所見としては上方視を続けると 20 秒ほどで増悪する両側眼瞼下垂（右優位）、複視、顔面筋・咬筋の筋力低下、会話を続けると増悪する開鼻声、四肢近位筋優位の軽度筋力低下を認めた。腱反射正常、バビンスキー反射陰性。協調運動系、感覚系、自律神経系には異常がなかった。最も疑われる診断名はどれか。

1. 脊髄炎　　2. ギラン・バレー症候群　　3. 低カリウム性四肢麻痺
4. ランバート・イートン症候群　　5. 重症筋無力症

解答と解説

総　論
1 神経系の診察法

1	1．3．	2 は交感神経障害、4 は外転神経麻痺、5 は顔面神経麻痺の症状である。
2	1．3．	下眼瞼と上口唇は2枝、下口唇は3枝の支配領域である。
3	4．5．	視神経→中脳→動眼神経である。
4	1．	2～5 は患側にみられる。
5	4．	膝蓋腱反射の中枢は L2-4 である。
6	1．3．	2 と 5 は上位運動ニューロン徴候、4 は錐体外路徴候である。
7	2．	本文 22 頁参照
8	5．	L4 は下腿内側である。
9	2．3．	1 は表在感覚、4 と 5 は深部感覚である。
10	1．	片麻痺歩行は下肢を伸展して、地面を引きずるような歩行である。

2 高次脳機能障害の診かた

1	1．	本文 74、75 頁参照
2	4．	前脳基底部はパペッツの回路には含まれない。
3	4．5．	1～3 は左手にみられる。
4	3．5．	本文 46 頁参照
5	2．	観念運動性失行は「パントマイム動作の障害」で、かつ命令下で明らかになる症状で、これだけでは日常生活に支障を来すことはない。
6	2．5．	本文 59 頁参照
7	2．3．	右半球病変による症状が合併しやすい。1.4.5. は主に左半球病変による症状なので、相貌失認と合併する頻度は低い。
8	1．5．	2 と 4 は「視覚性失見当」に含まれる。
9	1．4．	2 は失行、3 は健忘症候群、5 は失語の症状である。
10	3．	RBMT と WMS-R は記憶の検査、BADS は遂行機能の検査、SLTA は失語の検査である。

3 認知症の診かたと原因疾患

1	2．3．	1.4.5 はみられない。
2	1．2．	1.2 と認知症が 3 主徴である。
3	5．	本文 109 頁参照

解答と解説

4	3. 4.	1.2.5 は共通である。
5	4.	1〜7 までの 7 段階で評価する。
6	5.	「治療可能な認知症」のひとつであり、副腎皮質ステロイドが著効する。
7	2.	高齢者に多い疾患である。
8	3. 4.	1.2.5. はパーキンソン病の治療薬である。
9	1. 5.	2.3.4. はみられない。
10	3. 4.	1 と 2 はレビー小体型認知症のみ。5 は両者で出現しない。

4 主要な神経症候の診かた

1	2. 4.	GCS は点数の高いほど、JCS は低いほど意識がよい。GCS で 0 点はない。
2	2.	閉じ込め症候群では意識は清明である。
3	3. 5.	本文 118 頁参照
4	5.	バレー徴候は検者の指示に従って動作する検査であり、ある程度以上の意識障害時には実施困難である。
5	1. 5.	2 は腰椎疾患で陽性となる。3 は深部感覚障害や平衡障害をみる検査である。4 は錐体路徴候である。
6	4.	本文 126 頁参照
7	1.	同名性半盲を起こすのは視索〜一次視覚野の障害である。
8	1. 2.	本文 126 頁参照
9	1. 5.	本文 129 頁参照
10	2.	動眼神経支配の上眼瞼挙筋の麻痺による。
11	1. 2.	輻輳は正常である。
12	2. 5.	本文 130 頁参照
13	2. 3.	無力性は麻痺性構音障害、減衰と加速化は錐体外路性構音障害でみられる。
14	5.	コラム 3 参照
15	2. 5.	本文 132 頁参照
16	5.	1.3.4. は下位運動ニューロンの障害を示す所見。2. は錐体外路の障害を示す所見である
17	1. 2.	3. は下位運動ニューロンの障害を、4.5. は上位運動ニューロン(錐体路)の障害を示す所見である。
18	2.	図 4.24 参照
19	4.	踵膝試験は運動失調を診るための試験である。
20	2.	小脳病変では、病変と同側の上下肢に症状が出現する。

解答と解説

21　5.　ボツリヌス菌は神経筋接合部で運動神経終末に作用してアセチルコリン放出を阻害して神経筋伝達を遮断し、骨格筋麻痺を来す。

22　1.　Parkinson病振戦（静止時振戦）に無動（動作緩慢）、筋強剛、姿勢反射障害を加えて四症候（四徴 tetrad）とよばれている。

5　神経学的検査法

1　2.　出現し得る症状は失語である。

2　3.　閉塞しているのは左中大脳動脈である。

3　1.　振幅低下以外は脱髄を示唆する所見である。

4　2. 3.　1.筋肉に刺入した際にみられる電位で、正常でもみられる。4.は筋強直性ジストロフィーでみられる。5.は筋原性疾患でみられる。

5　4.　PSDを呈する疾患は、CJD、SSPEなどであり、脳梗塞、脳出血、脳腫瘍、パーキンソン病では生じない。

6　5.　1.筋生検は筋線維タイプが均等に分布している上腕二頭筋や大腿四頭筋から行われることが多い。2. 3.筋線維が変性、壊死してしまうため、筋内に局所麻酔を投与したり、採取した筋を生理食塩水に浸したりしてはならない。固定するまでの間、生理食塩水に浸して固く絞ったガーゼに包んでシャーレに入れておく。4.筋生検では組織化学染色と免疫組織化学染色による情報が大きいため、新鮮凍結標本が最も重要である。

各　論

1　脳血管障害

1　4. 5.　右心系から左心系へのシャントによって起こる。

2　2.　本文210頁参照

3　2.　本文210頁参照

4　5.　1：2で女性に多い。

5　1.　視床は後大脳動脈によって還流される。

2　変性疾患

1　1. 5.　2.は脳血管障害、3.は脱髄性疾患、4.は代謝性疾患である。

2　5.　筋萎縮性側索硬化症は感覚障害、眼球運動障害、自律神経障害（褥創、排尿障害、起立性低血圧）は原則認めない。線維束性収縮や構音障害は認められる。

3　5.　掛け声などでリズムをつけたり、患者の歩幅にあわせて一歩ずつ跨げるような

横線をつけたりすることですくみ足が改善し、足が容易に踏み出せるようになること（kinésie paradoxale：矛盾性運動）もよく観察される。この現象を歩行の改善に活用できるとよい。

4	2.	表 2.4 参照
5	2. 5.	1. と 3. は錐体外路症状を呈する変性疾患、4. は「小脳障害型」である。
6	5.	感覚障害はみられない。
7	1.	2.〜5. は遺伝性 SCD である。
8	3.	Shy-Drager 症候群は多彩な自律神経症状で発症する。
9	2. 5.	1.3.4. は「小脳障害型」である。

3 感染症

1	4. 5.	梅毒はスピロヘータの一種である梅毒トレポネーマによる。痘瘡（天然痘）、風疹はウイルスによる感染症である。猩紅熱は溶連菌感染、トラコーマはクラミジアによる感染症である。クラミジアは細胞に寄生する細菌である。
2	2. 5.	結核は飛沫感染（空気感染）で、破傷風は土壌に含まれる破傷風菌の芽胞が創部から体内に入ることで感染する。A 型肝炎は経口感染（糞口感染）であり、不衛生な環境要因が大きい。
3	5.	急性灰白髄炎はポリオウイルスによる感染症である。

4 頭部外傷

| 1 | 1. | 1.初期診療の基本は ABC の確認であり、低換気がみられればまず気道確保と補助呼吸を考える。2.生理的パラメータ ABC の確認の後に、切迫する D（Dysfunction of CNS）があれば、脳外科医のコール、緊急気管挿管とともに secondary survey の最初に頭部 CT 検査を行う。3.目撃情報の収集は大切であるが、まず患者本人の安定化が必要である。4.一次脳損傷は受傷時に来した神経細胞の機械的・不可逆的障害の損傷であり修復の見込みはない。初期治療としては適切ではない。5.生理学的な安定により神経症状は変化する。まず患者の安定化を優先し、secondary survey にて切迫する D があれば脳外科医のコンサルテーションを行う。 |
| 2 | 4. | 1.頭蓋内に損傷病変がみられる場合、入院による経過観察が基本である。2.この時点において脳波検査で治療方針を決めることは難しい。3.脳血管撮影でも血腫サイズは確認可能であるが、経時的な評価は CT のほうが明らかに容易で危険も少ない。4.正しい。出血の増大や脳実質の損傷などを評価する。5.線状 |

解答と解説

骨折については偏位が大きくなければ手術の必要はない。

| 3 | 3．4．| 側頭骨の骨折は錐体骨の長軸に直角に骨折線の入る横骨折と長軸に平行に入る縦骨折がある。縦骨折は耳出血、髄液耳漏が多く、横骨折はまれだが顔面神経麻痺や中耳出血、第Ⅷ脳神経障害が見られる。この症例では右外耳からの出血がみられ、気脳症を伴うことから硬膜の損傷の可能性があり、髄液漏に注意する。また内耳道に達する側頭骨骨折から中耳出血、第Ⅷ脳神経障害の可能性も否定できない。|

5 脳腫瘍

1	3．	1.5～2倍で女性に多い。
2	4．	前庭神経からの発生が多い。
3	4．	肺癌、次いで乳癌が多い。

6 てんかん

1	4．5．	小児良性ローランドてんかんは「特発性局在性」、ウエスト症候群は「症候性全般性」、側頭葉てんかんは「症候性局在性」である。
2	1．5．	塩酸ドネペジルはアルツハイマー病、L－ドーパはパーキンソン病、抗血小板薬は脳梗塞の治療薬である。
3	4．	本文317頁参照
4	5．	紡錘波は睡眠第Ⅱ期（入眠期）にみられる正常波形である。
5	1．5．	本文315頁参照

7 中毒・代謝性疾患

1	5．	本文323頁参照
2	1．5．	2.は遺伝性代謝性疾患、3.と4.は自己免疫性疾患である。
3	2．	筋強剛はみられない。
4	4．	錐体路症状として、腱反射亢進、Babinski徴候がみられる。
5	1．4．	本文326頁参照

8 脱髄性疾患

| 1 | 5． | ステロイドの内服を持続するのは視神経脊髄炎。多発性硬化症では急性期とその後しばらくの後療法に用いられることはあっても年余にわたり継続するのは一般的な治療法ではない。|

9 頭痛

1	1. 5.	本文 336、337 頁参照
2	5.	三叉神経痛は短時間の発作性の痛みである。
3	5.	保存的治療のみで治癒することがある。
4	3. 5.	本文 340 頁参照
5	5.	眼窩先端部〜海綿静脈洞を通る神経が障害される。

10 めまい

1	4.	蝸牛神経は聴覚に関係する。
2	5.	本文 345 頁参照
3	1.	中年以降の女性に多い。

11 脊椎・脊髄疾患

1	3.	病変側の深部感覚障害、運動麻痺、筋委縮、対側の表在感覚障害が生ずる。
2	2.	脊髄空洞症は頸髄〜胸髄に好発する。
3	3.	後索を通る深部感覚は障害されない。
4	2. 3.	本文 360 頁参照
5	2. 3.	一般に、深部感覚障害と膀胱直腸障害は進行期に発現する。

12 末梢神経障害

1	5.	5.以外は一般に多発性神経症を呈する。
2	1.	小指の感覚障害は肘部管症候群で生ずる。
3	5.	慢性進行性である。
4	5.	Guillain-Barré症候群では副腎皮質ステロイドは無効とされている。
5	1. 5.	意識障害と筋強剛は伴わず、腱反射は低下する。

13 筋疾患

| 1 | 2. | 筋強直性ジストロフィーは進行性の筋力低下、筋強直（ミオトニア）、多臓器 |

(冒頭)

| 2 | 5. | 同様の温水療法は実際に多発性硬化症患者に用いられていて効果があるとされており、Uhthoff 現象やまれにそれに引き続く再発があり得ることから注意が必要ではあるが、少なくとも「すべきではない」という主張を裏付ける明白な証拠はなく、コンセンサスはない。 |

解答と解説

障害を主徴とする。四肢筋力低下は遠位筋優位であり、顔面筋（眼瞼下垂、斧様顔貌）、頸部筋も障害されやすい。精神発達遅滞、白内障、網膜色素変性症、心伝導障害、糖尿病、性腺機能異常、悪性腫瘍などの臓器障害を合併するため注意深い経過観察が必要である。

2 5. 抗ARS抗体症候群は筋炎、間質性肺炎、機械工の手（手荒れ様の角化性皮疹）を三徴とし、発熱、関節炎、Raynaud現象なども合併することがある。皮膚筋炎ではヘリオトロープ疹、ゴットロン徴候などの皮疹が典型的であり、皮疹は単独または筋炎に合併して認められる。免疫介在性壊死性筋症の一部（抗HMGCR抗体陽性例）、皮膚筋炎の一部（抗TIFγ抗体陽性例など）では悪性腫瘍を伴うことが多い。CK上昇とともにAST、LDHなどの筋逸脱酵素が上昇した場合、CKが測定されていないと肝機能障害を疑われることがあるが、肝臓自体の障害は通常みられない。

14 神経筋接合部疾患

1 5. 同じ動作を続けていることにより筋力を維持できなくなる（易疲労性）ことが特徴的な筋力低下は重症筋無力症にみられる。易疲労性を伴う複視・眼瞼下垂で発症しており、重症筋無力症として典型的な病歴である。

索　引

ギリシャ文字索引

α
α-ジストログリカン ……… 383
α-シヌクレイノパチー ……… 247
α-シヌクレイン ……… 247

β
β遮断薬 ……… 337,380

γ
γ-ナイフ療法 ……… 341

和文索引

あ
アーチファクト …… 152,182,185
亜急性海綿状脳症 ……… 181
亜急性硬化性全脳炎 …… 182,272
亜急性脊髄連合変性症 ……… 325
亜急性脳症 ……… 223
アキレス腱反射 …… 22,242,243
アクアポリン4 ……… 330
悪性リンパ腫 ……… 300
アザチオプリン ……… 332
アシクロビル ……… 266,267
足落下試験 ……… 121
アストロサイト ……… 255,330
アスピリン ……… 209,228
アセタゾラミド ……… 389
アセチルコリン
　……… 322,394,398,400,402
アセチルコリンエステラーゼ阻害薬 ……… 112,115
アセチルコリン受容体 ……… 396
圧迫性頭痛 ……… 338
圧迫性ニューロパチー
　……… 364,365,369
アテトーゼ …… 141,142,146,148
アテローム血栓性TIA …… 230,232
アテローム血栓性脳梗塞
　……… 194,199,209
アパシー ……… 249,253
アピキサバン ……… 209
アヒル歩行 ……… 34

アボネックス ……… 332
アミロイド ……… 372
アミロイドβ前駆体蛋白質 … 110
アミロイドアンギオパチー
　……… 210,211,213
アミロイドイメージング ……… 111
アミロイドカスケード仮説 …… 110
アミロイドニューロパチー …… 365
アムホテシリンB ……… 270
アルガトロバン ……… 209
アルツハイマー型認知症 …… 173
アルツハイマー病
　……… 102,105,109,110,238
アルドース還元酵素阻害薬 …… 370
アレルギー性鼻炎 ……… 368
アロチノール塩酸塩 ……… 144
アンギオテンシン変換酵素阻害薬
　……… 380
鞍結節部髄膜腫 ……… 306,309
安静時振戦 ……… 248
アンチレクス ……… 397
アンチレクス試験 ……… 397
アントン症候群 ……… 92
アンヘドニア ……… 249,254

い
医原性CJD ……… 275
意識障害 ……… 118,119,120
異常運動 ……… 147,149
異常血管網 ……… 227
異常プリオン蛋白 ……… 275
イソニアジド ……… 272
位置覚 ……… 29
一次性頭痛 ……… 336
一次性脳損傷 ……… 282,293
一過性全健忘 ……… 76
一過性脳虚血発作
　……… 194,228,229,230
一酸化炭素中毒 ……… 322
遺伝子組み換え型組織プラスミノゲンアクチベータ ……… 209
遺伝性CJD ……… 275
遺伝性脊髄性進行性筋萎縮症 … 243
遺伝性ニューロパチー …… 371,372
意図の抗争 ……… 95
意味記憶 ……… 70,74

意味記憶障害 ……… 62
意味性認知症 ……… 113
イムセラ/ジレニア ……… 332
胃瘻栄養 ……… 380
陰委 ……… 369,403
インターフェロンβ ……… 304
インターフェロンβ-1a ……… 332
インターフェロンβ-1b ……… 332
咽頭期 ……… 132
咽頭収縮筋 ……… 132
咽頭反射 ……… 13

う
ウィリス動脈輪閉塞症 ……… 227
ウイルス抗体価 ……… 266
ウイルス性髄膜脳炎・265,266,267
ウイルス動脈輪 ……… 205,206
ウイルソン病 ……… 326
ウートフ現象 ……… 331
ウエクスラー記憶検査改訂版…72
ウエスト症候群 ……… 317
ウエストファル現象 ……… 20
ウエルニッケ失語 …… 49,50,92
ウエルニッケ脳症 ……… 324
ウエルニッケ-マンの肢位 …… 34
ウエルニッケ野 …… 49,50,51
内リンパ水腫 ……… 345
うつ ……… 249,253,331
ウットホッフ現象 ……… 331
うつ病 ……… 101
腕落下試験 ……… 121
運動失調 ……… 25,26
運動消去 ……… 91
運動神経終末 ……… 394
運動神経伝導検査 ……… 176
運動性失語 ……… 201
運動単位 ……… 178
運動単位電位 ……… 179
運動ニューロン疾患 ……… 239
運動ニューロン病 ……… 34
運動無視 ……… 91
運動野 ……… 43

え
鋭・徐波複合 ……… 318
鋭波 ……… 318

栄養障害性················15
エキソンスキップ療法········380
エキソントラップ阻害療法····384
エクソン··················379
エクリズマブ··············401
エコー····················265
エコーウイルス············266
壊死性筋症················187
エダラボン············209,242
エドキサバン··············209
エドロホニウム············397
エピソード記憶··········70,74
遠位型ミオパチー······187,378
遠位潜時··············176,177
遠隔記憶··············68,69
鉛管様筋強剛··········139,248
鉛管様固縮················19
嚥下障害
····132,134,201,255,310,373,396
嚥下反射··················132
塩酸エドロホニウム試験······397
塩酸ドネペジル············254
塩酸トリエンチン··········326
縁上回··········49,50,51,157,169
炎症性筋疾患··············384
炎症性脱髄病巣············333
延髄········135,136,140,157,211
延髄外側症候群············201
延髄型····················242
延髄空洞症················358
円錐症候群················352
延髄錐体··················171
演奏家攣縮················148
エンタカポン··············253
エンテロウイルス··········265

お

黄色靭帯骨化症············354
凹足····················371
横断性脊髄炎··············357
横断性脊髄症··············355
横紋筋融解症··············383
斧様顔貌··················389
オリーブ橋小脳萎縮症······259
オリゴクローナルバンド
················273,331,333
オリゴデンドログリア······261
折りたたみナイフ現象····19,139
音韻性錯語················44
温度覚····················29
温冷覚····················29

か

カーテン徴候··············13
外因性毒性物質············322
下位運動ニューロン
····130,132,134,178,180,239,348
外眼筋····················8
外眼筋炎··················128
外減圧術··················292
カイザー－フライシャー角膜輪
························326
外傷性高次脳機能障害······296
外傷性てんかん············296
外傷性脳内血腫············291
外側膝状体················8
外側皮質脊髄路············239
外直筋····················8
改訂長谷川式簡易知能評価スケール
························102
外転神経················8,127
回転性めまい··········344,358
開頭血腫除去術········214,215
海馬··················77,165
海馬傍回······64,68,77,156,157
開放骨折··················286
海綿静脈洞症候群··········223
解離性感覚障害···33,355,358,372
下顎神経··················10
踵膝試験··················26
鍵探し検査··············86,89
蝸牛神経··················12
核黄疸················148,149
角回············49,50,51,157,169
拡散強調画像··········152,153,276
核磁気共鳴現象············152
角膜····················10
角膜反射··················10
家系図····················2
下後頭回··················64
下肢型················241,242
下四分盲··················126
下斜筋····················8
下垂手····················366
下垂足····················366
下垂体腺腫········300,308,309
仮性眼瞼下垂··············129
仮性めまい················344
下前頭溝··················156
下前頭葉回················156
画像失認··················64
家族性アミロイドポリニューロパチー
····················365,372

家族性パーキンソン病····247,250
加速歩行··············35,249
下直筋····················8
脚気······················324
滑車神経················8,127
カテコラミン心筋症········216
下頭頂小葉················169
寡動················138,248
カプグラ症候群············114
仮面様顔貌··········138,248
カルバマゼピン········318,341
顔咽頭遠位型ミオパチー····187
顔咽頭型筋ジストロフィー··187
眼窩筋炎··················129
感覚消去··················91
感覚神経活動電位··········365
感覚性失音楽··············67
感覚性失語················201
感覚性失語症··············302
感覚野····················43
眼窩底骨折················287
眼間解離··················388
眼球浮き運動··············120
眼球彷徨··················120
環境音失認················67
ガングリオシド············374
ガングリオン··············366
間欠性跛行············36,356
間歇的空気圧迫············212
眼瞼下垂······129,216,391,394,398
眼瞼痙縮··················150
眼瞼浮腫··················129
喚語困難··················45
カンジダ髄膜炎············270
間質性肺炎··········384,386,387
眼振··············8,324,331,344
眼神経····················10
癌性髄膜腫症··············312
間接反射··················8
関節リウマチ··············394
間代······················22
間代性痙攣················319
観念運動性失行
················53,54,55,92,93,257
観念性失行······53,55,92,93,257
陥没骨折··················286
顔面肩甲上腕型筋ジストロフィー
····················185,382
顔面神経··················11
顔面神経麻痺··········11,367
丸薬丸め様················248

丸薬丸め様振戦 143
眼輪筋 11
肝レンズ核変性症 141,148,149,326

き

キアリ奇形 357,358,359
奇異性脳塞栓症 207
記憶障害 40,74
機械工の手 386
機械的血栓除去 227
気管支喘息 368
偽性アテトーゼ 150
偽性球麻痺 132,133,134,255,257
偽性多発神経炎型 242
規則変換カード検査 86,89
拮抗性失行 95,201
企図振戦 143,144
機能性腺腫 308
記銘 68
逆向性健忘 69
逆シャンペンボトル型筋委縮 371
逆流性食道炎 134
牛海綿状脳症 275
嗅窩部髄膜腫 305
球形嚢 140
嗅神経 7
急性運動感覚軸索型ニューロパチー 373
急性運動軸索型ニューロパチー 373
急性硬膜外血腫 287
急性硬膜下血腫 288
急性散在性脳脊髄炎 330,333
急性症候性発作 315
急性脊髄前角炎 361
急性脳血管症候群 230
急性灰白髄炎 361
球脊髄性筋萎縮症 243
急速進行性間質性肺炎 385
球麻痺 132,133,143,373
球麻痺型 241,242
穹窿部髄膜腫 305
橋 157,211
境界域梗塞 206
頬筋 11
強剛 19,20
胸鎖乳突筋 13
鏡視下経鼻経蝶形骨洞手術 309
胸膜 400
胸膜摘除術 400

強直間代発作 316,319
強直性痙攣 319
橋底部 171
共同偏倚 120
局在性 314
局所血栓溶解療法 227
局所神経症候 223
局所性ジストニー 148
棘・徐波複合 182,316,318
棘波 318
虚血型もやもや病 229
巨細胞性動脈炎 340
ギラン-バレー症候群 178,364,365,372
起立性頭痛 339
起立性低血圧 241,249,254,261,369,372
筋萎縮 15,240,241,242
筋萎縮性側索硬化症 238,239
筋強剛 19,138,139,143,245,257,326
筋強直 389
筋強直性ジストロフィー 181,185,378,389
筋緊張 19
筋緊張性ジストロフィー症 129
筋原性筋萎縮 15
筋原線維ミオパチー 187,188,378
近時記憶 68,69
筋ジストロフィー 187,243,378,379,382
筋ジストロフィー症 36,129
筋生検 384
筋線維タイプ群化 187
筋束周囲萎縮 385
緊張型頭痛 338
筋特異的チロシンキナーゼ 396

く

空洞短絡術 358
クールー病 275
草刈り歩行 34
ぐにゃぐにゃ乳児 243
首下がり 34
くも膜 215,304
くも膜炎 357
くも膜下出血 192,194,215,216,218,219,229
グラチラマー酢酸塩 332
グラム陰性桿菌 268

グラム陽性桿菌 268
クランプ 143
グリア細胞 238,255
グリア細胞質内封入体 261
クリーゼ 401,402
クリプトコッカス 270
クリプトコッカス髄膜炎 270
グルタミン酸受容体拮抗薬 112
クロイツフェルト・ヤコブ病 182,275
クロウ・深瀬症候群 370
クローヌス 22
クロールプロマジン 149
クロナゼパム 144,145,149,253
クロピドグレル 210
群発頭痛 337,338

け

警告頭痛 216
痙縮 19,20
楔状束 348
痙性 37
痙性構音障害 131
痙性斜頸 148,150
痙性対麻痺 242
痙性歩行 34
経蝶形骨洞手術 308
頸椎症 352
頸動脈エコー 175
頸動脈内膜剥離術 210
軽度認知障害 100
経皮的血管形成術 227
鶏歩 36,242
傾眠 4
痙攣 223,266,319
痙攣発作 213,221,222,315,316
血液浄化療法 332,334,374,375,400,401,403
結核性髄膜脳炎 271
血管炎性ニューロパチー 364,365,368
血管芽腫 300,311
血管再建術 228
血管作動性ペプチド 336
血管周囲浸潤 301
血管性間欠性跛行 36
血管性腫瘍 300
血管性認知症 100,105,108
血管内皮増殖因子 370
欠神てんかん 315
欠神発作 315

血清CK値·380,381,382,383,384
血清銅···326
血栓回収療法································209
血栓除去デバイス···························227
血栓内膜剝離術······························232
結膜··10
ケトン性低血糖·······························383
ゲルストマン・ストライスラー・
　シャインカー病··························275
ゲルストマン症候群··························52
ケルニッヒ徴候······························122
幻覚···114
言語性意味·······································61
言語流暢性····································250
原発性側索硬化症·················239,245
原発性脳腫瘍································300
腱反射···243
健忘症候群······························74,76,92
健忘性失語······································48

こ

抗AChR抗体····396,397,400,401
抗ARS抗体症候群···············384,386
抗HMGCR抗体····························386
抗MDA5抗体································385
抗Mi2··385
抗MuSK抗体·······················396,397
抗NAE抗体···································108
抗NXP-2抗体································385
抗P/Q型VGCC抗体······················403
抗SRP··386
抗TG抗体······································108
抗TPO抗体···································108
抗アクアポリン4抗体···················330
高圧酸素療法································323
行為計画検査···························86,89
抗うつ薬··370
構音···130
構音障害
　······25,132,201,255,326,373,396
口蓋垂···13
後角···348
光覚弁··7
膠芽腫·······························302,304,311
抗ガングリオシド抗体···················374
抗癌剤··323
抗凝固療法··························210,226
咬筋··10
口腔期··132
広頸筋··11
高血圧··210

抗血小板療法··························209,210
膠原病···································200,357,384
抗甲状腺抗体································108
抗好中球細胞質抗体······················368
抗コリンエステラーゼ薬·············400
後根···348
後索···348
後索-内側毛帯系····························31
後索性運動失調····························325
交叉性失語·······································52
好酸球性多発血管炎性肉芽腫症
　···368
高次脳機能······························40,52
高次脳機能障害
　······40,74,108,199,201,267,323
甲状腺眼症···································128
甲状腺機能亢進症·························388
甲状腺刺激ホルモン放出ホルモン
　···261
後縦靱帯骨化症····························353
高浸透圧利尿薬····························284
口唇ヘルペス·······························265
構成障害····································92,94
向精神病薬···································323
後脊髄動脈症候群················140,355
口舌顔面失行···································56
光線力学療法································304
後大脳動脈··························198,201
叩打ミオトニア···························389
高張グリセロール静脈内投与·212
交通性水頭症································106
抗てんかん薬
　························213,323,341,370,391
行動自動症···································317
行動障害型前頭側頭型認知症·112
後頭前切痕···································155
後頭葉··························155,156,159
後頭葉視覚野·····································8
抗脳浮腫療法································210
抗パーキンソン病薬······················251
項部硬直·······························266,271,274
口部自動症···································317
興奮収縮連関································394
鉤ヘルニア···································291
鉤発作··301
硬膜·······························215,304,307
硬膜外血腫···································287
硬膜外自家血注入療法···············339
硬膜外腫瘍··························360,361
硬膜下膿瘍···································273
硬膜動静脈瘻································215

硬膜動脈塞栓術····························296
硬膜内髄外腫瘍·················360,361
絞扼性ニューロパチー···············365
抗利尿ホルモン不適合分泌症候群
　···271
口輪筋··11
交連線維···41
誤嚥性肺炎··························213,378
コース立方体検査····························55
ゴールドマン視野計·····················125
コガタアカイエカ························265
小刻み歩行···································249
語義失語·······································113
呼吸筋クリーゼ·······························394
国際10-20法································181
国際抗てんかん連盟······················314
国際頭痛分類································336
コクサッキー·······························265
黒質································137,141,142,247
固縮··19
語性錯語···44
骨棘···352
骨粗鬆症·······································400
ゴットロン徴候·······························385
古典失行···53
誤認妄想·······································114
コパキソン···································332
コハク酸脱水素酵素染色············391
孤発性CJD··································275
小幅歩行·······································138
コリン作動性クリーゼ···················400
コルサコフ症候群····························76
混合型超皮質性失語············49,51
昏睡··4
昏迷··4

さ

細菌性髄膜脳炎····························267
再生··68,69
再認··68
作業記憶····································70,74
錯語··44,45
錯行為···54
錯視···114
錯書··45
索路症候···································358
索路徴候··························350,351
作話··76
坐骨神経痛···································353
嗄声···310
作動記憶···70

サドル型感覚障害…………33	指数弁…………………7	修正6要素検査………86,89
サブスタンスP…………336	ジスキネジー…………143	重複記憶錯語………77,114
サリドマイド療法………371	ジストニー	終末領域梗塞……………206
猿手………………………366	…………34,141,142,148,255,257,326	手根管症候群………365,369
三環系抗うつ薬…………253	ジストニー姿勢…………34	酒石酸プロチレリン……261
三叉神経………………10,132	ジストロフィン…………381	出血型もやもや病………229
三叉神経鞘腫……………310	ジストロフィン遺伝子…380	出血性梗塞………………204
三叉神経痛………………340	ジストロフィン蛋白……379,380	出生時無酸素症…………148
三相性電位………………179	姿勢・動作時振戦………323	手動弁……………………7
	姿勢時振戦………143,248	シュワン細胞…300,309,360,371
し	姿勢反射障害……………246	シュワン細胞腫……300,309
ジアゼパム……………148,149	姿勢保持障害……139,245,248	純粋語聾………………51,67
シェーグレン症候群……357,365	肢節運動失行………53,54,257	純粋失構音………………51
耳介後部痛………………367	持続性注意………78,80,83	純粋失書…………………51
耳介低位…………………388	肢体型筋ジストロフィー…382	純粋失読…………………51
視覚性運動失調………64,65,66	膝蓋腱反射………………22	上位運動ニューロン
視覚性失見当………………66	失外套症候群……………123	……130,131,132,134,135,239,348
視覚性失認………6,62,64,68	疾患修飾薬………………332	上位運動ニューロン症候…135
視覚性注意障害………64,65	膝間代………………………22	上衣細胞…………………304
視覚誘発電位……………332	失見当識…………………224	上衣腫………304,360,361
時間勾配………………74,75	失語……………5,6,40,43,301	上顎神経…………………10
弛緩性構音障害…………131	失行……………………6,40,52	上眼窩裂症候群…………305
弛緩性対麻痺……………242	失構音……………………45,114	上眼瞼………………………8
時間判断検査……………86,89	実行機能障害……………84	上眼瞼挙筋………………8
磁気共鳴画像……………152	失語症………………92,266	消去現象…………………91
識別感覚………………28,33	ジッター異常……………398	小群集萎縮………………187
視空間失認………………64	失調性構音障害…………131	症候性……………………314
視空間性注意……………78	失調性呼吸………………122	上行性網様体賦活系……118
視空間認知機能…………250	失読………………………302	使用行動…………………60
軸索………………………330	失読失書…………………51	上肢型……………………241
軸索型……………178,372,373	失認………………40,61,62	小字症………………138,248
軸索障害…………………370	失名詞失語………………48	上肢バレー徴候…………17
シクロスポリン…………400	指定難病…………………333	上斜筋………………………8
視交叉………………………8	シデナム舞踏病…………145	上小脳脚…………………145
視交叉部圧迫症候………308	自動症……………………317	上前頭回…………………156
時刻表的生活……………113	自発再生…………………68	上前頭溝…………………156
自己末梢血幹細胞移植…371	自発話……………………130	上直筋………………………8
自己免疫…………………330	視放線…………………8,126	常同性…………145,146,149
視索…………………………8	シャイ-ドレーガー症候群…259	上頭頂小葉………………169
四肢麻痺………18,137,201,228	社会的行動障害…………40	小児遺伝性脊髄性進行性筋萎縮症
視床……41,118,140,141,149,181	ジャクソン発作…………316	…………………………243
視床下核………142,146,147,149	若年性一側上肢筋萎縮症…244	小児期発症筋ジストロフィー…383
歯状核赤核淡蒼球ルイ体萎縮症	若年ミオクロヌスてんかん…316	小児良性ローランドてんかん…315
…………………………261	シャルコー—マリー—トゥース病	小脳……41,139,141,157,158,259
視床出血…………210,214,228	…………………178,365,371	小脳橋角症候群…………306
視床痛……………………211	シャント術……………106,107	小脳橋角部髄膜腫………306
視神経……………………7,8	周期性四肢麻痺…………388	小脳出血………………211,214
視神経脊髄炎……………330	周期性同期性放電……182,273,276	小脳症状………………261,262
視神経脊髄炎スペクトラム疾患	銃剣指……………………147	小脳性運動失調…25,27,139,324
…………………………330	周鞘………………………187	小脳性振戦…………143,144
視神経乳頭………………301	重症筋無力症…34,128,129,375,394	小脳動脈…………………198

小脳扁桃ヘルニア……………311
小舞踏病………………………145
静脈還流障害…………………306
静脈灌流不全…………………223
静脈洞血栓症…………………215
睫毛徴候…………………………11
上腕三頭筋反射…………………22
上腕二頭筋反射…………………21
褥創……………………………241
食道アカラシア…………133,134
食道期…………………………133
植物状態………………………124
書痙……………………………148
書字不能………………………302
女性化乳房……………………243
触覚定位覚………………………28
シルビウス裂…105,155,157,160
シロスタゾール………………210
心筋MIBGシンチグラフィー
……………173,250,256,257
真菌性髄膜脳炎………………270
神経筋接合部疾患……………394
神経原性筋萎縮…………………15
神経原性筋萎縮症……………243
神経膠芽腫……………………304
神経膠腫……300,301,302,304,311
神経根症候…………………350,361
神経周囲浸潤…………………301
神経鞘腫…………300,309,360
神経伝導検査
……………176,177,369,370,373
神経梅毒………………………278
神経ブロック療法……………341
神経変性疾患……238,239,245,246
心原性塞栓性TIA…………230,232
心原性脳塞栓症………194,199,209
人工呼吸器療法………………242
進行性核上性麻痺…………139,255
進行性球麻痺…………………242
進行性脊髄性筋萎縮症………242
進行性多巣性白質脳症………272
進行性認知症…………………275
進行性脳血管閉塞症…………227
進行性非流暢性失語…………113
深昏睡…………………………124
滲出性網膜炎…………………383
真性めまい……………………344
振戦
……141,143,243,246,248,257,326
腎尿細管性アシドーシス……388
深部感覚……………………27,33

深部感覚障害性運動失調・139,140
深部静脈血栓症………………212

す

髄液灌流不全…………………223
髄液検査……………264,266,269
髄液漏……………………286,287
髄芽腫………………300,304,311
水銀……………………………322
遂行機能………………………250
遂行機能障害………………40,84
遂行系の中枢……………………59
髄鞘……………………………330
髄節症候………………………350
錐体……………………………136
錐体外路………………………137
錐体外路疾患…………………245
錐体外路障害……………………20
錐体外路症候………………138,141
錐体外路症状………………265,326
錐体外路性構音障害…………131
錐体交叉……………………135,348
錐体路…………134,135,136,171,348
錐体路障害………………………20
錐体路症候………………134,135,141
錐体路症状……………………262
錐体路徴候…………………242,351
垂直性注視麻痺………………255
水頭症……………………106,301
髄内腫瘍………………………360
水平回旋混合性眼振……345,346
水平性半盲……………………126
髄膜……………………………304
髄膜炎………………265,274,277
髄膜刺激症候…………………274
髄膜刺激症状…………………216
髄膜腫………………300,304,360
髄膜脳炎………………………277
睡眠賦活法……………………182
頭蓋咽頭腫………300,301,309,311
頭蓋外－内バイパス術………232
頭蓋底骨折……………………287
頭蓋内圧亢進
……………222,268,273,283,301
頭蓋内圧亢進症候……………223
頭蓋内圧亢進症状……305,306,311
頭蓋内出血……………221,226,227
すくみ足……………35,138,249
ステロイド……………………380
ステロイドパルス…………400,401
ステロイドパルス療法………386

ストレプトマイシン…………272
スパズム………………………143
スマトリプタン………………337
スルピリド………………146,149

せ

生活習慣病……………………198
性器ヘルペス…………………248
星細胞腫系腫瘍………………302
静止時振戦…………………143,248
正常圧水頭症………………105,107
星状膠細胞…………………301,330
星状膠細胞腫…………………302
星状細胞腫……………………360
精神性注視麻痺……………64,65
精神的ストレス………………338
正中偏位……………………294,296
赤核…………………………142,145
赤色ぼろ線維………………187,391
脊髄…………………141,157,172,259
脊髄MRI………………………325
脊髄炎………………………265,357
脊髄横断症候群…………………32
脊髄空洞症……………………357
脊髄血管奇形…………………356
脊髄梗塞……………………137,355
脊髄視床路……………………348
脊髄視床路系……………………31
脊髄腫瘍……………………357,360
脊髄症候……………………350,361
脊髄小脳変性症……………238,259
脊髄性間欠性跛行………………37
脊髄性筋萎縮症………………243
脊髄性進行性筋萎縮症……239,242
脊柱管狭窄症…………………172
脊椎……………………………172
舌咽神経…………………………12
舌下神経…………………………14,132
積極的平温管理………………284
舌状回………………………64,157
切迫性尿失禁…………………105
セルロプラスミン……………326
セレギリン……………………253
線維自発電位…………………180
線維束性収縮14,240,241,242,243
線維束性攣縮…………………143
潜因性TIA……………………230
潜因性脳梗塞…………………194
前角……………………………348
閃輝暗点………………………336
前向性健忘………………………69

前根……………………348	側頭葉てんかん……………317	多幸症………………………331
前索……………………348	側脳室…………………163,304	たこつぼ型心筋症…………216
全失語………………49,51	側脳室下角……………164,165	立ち去り現象………………113
線状骨折………………286	続発性水頭症………………219	脱髄……………………330,370
線条体……………142,145,147,149	続発性正常圧水頭症………107	脱髄型……………178,372,373
線条体黒質変性症……259	側弯症…………………380,357	脱髄性疾患……………126,330
全身性エリテマトーデス	咀嚼筋…………………10,132	脱髄性脳炎…………………272
……………223,357,394	ソマトスタチンアナログ…308	タップテスト………………106
全身性ジストニー……148	ソルビトール………………370	脱分極………………………179
前脊髄動脈症候群……355		他人の手徴候………………61,201
前大脳動脈………196,201	**た**	多発筋炎……………………384
選択性注意……………78,83	大球性貧血…………………325	多発性筋炎………………36,375
選択的セロトニン再取り込み阻害	退形成上衣腫………………304	多発性硬化症
薬……………………253	退形成性星状細胞腫………302	……126,128,145,330,357
前庭……………………140	退行形性乏突起膠腫………302	多発性骨髄腫………………371
前庭神経………………12	大後頭孔拡大術……………358	多発性神経症…………364,368
前庭神経炎…………141,346	大後頭孔ヘルニア…………311	多発性単神経症………364,368
前庭神経障害…………12	対光反射……………………8	多発性脳梗塞………………36
前庭神経鞘腫…………310	対光反射低下………………216	多発性ラクナ梗塞…………36
先天性ミオパチー……378	大孔ヘルニア………………311	多発ラクナ梗塞型…………109
蠕動運動………………133	対座法………………………7	ダビガトランエテキシラート・209
前頭筋…………………11	タイサブリ…………………332	タファミジス………………372
穿頭洗浄術……………296	帯状回………………………156	玉ねぎ様感覚障害……358,359
前頭側頭型認知症…105,112	帯状溝辺縁枝………………167	タルチレリン………………261
前頭葉……155,156,159,160,161	対称性下肢運動性ニューロパチー	単眼性複視…………………127
前頭葉障害性歩行………36	……………………369	単クローン性免疫グロブリン血症
前頭葉症状……………323	帯状痛………………………331	……………………370
セントラルコア病……188	帯状疱疹…………266,341,367	単純触覚……………………29
前脳基底部病変による健忘症候群	帯状疱疹ウイルス…………367	単純部分発作
……………………76	体性感覚……………………27	……314,315,316,317,319
全脳死…………………124	体性感覚誘発電位…………332	単純ヘルペスウイルス……265
全般性…………………314	大動脈炎症候群……………200	単純ヘルペス脳炎………266,267
全般性注意……………78	大脳…………………157,161	単神経症……………364,365,369
全般発作………………314,318	大脳鎌髄膜腫………………305	弾性ストッキング…………212
前皮質脊髄路…………348	大脳基底核	単線維筋電図………………398
せん妄……………101,224	……41,141,142,143,257,258,326	淡蒼球
	大脳脚………………………171	……41,137,141,142,146,147,149
そ	大脳局在症状………………273	ダントロレン……………148,381
早期てんかん…………296	大脳縦裂……………………159,167	蛋白細胞解離…………374,375
僧帽筋…………………13	大脳側性化…………………92	蛋白質性感染性粒子………275
相貌失認………64,113,201	大脳皮質…………139,140,141,257	単麻痺………………18,137,201
側角……………………348	大脳皮質連合野……………41	
足間代…………………22	大発作………………………316	**ち**
側索……………………348	第四脳室……………………304	チアプリド……………146,149
即時記憶………68,69,70,74	第四脳室腫瘍………………304	遅延再生……………………72
即時再生………………72	タウ…………………………110	知覚型視覚性失認…………63
側性化…………………92	タウオパチー……………255,257	地誌失認……………………68
塞栓源不明脳塞栓症…200	タウタンパク……………255,257	地誌的見当識障害…………68
側頭筋…………………10	多棘・徐波複合…………316,318	地誌的見当…………………68
側頭葉…………155,160,161	タクロリムス……………332,400	チック………………………143
側頭葉後下部…………49	多系統萎縮症………………34,259	チトクローム c 酸化酵素染色・391

遅発性ウイルス感染症 ……… 272	**て**	糖尿病 ………… 370,390,400
遅発性てんかん ……………… 211	手足口病 …………………… 266	糖尿病性ニューロパチー
緻密部 ………………………… 137	低 IgG 血症 ………………… 389	……………… 364,365,368,369
チャージ-ストラウス症候群 ‥ 368	定位的脳内血腫除去術 ……… 214	頭部 CT
着衣失行 ……………………… 56	定位放射線治療・221,307,312,311	…… 213,216,217,219,250,255,257
チャドック反射 ……………… 23	低ガンマグロブリン血症 …… 394	頭部 MRI ……………………… 255
注意障害 ……………………… 40	ディスキネジア ………… 252,254	頭部単純 MRI ………………… 225
注視性眼振 …………………… 344	ディスフェルリン異常症 …… 382	動物園地図検査 ……………… 86
注視方向性眼振 ……………… 344	ディスフェルリン蛋白 ……… 382	同名性半盲 …………………… 126
中心溝 …… 155,156,157,167,168	ティネル徴候 ………………… 366	動揺性めまい ………………… 344
中心後溝 ……………………… 169	手がかり再生 ………………… 68	動揺歩行 …………… 36,378,380
中心性神経細胞腫 …………… 301	手口感覚症候群 ……………… 33	特殊感覚 ……………………… 27
中心性ヘルニア ……………… 291	テクフィデラ ………………… 332	特定疾病 ……………………… 333
中心前回 ……………………… 157	手続き記憶 ………………… 71,74	閉じ込め症候群 ……………… 123
中心前溝 ……………………… 157	テモゾロミド ………………… 304	徒手筋力テスト …………… 16,403
中枢神経系感染症 …………… 275	電位依存性カルシウム・チャネル	特発性 ………………………… 314
中枢性過呼吸 ………………… 122	………………………………… 402	特発性正常圧水頭症 ………… 107
中枢性顔面神経麻痺 ………… 11	転移性腫瘍 …………………… 360	特発性てんかん ……………… 318
中枢性めまい ………………… 345	転移性脳腫瘍 …………… 300,312	突発性難聴 …………………… 345
中前頭回 ……………………… 156	てんかん …‥ 228,262,314,315,319	特発性末梢性顔面神経麻痺 …‥ 367
中大脳動脈 ……………… 197,201	転換性注意 ……………… 78,80,83	ドパミン ………………… 252,253
宙吊り型感覚障害 ………… 33,357	てんかん発作 …………… 314,318	ドパミン D1 受容体 ………… 137
中毒性ニューロパチー ……… 364	テンシロン試験 ……………… 397	ドパミン D2 受容体 ………… 137
中脳 ……………… 142,149,157,211	伝達性海綿状脳症 …………… 275	ドパミンアゴニスト・249,252,253
肘部管症候群 ………………… 366	伝導性失語 ………………… 49,51	ドパミン作動性神経
超音波検査 …………………… 175	伝導ブロック …‥ 177,365,374,375	……………… 246,247,250,256,257
聴覚過敏 ……………………… 367	テント髄膜腫 ………………… 306	ドパミントランスポーターシンチ
聴覚性失認 …………………… 67	展望記憶 ……………………… 71	グラフィー ……………… 250,256
蝶形骨縁髄膜腫 ……………… 305		ドパミントランスポータースキャ
長策徴候 ……………………… 350	**と**	ン ……………………………… 173
聴神経 ………………………… 12	銅 ……………………………… 326	ドパミン補充療法 …………… 254
聴神経鞘腫 …………………… 310	頭位性眼振 …………………… 344	ドライビング ………………… 182
聴性脳幹反応 ………………… 332	頭位変換眼球反射 …………… 121	トランスサイレチン ………… 372
超皮質性運動性失語 …… 48,51,201	頭位変換性眼振 ………… 344,346	トリガーポイント …………… 341
超皮質性感覚性失語 ……… 48,51	動眼神経 …………………… 8,127	取り繕い ……………………… 110
超皮質性失語 ………………… 48	動眼神経麻痺 …………… 129,369	トリプタン製剤 ……………… 337
直回 …………………………… 157	道具の強迫的使用 ………… 59,201	トリヘキシフェニジル …‥ 148,149
直後てんかん ………………… 296	銅結合蛋白 …………………… 326	ドロキシドパ ………………… 256
直接反射 ……………………… 8	瞳孔 …………………………… 8	トロサ―ハント症候群 ……… 340
地理的失認 …………………… 68	統合型視覚性失認 …………… 63	
地理的障害 …………………… 68	瞳孔括約筋 …………………… 8	**な**
陳述記憶 ……………………… 71	瞳孔散大 ……………………… 216	内頸動脈 ………………… 196,201
	瞳孔不動 ……………………… 120	内頸動脈海綿静脈洞瘻 ……… 287
つ	動作時振戦 …………………… 143	内頸動脈ステント留置術 …… 210
椎間板ヘルニア ………… 172,353	動静脈奇形 …………………… 356	内減圧術 ……………………… 292
椎骨動脈 ………………… 197,201	動静脈瘻 ……………………… 356	内視鏡下血腫除去術 …… 214,215
椎骨動脈解離 ………………… 230	糖蛋白α―ジストログリカン‥ 383	内耳神経 ……………………… 12
対麻痺 ………… 18,137,201,331	頭頂間溝 ……………………… 169	内鞘 …………………………… 187
痛覚 …………………………… 28	頭頂後頭溝 …………………… 155,156	内臓感覚 ……………………… 27
ツベルクリン反応 …………… 271	頭頂葉 ………………………… 155,156	内側縦束 ……………………… 128
	疼痛発作誘発部位 …………… 341	内側縦束症候群 ……………… 128

内側側頭葉硬化················318
ナイダス················220,221
内中膜複合体················175
内直筋························8
内包後脚····················171
ナタリズマブ················332
鉛························322
軟口蓋反射··················13
難治性吃逆··················331
難治性てんかん··············319
軟膜····················215,304
軟膜下浸潤··················301

に

二次性全般化発作············314
二次性頭痛··············336,339
二次性脳損傷········282,283,292
二次性パーキンソニズム······245
日差変動····················394
日内変動····················394
2点識別覚···················28
日本脳炎は··················265
日本版日常記憶チェックリスト74
乳癌························312
乳酸アシドーシス············390
乳頭浮腫····················268
ニューロパチー··············364
尿路感染····················255
尿路感染症··················213
人形の眼現象················255
認知機能·····················40
認知機能障害············250,255
認知症··················100,105
認知症を伴う筋萎縮性側索硬化症
·····························245

ね

ネマリン小体················187
ネマリンミオパチー··········187
捻転ジストニー··············148

の

脳アスペルギルス症··········270
脳炎························277
脳回················41,42,156,157
脳幹············157,158,161,259
脳幹死······················124
脳幹出血················211,215
脳幹網様体··················181
脳幹網様体賦活系············118
脳機能画像··················173

脳血管奇形··················211
脳血管性パーキンソニズム
·······················139,245
脳血管攣縮··········218,219,220
脳溝········41,42,156,157,160,168
脳梗塞
·····126,137,194,199,208,219,230
脳挫傷······················291
脳死························124
脳室上衣細胞················301
脳室心房シャント············107
脳室ドレナージ術········214,215
脳室─腹腔シャント術········219
脳腫脹················269,290,292
脳出血················192,194,210
脳腫瘍··················215,300
脳静脈血栓症
·············222,223,224,225,227
脳神経·······················6
脳神経麻痺··················271
脳深部刺激療法··············254
脳脊髄液················183,184
脳脊髄液検査················183
脳脊髄液減少症··············339
脳卒中················192,194,201
脳卒中様発作症候群··········390
脳底動脈················197,201
脳動静脈奇形············215,220
脳動脈解離··················215
脳動脈瘤··············215,217,220
脳動脈瘤頸部クリッピング術·218
脳動脈瘤コイル塞栓術········218
脳動脈瘤破裂················215
脳膿瘍······················273
脳波························181
脳浮腫············212,222,274,301
脳ヘルニア·····227,283,288,291,293
脳ヘルニア兆候··············287
嚢胞性腫瘍··················311
脳保護療法··················209
脳ムコール症················270
脳葉························155
脳梁··············92,93,94,156,159
脳梁離断術··················318
脳梁離断症候群···············92

は

パーキンソニズム·····245,256,265
パーキンソン症候群···34,245,246
パーキンソン症状········261,323
パーキンソン病

·····34,138,139,238,239,246,248
パーキンソン歩行·············34
把握反射·····················59
把握ミオトニア··············389
場合わせ反応················110
バイオ・フィードバック······149
肺癌························312
胚細胞腫················300,311
肺塞栓症····················212
梅毒························278
梅毒トレポネーマ············278
排尿障害················241,261
灰白質······················348
廃用性······················15
麦角系ドパミンアゴニスト····252
白質························348
白質線維に沿った浸潤········301
白質脳症················108,323
薄束························348
歯車様筋強剛············139,248
歯車様固縮···················19
はさみ脚歩行·················34
橋本脳症····················108
橋本病··················108,394
破傷風······················278
破傷風菌
バセドー病··················394
発語失行·····················45
発話······················5,6
バトル徴候··················287
鼻指鼻試験···················26
パニペネム・ベタミプロン····269
馬尾························348
馬尾性間欠性跛行·············37
バビンスキー反射（徴候）·····23
パペッツの回路············75,77
針穴瞳孔····················120
バリズム····················146
バリズム─舞踏運動··········146
バリズム─舞踏病············142
バリント症候群···············64
バリントーホルムス症候群·····66
パルス療法··················334
バルビタール療法······284,290,293
バルプロ酸··············318,323
バレー徴候···················17
ハロペリドール········145,149,258
半規官······················140
晩期てんかん················296
バンコマイシン··············269
半昏睡························4

半側空間無視	6,89,91,92,94	
半側身体失認	91	
ハンチンチン遺伝子	258	
ハンチントン病	139,258	
ハンチントン舞踏病	145	
反復刺激試験	398,403	
ハンフリー視野計	125	

ひ

ピーク運動潜時	176
被殻	41,137,142,145,146,147,149
被殻出血	210,211,214,228
非機能性腺腫	308
非言語性意味	61
非交通性水頭症	106
肘屈曲テスト	366
皮質延髄路	239
皮質核路	239
皮質下血管性認知症	108,109
皮質下出血	211,214
皮質基底核変性症	139,256
皮質形成異常	318
皮質性小脳萎縮症	259
皮質脊髄路	239
皮質盲	92,126
尾状核	41,137,142,145,147,149,258
微小血管減圧術	341
非侵襲的陽圧換気療法	242
非ステロイド系消炎鎮痛剤	337
非対称性下肢運動性ニューロパチー	369
ビタミン B_1 欠乏	324
ビタミン B_{12}	366,367
ビタミン B_{12} 欠乏	325
左半側空間無視	6,89,90,92
左半側身体失認	92
非陳述記憶	71
ビッカースタッフ型脳幹脳炎	374
ビデオ嚥下造影検査	133
ヒトT細胞白血病ウイルス1型	361
非特異的筋炎	384
非麦角系ドパミンアゴニスト	252
皮膚筋炎	384,385
腓腹部肥大	380,381
皮膚書字覚	28
皮膚石灰沈着	385
びまん性軸索損傷	293
びまん性星状細胞腫	302
びまん性損傷	282

びまん性脳損傷	293,294,296
表現促進現象	389
表在感覚	27,28,33
標準失語症検査	46
標準注意検査法	79
表情認知障害	250
病的共同運動	367
病的把握現象	59
表皮ブドウ球菌	268
日和見感染	270,272
ピラジナミド	272
平山病	244
非流暢性失語	114

ふ

ファーレンテスト	366
フィッシャー症候群	374
フィンゴリモド	332
風疹	266
封入体筋炎	384,387
フェニトイン	318,323,341
フェノバルビタール	318
副交感神経核	8
複合筋活動電位	365,397
複雑部分発作	314,317,319
複視	8,127,331,394
復唱	45,46
副神経	13
副腎白質ジストロフィー	330,334
副腎皮質ステロイド	272,340,357,366,367,368,400
フクチン蛋白	383
副鼻腔炎	339
福山型先天性筋ジストロフィー	183,184,383
浮腫	324
不随意運動	139,141,142
縁取り空胞	187
物体失認	64
舞踏アテトーゼ	326
舞踏運動	142,145,146,258
ブドウ球菌	268,269,273
舞踏病	141,145
部分発作	314,318
フマル酸ジメチル	332
ブラウン－セカール症候群	32,33,351
プラミペキソール	253
プリオン	264
プリオン病	181,275
振り返り現象	110

振り回し歩行	34
フルコナゾール	270
フルシトシン	270
ブルジンスキー徴候	122
フルフェナジン	145
プレガバリン	341,370
ブローカ失語	49,50,114
ブローカ野	49,50,51
ブロードマンの脳地図	41,42
フローマン徴候	366
プロトンポンプ阻害剤	212
プロプラノロール	144
分子標的療法	304
分水嶺梗塞	206
分配性注意	78,80

へ

閉眼足踏み試験	12,140
平衡障害	140
閉塞性水頭症	214
閉塞性動脈硬化症	36
ベーチェット病	223,357
凹み手	147
ベタフェロン	332
ヘテロプラスミー	390
ベバシズマブ	304
ヘパリン	209,226,227
ヘマトキシリン・エオジン染色	187
ヘリオトロープ疹	385
ヘルペスウイルス	357
ヘルペス脳炎	75
ベル麻痺	367
変異型 CJD	275
変異型 mtDNA	390
変形性脊椎症	352
変形性肘関節症	366
片頭痛	336
変性性認知症	100,105,110
片側顔面痙縮	150
片側顔面痙攣	367
片側バリズム	141,143,145,146,149
扁桃体	165
ベントン視覚記銘検査	73
扁平上皮癌	312
片麻痺	18,137,201,228,266
辺縁系症状	266
辺縁系脳炎	75,277
辺縁葉	156

ほ

方向性注意‥‥‥‥‥‥‥‥‥‥‥78
膀胱直腸障害‥‥‥‥‥‥‥‥‥369
傍矢状髄膜腫‥‥‥‥‥‥‥305,306
放射線療法‥‥‥‥‥‥‥‥‥‥400
帽状腱膜‥‥‥‥‥‥‥‥‥‥‥286
紡錘状回‥‥‥‥‥‥‥‥‥64,157
傍正中橋網様体‥‥‥‥‥‥‥‥128
放線冠‥‥‥‥‥‥‥‥‥‥136,171
法的脳死判定‥‥‥‥‥‥‥‥‥124
乏突起膠細胞‥‥‥‥‥‥‥‥‥301
乏突起膠腫‥‥‥‥‥‥‥‥‥‥302
乏突起膠腫細胞系腫瘍‥‥‥‥‥302
乏突起星細胞腫系腫瘍‥‥‥‥‥302
歩行失行‥‥‥‥‥‥‥‥‥‥‥201
保持‥‥‥‥‥‥‥‥‥‥‥‥‥68
母指さがし試験‥‥‥‥‥‥‥‥29
ポストポリオ症候群‥‥‥‥‥‥361
保続‥‥‥‥‥‥‥‥‥‥44、54
発作波‥‥‥‥‥‥‥‥‥‥‥‥318
ボツリヌス症‥‥‥‥‥‥‥‥‥150
ボツリヌス治療‥‥‥‥‥‥‥‥150
ボツリヌス毒素‥‥‥‥‥‥‥‥150
ボトックス治療‥‥‥‥‥‥‥‥149
ホフマン反射（徴候）‥‥‥‥‥23
ポリオ‥‥‥‥‥‥‥‥‥‥‥‥361
ポリオウイルス‥‥‥‥‥‥‥‥361
ホルネル症候群
‥‥‥‥‥‥120,129,201,351,358
本態性振戦‥‥‥‥‥‥‥‥143,144
本能性把握反応‥‥‥‥‥‥‥‥59

ま

マシャド・ジョセフ病‥‥‥‥‥262
街並失認‥‥‥‥‥‥‥‥‥64,68
末梢神経障害‥‥‥‥‥‥‥‥‥323
末梢性顔面神経麻痺‥‥‥‥11,367
末梢性前庭機能障害‥‥‥‥‥‥12
末梢性めまい‥‥‥‥‥‥‥‥‥345
麻痺性構音障害‥‥‥‥‥‥‥‥130
まぶた持ち上げ試験‥‥‥‥‥‥121
まぼろし幻の同居人‥‥‥‥‥‥114
まむし指‥‥‥‥‥‥‥‥‥‥‥147
マルファン症候群‥‥‥‥‥‥‥229
マンガン‥‥‥‥‥‥‥‥‥‥‥322
満月様顔貌‥‥‥‥‥‥‥‥‥‥400
慢性炎症性脱髄性多発神経炎‥‥375
慢性炎症性脱髄性多発神経症‥‥178
慢性硬膜下血腫‥‥‥‥‥107,294
慢性進行性外眼筋麻痺症候群‥‥390
慢性肉芽腫性動脈炎‥‥‥‥‥‥340

マンニトール点滴‥‥‥‥‥‥‥212

み

ミエリン鞘‥‥‥‥‥‥‥‥‥‥330
ミオキミー‥‥‥‥‥‥‥‥‥‥143
ミオクローヌス・143,257,262,275
ミオクローヌスてんかん症候群
‥‥‥‥‥‥‥‥‥‥‥‥‥‥391
ミオクローヌス発作‥‥‥273,316
ミオトニア‥‥‥‥‥‥‥388,389
ミオトニー放電‥‥‥181,388,390
見返り現象‥‥‥‥‥‥‥‥‥‥110
味覚障害‥‥‥‥‥‥‥‥‥‥‥367
ミコナゾール‥‥‥‥‥‥‥‥‥271
水チャネル蛋白‥‥‥‥‥‥‥‥330
道順障害‥‥‥‥‥‥‥‥‥‥‥68
ミトコンドリア‥‥‥187,390,391
ミトコンドリアM2抗体‥‥‥‥386
ミトコンドリア遺伝子‥‥‥‥‥390
ミトコンドリア脳筋症‥‥129,390
ミトコンドリア病‥‥‥‥187,390
水俣病‥‥‥‥‥‥‥‥‥‥‥‥322
ミニメンタルテスト‥‥‥‥‥‥102
三宅式記銘力検査‥‥‥‥‥‥‥73
三好遠位型筋ジストロフィー‥382

む

無菌性髄膜炎‥‥‥‥‥‥‥‥‥265
無視症候群‥‥‥‥‥‥‥‥‥‥89
矛盾性運動‥‥‥‥‥‥‥‥‥‥249
無症候性脳血管障害‥‥‥‥‥‥232
ムスカリン様副作用‥‥‥‥‥‥400
無動‥‥138,143,245,246,248,257
無動性無言‥‥‥‥‥‥201,273,275
無動性無言症‥‥‥‥‥‥123,323

め

迷走神経‥‥‥‥‥‥‥‥‥12,133
迷走神経鞘腫‥‥‥‥‥‥‥‥‥310
酩酊歩行‥‥‥‥‥‥‥‥‥‥‥35
メキシレチン‥‥‥‥‥‥‥‥‥389
メチシリン耐性黄色ブドウ球菌
‥‥‥‥‥‥‥‥‥‥‥‥268,269
メニエル病‥‥‥‥‥‥‥‥‥‥345
メルファラン・プレドニンゾン療法‥‥‥‥‥‥‥‥‥‥‥‥‥371
メロペネム‥‥‥‥‥‥‥‥‥‥269
免疫介在性壊死性筋症
‥‥‥‥‥‥‥‥‥‥185,384,386
免疫グロブリン静注療法
‥‥‥‥‥‥‥‥368,375,401,403

免疫グロブリン大量静注療法・386
免疫性神経疾患‥‥‥‥‥‥‥‥375
免疫療法‥‥‥‥‥‥‥‥‥‥‥304

も

妄想‥‥‥‥‥‥‥‥‥‥111,114
網膜‥‥‥‥‥‥‥‥‥‥‥‥‥8
網膜色素変性症‥‥‥‥‥‥‥‥389
毛様細胞性星状細胞腫‥‥‥‥‥302
網様部‥‥‥‥‥‥‥‥‥‥‥‥137
模倣行動‥‥‥‥‥‥‥‥‥‥‥60
もやもや血管‥‥‥‥‥‥‥‥‥227
もやもや病‥‥‥‥‥‥200,215,227

や

薬剤性パーキンソニズム‥‥‥‥245
薬剤性パーキンソン症候群‥‥‥323

ゆ

有機リン‥‥‥‥‥‥‥‥‥‥‥322
有形性幻視‥‥‥‥‥‥‥‥‥‥302
有痛性強直性痙攣‥‥‥‥‥‥‥331
有痛性脳神経ニューロパチー‥‥340
有痛性攣縮‥‥‥‥‥‥‥‥‥‥143
指鼻試験‥‥‥‥‥‥‥‥‥25,144
指耳試験‥‥‥‥‥‥‥‥‥‥‥26

よ

陽性鋭波‥‥‥‥‥‥‥‥‥‥‥180
要素性幻視‥‥‥‥‥‥‥‥‥‥302
腰椎穿刺‥‥‥105,183,216,264,269
腰椎－腹腔シャント術‥‥‥‥‥219
腰部脊柱管狭窄症‥‥‥‥‥‥‥354
腰部脊椎管狭窄症‥‥‥‥‥‥‥37
翼状肩甲‥‥‥‥‥‥‥‥‥‥‥382
抑制系の中枢‥‥‥‥‥‥‥‥‥59
予定記憶‥‥‥‥‥‥‥‥‥‥‥71
よろめき歩行‥‥‥‥‥‥‥‥‥35

ら

ライソゾーム‥‥‥‥‥‥‥‥‥187
ラクナTIA‥‥‥‥‥‥‥230,232
ラクナ梗塞‥‥‥‥‥194,199,209
ラゼーグ徴候‥‥‥‥‥‥‥‥‥122
ラムゼイ ハント症候群‥‥‥‥367
ラモトリギン‥‥‥‥‥‥‥‥‥318
卵形嚢‥‥‥‥‥‥‥‥‥‥‥‥140

り

リウマチ性多発筋痛症‥‥340,341
リスペリドン‥‥‥‥‥‥‥‥‥145

立体覚障害……………………302
立体感覚………………………28
リバーミード行動記憶検査……72
リバーロキサバン……………209
リファンピシン………………272
両眼性複視……………………127
両耳側半盲……………………126
良性発作性頭位めまい………346
両鼻側半盲……………………126
リルゾール……………………242
リン酸化タウ…………………112

る
ルイ体……………………146,149

れ
レセルピン……………………145
レノクス-ガストー症候群……317
レビー小体…………………247,250
レビー小体型認知症…105,114,173
レベチラセタム………………318
レボドパ
……246,249,251,252,253,256,257
レム睡眠期行動異常…………249
レム睡眠行動障害……………114
レルミット徴候…………331,351
連合型視覚性失認………………63
連合線維………………………41
連合野…………………………43
連鎖球菌…………………268,273
攣縮……………………………143
攣縮性斜頸……………………148
レンズ核……………………142,326

ろ
老人性眼瞼下垂………………129
老人斑…………………………110
老年性舞踏病…………………145
ローランド溝…………………315
ロンベルグ試験……………12,140

わ
わが道を行く行動……………113
ワクチン接種…………………268
鷲手……………………………366
ワニの涙………………………367
ワルファリン………………209,227
腕橈骨筋反射…………………22
腕偏倚試験…………………12,140

英文索引

A
ABCD^{2}スコア………………232
ABR……………………………332
acetylcholine receptor………396
ACE阻害薬……………………380
AChR…………………………396
acute cerebrovascular syndrome
………………………………230
Acute disseminated encephalomyelitis………………………333
acute inflammatory demyelinating polyneuropathy…………372
acute motor axonal neuropathy：
………………………………373
acute motor-sensory axonal neuropathy………………………373
ACVS…………………………230
AD………………………110,115,173
ADC………………………153,391
Addison病……………………388
ADEM……………………333,357
ADL……………………………100
ADLスケール…………………395
agraphia………………………302
AIDP…………………………372
akinesia…………………138,248
akinetic mutism………………123
alexia…………………………302
alien hand sign……………61,201
ALS………………………239,240
ALS-D…………………………245
Alzheimer's dementia………110
AMAN…………………………373
AMPH-B………………………270
AMSAN………………………373
Amyotrophic lateral sclerosiswith dementia……………………245
anaplastic astrocytoma………302
anaplastic ependymoma……304
anaplastic oligodendroglioma 302
ANCA…………………………368
Andersen-Tawil症候群………388
anticipation…………………389
anti-neutrophil cytoplasmic antibody…………………………368
Anton症候群……………………92
apallic syndrome……………123
apparent diffusion coefficient
………………………………153,391

ARS……………………………386
arterial spin labeling撮影法…391
aseptic meningitis……………265
ASL撮影法……………………391
astereognosis…………………302
astrocytic plaque……………257
astrocytoma…………………302
ataxie optique…………………66
athetosis……………………142,146
AVM………………………220,222
Aβ………………………110,112

B
Babinski徴候…………240,325,331
Babinski反射…………………137
BAD……………………………207
BADS………………………84,86
Bálint-Holmes症候群…………66
ballism-chorea……………142,146
ballooned neuron……………257
Barré徴候………………………17
Bartter症候群………………388
basal ganglia…………………142
Battle's sign…………………287
Becker muscular dystrophy…380
Becker型筋ジストロフィー
………………………………185,380
behavioral variant of frontotemporal dementia：……………112
Behavioural Assessment of the Dysexecutive Syndrome………85
Bell麻痺………………………367
benign paroxysmal positional vertigo……………………………346
Bev……………………………304
bevacizumab…………………304
Bickerstaff型脳幹脳炎………374
Binswanger型…………………109
black eye……………………287
blow-out fracture……………287
BMD……………………………380
Bohan and Peter……………384
borderzone infarction………206
botulinus……………………150
botulinus toxin………………150
bovine spongiform encephalopathy……………………………275
BPPV…………………………346
BPSD………………100,111,112
bradykinesia…………………138,248
branch atheromatous disease 207

Broca aphasia……………50	CO-Hb……………322,323	dopamine agonist……………252
Brodmannの脳地図……………41	complicated hematoma type‥288	Dopamine dysregulation syndrome……………249
Brown-Séquard症候群 32,33,351	compound muscle action potential……………176,397	DRPLA……………261
brradykinesia……………138	compound muscle motor potential……………365	DTI……………154
Brudzinski徴候……………122	COMT……………253	Duchenne muscular dystrophy……………379
BSE……………275	COMT阻害薬……………252,253	Duchenne-Aran型‥240,241,242
bulbar型……………242	conduction aphasia……………51	Duchenne型筋ジストロフィー……………185,378,379
bulbospinal muscular atrophy 243	contrecoup injury……………288	DWI……………276
bvFTD……………112,113	convexity meningioma……………305	dyskinesia……………143,252
	convulsion……………319	dystonia……………142,148
C	cord sign……………224	dystrophia myotonica、myotonic dystrophy……………389
CA……………85	corpus striatum……………142	
CADM……………385	cortical cerebellar atrophy……………259	D －ペニシラミン……………326
CAGリピート……………258	Corticobasal degeneration……………256	
campylobacter Jenuni……………373	coup injury……………288	**E**
CAT……………79	COX染色……………391	early epilepsy……………296
catechol-O-methyltransferase 253	CO中毒……………322	EC-IC bypass……………232
categories achieved……………85	CO中毒間歇型……………323	Edinger-Westphal核……………8
CBD……………256	CPEO……………390,391	EDSS……………333
CCA……………259	cramp……………143	Ehlers-Danlos症候群……………229
CDR……………104	craniopharyngioma……………300,311	elbow flexion test……………366
Cerebellar tremor……………144	creatine kinase……………378	embolic stroke of undermined sources……………200
cerebello-pontine angle meningioma……………306	Creutzfeldt-Jakob病……………153	endomysium……………187
cerebral arteriovenous malformation……………220	Crow-Fukase syndrome……………370	ependymoma……………304
cerebral venous thrombosis‥222	CTミエログラフィー……………339	epilepsy……………314,319
cervical spondylosis……………352	Cushing反射……………268	essential tremor……………144
Chaddoch反射……………23	CVT……………222	ESUS……………200
Charcot-Marie-Tooth……………371	cytochrome c oxidase染色 391	E-W核……………8
Charcot型……………241	cytoplasmic body……………187	Expanded Disability Status Scale……………333
Cheyne-Stokes呼吸……………122		extrapyramidal sign……………138
Chiari奇形……………357,359	**D**	extrapyramidal tract……………137
chorea……………142	DAI……………293	
chronic inflammatory demyelinating polyneuropathy：……375	DAT scan……………173	**F**
	DBS……………254	falx meningioma……………305
chronic progressive external ophthalmoplegia……………390	Deep Brain Stimulation……………254	familial amyloid polyneuropathy……………372
	dementia……………100	
chronic subdural hematoma‥107	Dementia with Lewy bodies‥114	FAP……………372
Churg-Strauss症候群……………368	dentato-rubro-pallido-luysian atrophy……………261	fasciculation……………14,143
CIDP……………178,375		fasciculation at rest……………241
CJD……………275	difficulties maintaining set……85	fascioscapulohumeral muscular dystrophy……………382
CK……………378	diffuse astrocytoma……………302	
Clinical Assessment for Attention……………79	diffusion weighted image 152,153	FAST……………104
	disc hernia……………353	FCMD……………383
Clinical Demetia Rating……104	DLB……………114,115	fiber type grouping……………187
clinically amyopathic DM……385	DM……………389	fibrillation potential……………180
Clostridium tetani……………278	DM protein kinase……………389	finger-nose test……………25
CMAP・176,178,365,372,369,397	DMD……………379,381	
CMT……………371,372	DMPK……………389	
cognitive function……………40	DMS……………85	

Fisher 症候群 374	heel-knee test 26	**J**
FLAIR 画像 152, 153, 163	hemangioblastoma 300, 311	Jacksonian seizure 316
FLCZ 270	hematoxylin and eosin 187	Jackson 型痙攣 223
floppy infant 243	hemiballism 143, 145, 146, 149	Jackson 型てんかん 305
Fluid Attenuated Inversion Recovery Image 153	hemiplegia 137	Japan Coma Scale 118
Foster-Kennedy 症候群 305	hereditary spinal progressive muscular atrophy 243	JCS 118, 119
freezing 138	Herpes simplex Virus 265	JC ウイルス 272, 273
Froment 徴候 366	HIV 271	juvenile muscular atrophy of distal upper extremity 244
frontotemporal dementia 112	HIV 感染 272	
FSHD 382	HMGCR 386	**K**
FTD 112	Hoehn and Yahr の重症度分類 248	Kayser-Fleischer 角膜輪 326
Fukuyama-type congenital muscular dystrophy 383	Hoffmann 徴候 240	Kearns-Sayre syndrome 391
Functional Assessment Staging 104	Hoffmann 反射 137	Kennedy-Alter-Sung 症候群 243
F 波潜時 374, 375	Horner 症候群 129, 149	Kernig 徴候 122
	HSV 265	kinésie paradoxale 249
G	HSV1 265	Korsakow syndrome 76
GBS 178, 372	HSV2 265	KSS 391
GCI 261	HTLV-1 361	Kuru 病 275
GCS 118, 119	HTLV-1 associated myelopathy 361	KWCST 84, 88
GDS 104	HTLV-1 関連脊髄症 361	
germinoma 300	Human T-cell leukemia virus type 1 361	**L**
Gerstmann-Sträussler-Scheinker 病 275	humming bird sign 256	Lambert-Eaton myasthenic syndrome 402
Gerstmann 症候群 52, 302	Huntington's disease 258	Lambert-Eaton 筋無力症様症候群 402
giant cell arteritis 340	Huntington 舞踏病 145	Lasègue 徴候 122
Gitelman 症候群 388	hydrocephalus 106	late epilepsy 296
Glasgow Coma Scale 118	hypokinesia 138	LEMS 402
glial cytoplasmic inclusion 261		Lennox-Gastaut 症候群 317
glioblastoma 302	**I**	levodopa 251
glioma 300	IFN-β 304	LGMD 382
global aphasia 51	ILAE 314	Lhermitte 徴候 325, 351
Global Deterioration Scale 104	immediate epilepsy 296	limb-girdle muscular dystrophy: 382
GM1 ガングリオシド抗体陽性多巣性運動ニューロパチー 178	immune-mediated necrotizing myopathy 386	locked-in syndrome 123
Gomori トリクローム変法 187	IMNM 386	LP シャント 219
Gowers 徴候 378, 380	IMT 175	L-アルギニン 391
GSS 275	INH 272	
Guillain Barré syndrome 178, 372	intention tremor 144	**M**
	International League Against Epilepsy 314	Machado-Joseph 病 262
H	intima-media thickness 175	magnetic resonance imaging 152
H&E 187, 188	Intravenous Immunoglobulin 368, 375, 401	malignant lymphoma 300
H2 receptor antagonist 212	inverse myasthenia 403	Manual Muscle Test: 16
H2RA 212	Involuntary movements 139, 141	MAO 253
H2 受容体拮抗薬 212	isoniazid 272	MAO 阻害薬 252
HAM 361	IVIg 368, 374, 375, 401, 402	MCI 100
Hasegawa's Dementia Scale-Revised 102		MCZ 271
HDS-R 102, 103		MDA5 385
		median longitudinal fasciculus 128
		medulloblastoma 311

MELAS……391
meningioma……300
MERRF……391
MG……394
MG Activities of Daily Living profile……395
MG Foundation of America 分類……395
MG-ADL……395
MGFA 分類……395
mGT……187
mild cognitive impairment……100
Mini-Mental State Examination……102
minor leak……216
mixedtranscortical aphasia……51
MLF……128
MLF 症候群……128
MLPA 法……380
MMSE……102, 103
MMT……16
modified Gomori trichrome……187
monoamine oxidase……252
mononeuropathy……364, 365
monoplegia……137
Motor neuron diseases……239
motor unit……178
Motor Unit Potential……179
MPO……368
MPO-ANCA……368
MP 療法……371
MR angiography……153, 391
MR diffusion tensor imaging……154
MR venography……225
MRA……153, 154, 175, 391
MRI……152, 172, 181, 194, 199, 203, 264
MRSA……268, 269, 273
MRV……225
MR アンギオグラフィー……153
MR ミエログラフィー……339
MS……330, 331, 332
MSA……259
mtDNA……390, 391
multiple mononeuropathy……364, 368
multiple sclerosis……330
multiple system atropy……259
multiplex ligation-dependent probe amplification 法……380
MUP……179, 180

Muscle specific tyrosine kinase……396
musician cramp……148
MuSK……396
myasthenia gravis……394
myeloperoxidase……368
myoclonus……143
myoclonus epilepsy associated with ragged red fiber……391
myofibrillar myopathy……187
myokimia……143
myotonic discharge……181
M 蛋白……370

N

NADH-tetrazolium reductase……187
NADH-TR……187, 188
NADH-テトラゾリウム還元酵素……187
ncl. caudatus……142
ncl. lentiformis……142
neurinoma……300
Neuromyelitis optica……330
nidus……220
NIHSS……208
NINDS……193, 199, 231
NINDS-AIREN……108
NMO……126, 330, 331, 332, 345
NMOSD……330, 331, 332
normal pressure hydrocephalus……107
NPH……107
nuclear magnetic resonance……152
NXP2……385
N 末端 α-エノラーゼ……108

O

OCR……121
Ocular bobbing……120
oculocephalic reflex……121
olfactory groove meningioma……305
oligodendroglioma……302
olivopontocerebellar atrophy……259
onion bulb 形成……371
OPCA……259, 261
OPLL……353
optische ataxie……66
ossification of the posterior longitudinal ligament……353
ossification of the yellow ligament……354

OYL……354

P

Paced Auditory Serial Addition Test……80
pallidum……142
Papez の回路……77
PAPM/BP……269
paramedian pontine reticular formation……128
paraplegia……137
parasagittal meningioma……305
Parkinson 症候群……144
Parkinson's disease……245, 246
Parkinson 病……141, 143, 144
Parkinson 病振戦……143
PASAT……80
Patrikios 型……242
PCR……266, 273
pearl and string sign……229
PEN……85
perfusion MR……153
perifasicular atrophy……385
perifasicular necrosis……386
perimysium……187
Periodic Synchronized Discharge……182
periodic synchronous discharge……273
perseverative errors of Nelson……85
PET……174
Phalen テスト……366
pill rolling tremor……143
pilocytic astrocytoma……302
Pinch and Press……28
Pinpoint pupil……120
pituitary adenoma……300, 308
PLS……245
PML……272, 273
PMR……341
PNFA……113, 114
POEMS 症候群……370
polymerase chain reaction……266
polymyalgia rheumatica……341
polyneuropathy……364, 368
Pompe 病……185, 378
positive sharp wave……180
positron emission tomography……174
post-polio syndrome……361
post-traumatic epilepsy……296

postural instability 139, 248
PPI 211
PPRF 128
PPS 361
precentral knob 168
Primary lateral sclerosis 245
prions 264
progressive multifocal leukoencephalopathy： 272
progressive non-fluent aphasia
.... 113
Progressive Supranuclear Palsy
.... 255
proton pump inhibitor 211
PSD 182, 273, 276
PSP 255
PTE 296
putamen 142
pyramidal tract 134
pyrazi-namide 272
PZA 272

R

racoon's eye 287
ragged red fiber 187, 391
Ramsay Hunt 症候群 367
rapid eye movement sleep behavior disorder 114
Raynaud 現象 386
RBD 114, 249
RBMT 72
recombinant tissue plasminogen activator 208
re-emergent tremor 248
REM 114
REM-sleep behavior disorder 249
REM 睡眠期行動異常症 253
RFP 272
rifampicin 272
rigidity 138, 248
rimmed vacuole 187
Rivermead Behavioral Memory Test 72
RI 脳槽シンチグラフィー 339
Romberg 試験 12, 140, 325
Roving eye movement 120
RRF 391
rt-PA 208, 209
rt-PA 静注療法 208

S

SAE 385
salt & pepper 292
SCA 259
SCD 259
SD 113
SDH 染色 391
SDS 259, 261
semantic dementia 113
sensory nerve action potential
.... 176, 365
SEP 332
SFEMG 398
Shy-Drager syndrome 259
SIADH 272
sIBM 387
simple hematoma type 288
single fiber electromyogram 398
single photon emission computed tomography 173
SLTA 46
SM 272
small group atrophy 187
SNAP 176, 365, 372, 369
SND 259, 261
spasm 143
spasmodic torticollis 148
SPECT 173, 174
SPECT PET 173
sphenoidal ridge meningioma 305
spike and slow wave complex 182
Spinal muscular atrophy type 1
.... 243
Spinal muscular atrophy type 2
.... 243
Spinal muscular atrophy type 3
.... 243
spinal progressive muscular atrophy 239, 242
spinocerebellar ataxia 259
spinocerebellar degeneration 259
SPMA 239, 242
sporadic inclusion body myositiss
.... 387
SSPE 272, 273
SSV 391
Steele-Richardson-Olszewsky 症候群 255
stereotype 145, 146, 149
streptomycin 272
striatonigral degeneration ... 259

strongly SDH-reactive vessels 391
subacute sclerosing panencephalitis 272
subacute unspecific diffuse encephalopathy 223
succinate dehydrogenase 染色 391
Sydenham 舞踏病 145
Symbol Digit Modalities Test ... 80

T

T1強調画像 152, 153, 163, 225
T2強調画像
.... 152, 153, 163, 172, 225, 325
talk & deteriorate 291
TBM 271
TCDB 294
tentorial meningioma 306
terminal zone infarction 206
tetraplegia 137
thyroglobulin 108
thyroid peroxidase 108
TIA 228, 230, 231, 232
tic 143
TIF1 γ 385
Tinel 徴候 366
TMT 79, 83
TMZ 304
Todd's palsy 301, 305
Todd の麻痺 268, 301, 305, 316
Tolosa-Hunt 症候群 340
Trail-Making Test 79, 83
transcortical motor aphasia ... 51
transcortical sensory aphasia 51
transient ischemic attack 228
transmissible spongiform encephalopathy 275
transthyretin 372
Traumatic Coma Data Bank 294
tremor 142, 248
TRH 261
TSE 275
TTR 372
tuberculous meningitis 271
tuberculum sellae meningioma
.... 306
tuffed shaped astrocyte 255
tyrotropin releasing hormone 261

U

uncinate fit 301

V

VaD ……………………… 108
Valsalva 手技 ……………… 223
vascular dementia …………… 108
vascular endothelial growth factor …………………… 304, 370
VCM ……………………… 269
VEGF …………………… 304, 370
venous hemiplegia …………… 223
VEP ……………………… 332
VF ………………………… 133
VGCC …………………… 402
VGEF-A ………………… 304
videofluorography ………… 133
voltage gated Ca channel …… 402
VP シャント ……………… 219
VSRAD …………………… 173
Vulpian 型 ………………… 242

W

WAB 失語症検査 …………… 46
Wallenberg 症候群 …… 141, 201, 345
warning headache ………… 216
watershed infarction ……… 206
WCST Keio Version ………… 84
wearing-off 現象 ……… 252, 254
Wechsler Memory Scale—Revised ………………… 72
Werdnig-Hoffmann 病 ……… 243
Wernicke aphasia ………… 50, 302
Wernicke-Mann の肢位 ……… 34
Wernicke 脳症 …………… 324
Westphal 現象 ……………… 20
West 症候群 ……………… 317
WHO …………………… 271, 300
Wilson 病 …… 141, 148, 149, 326
Wisconsin Card Sorting Test … 84
without fixed position …… 147
WMS-R …………………… 72
Wohlfart-Kugelberg-Welander 病 ……………………… 243
writer's cramp …………… 148

X

X 線 CT 154, 155, 165, 203, 224, 264
X 染色体劣性遺伝 ………… 243

MEMO

MEMO

メディカルスタッフ専門基礎科目シリーズ
脳神経内科学

2019年1月23日　初版第1刷発行
2022年8月14日　初版第2刷発行

編著者　高　橋　伸　佳

検印省略

発行者　柴　山　斐呂子

〒102-0082　東京都千代田区一番町27-2
電話03（3230）0221（代表）
FAX03（3262）8247
振替口座　00180-3-36087番
http://www.rikohtosho.co.jp

発行所　理工図書株式会社

© 高橋　伸佳　2019　Printed in Japan　ISBN978-4-8446-0882-0
印刷・製本　丸井工文社

〈日本複製権センター委託出版物〉
＊本書を無断で複写複製（コピー）することは、著作権法上の例外を除き、禁じられています。本書をコピーされる場合は、事前に日本複製権センター（電話：03-3401-2382）の許諾を受けてください。
＊本書のコピー、スキャン、デジタル化等の無断複製は著作権法上の例外を除き禁じられています。本書を代行業者等の第三者に依頼してスキャンやデジタル化することは、たとえ個人や家庭内の利用でも著作権法違反です。

★自然科学書協会会員★工学書協会会員★土木・建築書協会会員